普通高等教育"十三五"规划教材

全国高等医药院校规划教材

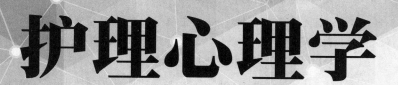

护理心理学

主编 苑 杰 马文有

清华大学出版社

北 京

内 容 简 介

护理心理学是护理学和心理学相结合产生的一门边缘性学科，是护理学专业重要的应用性主干课程。它将心理学的知识、理论、方法和技术应用于现代护理领域，研究在护理情境下，护理人员和患者的心理现象及其活动规律，护患关系以及各类患者的心理护理措施，解决护理实践中的心理问题。

本书内容新颖，简明实用。本书既可以作为医药院校护理专业本科教材，也可供医疗机构医护人员参考。

图书在版编目（CIP）数据

护理心理学 / 苑杰，马文有主编. —北京：清华大学出版社，2015
普通高等教育"十三五"规划教材·全国高等医药院校规划教材
ISBN 978-7-302-42193-1

Ⅰ.①护…　Ⅱ.①苑…　②马…　Ⅲ.①护理学－医学心理学－医学院校－教材　Ⅳ.①R471
中国版本图书馆 CIP 数据核字 (2015) 第 278949 号

责任编辑：罗　健　王　华
封面设计：戴国印
责任校对：王淑云
责任印制：沈　露

出版发行：清华大学出版社
　　网　　址：http://www.tup.com.cn，http://www.wqbook.com
　　地　　址：北京清华大学学研大厦 A 座　　　　邮　　编：100084
　　社 总 机：010-62770175　　　　　　　　　邮　　购：010-62786544
　　投稿与读者服务：010-62776969，c-service@tup.tsinghua.edu.cn
　　质 量 反 馈：010-62772015，zhiliang@tup.tsinghua.edu.cn
印 装 者：北京密云胶印厂
经　　销：全国新华书店
开　　本：185mm×260mm　　　印　　张：16　　　字　　数：404 千字
版　　次：2015 年 12 月第 1 版　　　　　　　　印　　次：2015 年 12 月第 1 次印刷
印　　数：1～2500
定　　价：39.80 元

产品编号：061628-01

编委会名单

主　　编　苑　杰　马文有

副 主 编　宋玉萍　吴永琴

编　　委　（以姓氏笔画为序）

马文有　开滦精神卫生中心

王昆蓉　成都大学医护学院

王晓一　华北理工大学心理学院

王晟怡　天津医科大学基础医学院

田素斋　河北医科大学第二医院

苏　英　北京大学医学部

李伦兰　安徽医科大学第一附属医院

吴永琴　温州医科大学护理学院

宋玉萍　潍坊医学院心理学系

苑　杰　华北理工大学精神卫生研究所

郑　铮　南京中医药大学心理学院

陶永红　哈尔滨医科大学第一附属医院

褚成静　广东医学院人文与管理学院

学术秘书　王晓一

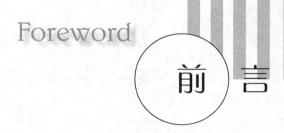

前言

护理心理学是在当今生物 - 心理 - 社会医学模式背景下，由护理学和心理学相结合产生的一门新兴学科。本书根据护理学专业学生的培养目标，为满足广大学生系统学习护理心理学的理论知识，提高职业心理素质，掌握临床心理护理的实践技能的要求，坚持教材的"三基、五性"原则，在广泛吸收和借鉴国内同类教材编写经验的基础上，根据护理心理学的教学现状和实际需要，按照"十三五"规划教材的编写要求和规定程序组织编写。

本书共分 12 章，从了解护理心理学的概念、作用、研究对象以及相关的心理过程和特点入手，系统介绍了心理评估和心理治疗的一般方法和技能，从护理专业的角度来帮助医护人员理解患者的心理需要，建立良好的护患关系，最终帮助同学们掌握临床常见心身疾病的心理护理策略。

本教材内容全面，在强调基本知识、理论和技能的基础上，注重新知识、新观点、新技术和新进展的介绍，编写思路新颖，重视临床应用，实用性强。在每一章的开始部分都有"本章导读"的内容，以帮助读者理解本章的重点内容。本书本着"强化基础，提升素质"的原则，增添了"复习与思考"和"参考文献"的内容，以提高读者的学习兴趣，拓展读者阅读面，更好地增加其知识的广度和深度，更好地培养其心理学素养。

本书编者均为多年从事护理心理学教学及临床工作的教师和医护人员，理论知识和临床经验丰富，为高水平、高质量教材的编写提供了有力保障。在此向全体编者及参编单位给予的鼎力支持表示真挚的感谢。但由于时间仓促以及水平有限，书中难免有不足或错误之处，恳请有关专家及广大读者批评指正，以便再版修订完善。

苑 杰 马文有
2015 年 9 月

Content

目 录

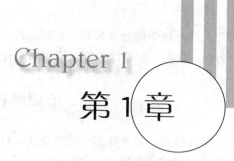

第1章

绪 论

本章导读：护理心理学是一门应用性很强的学科，掌握必要的心理学知识是当代护理人员的重要任务。本章主要从护理心理学的概念、重要作用、研究对象与任务、发展史及研究方法等方面进行阐述，进而引起读者对本书的兴趣。

现代医学的发展表明，由生物医学模式向生物-心理-社会医学模式的转变是当前新的趋势。在影响健康与疾病的因素中，除了生物因素外，还有社会和心理因素。护理模式也向整体护理模式发生转变，临床护理制度发生了很大变化，以患者为中心的整体护理取代了以疾病为中心的功能制护理。在现代护理工作中，从整体的观点出发，患者被看成是身心统一的整体，关注患者的心理状态、情绪变化、性格特点以及社会背景等因素在疾病的治疗与康复过程中所产生的影响，并加强心理咨询与治疗，满足患者心理需求，提高患者自我护理能力，促进患者早日康复已成为临床护理工作的重点；同时维护护士自身的心理健康，对护士进行职业心理素质优化，这也成为临床护理工作的专业发展目标。因此，学习和掌握护理心理学的理论知识和实践技能已成为护理工作人员的重要任务。

第1节 护理心理学概述

护士在临床护理实践中会遇到许多心理学问题，如患者在疾病诊治过程中的心理反应、心理需求等，为解决临床护理实践中遇到的各类心理行为问题，包括患者的心理行为特点及其变化，心理干预的技术和方法。为了解决这些问题，将心理学的知识、技术、方法和原理运用到现在护理学领域，这样就在心理学领域形成了一门新的应用学科——护理心理学。护理心理学现已成为护理学的一个重要分支。

一、护理心理学的概念

护理心理学（nursing psychology）是护理学和心理学相结合的一门交叉学科，是将心理学知识、理论和技术应用于现代护理领域，研究心理因素与健康和疾病之间的关系，研究护理领域中有关人的健康和疾病的心理活动规律及其相应的最佳心理护理方法的学科。

护理心理学既是护理学的分支，也是心理学的分支。从护理学的分支来看，护理心理学研究护理学中的心理行为问题，例如，各类患者的心理特点及心理行为变化规律，护士的职业心理素质等；从心理学的分支来看，护理心理学研究如何把心理学的系统知识和技术应用于护理学的各个方面，例如，在临床护理工作中如何有效应用心理学理论和技术对患者实施心理干预等。

二、心理学在护理专业中的重要作用

掌握患者的心理状态、情绪变化、性格特点以及社会背景等因素在疾病的治疗与康复过程中所产生的影响，并加强心理咨询，以提高疗效，已日益受到广大医护人员的重视。对于护理专业人员来说，深入探讨"护理心理学"这门学科的性质、范畴与内容以及任务等理论体系的特点，以明确护理心理学在护理专业中的重要作用是完全必要的。

现代护理学的进展已向护理专业人员提出了这一新的课题。护理学同其他学科一样，随着人类对客观世界的认识和科学技术的发展，已经有了很大的进展。社会科学与自然科学在这门学科中的相互渗透日益明显，国外高等护理教育将心理学、社会学、人类学、教育学列为基础课程。有些大学护理系的教学大纲中明确提出："护理学是属于社会科学范畴的一门进展较快的学科"。从"护理学"的范畴与内容看，它包括基础护理、护理技术操作、临床护理、护理科学管理、心理卫生、专科护理、护理科普等方面，任何一方面的内容都与护理心理学的研究任务相关。心理学的应用在护理工作中所具有的广泛内容，也体现了护理学这门学科与社会科学的横向联系。护理学的创始人南丁格尔曾提出："人是各种各样的，由于社会职业、地位、民族、信仰、生活习惯、文化程度的不同，所得的疾病与病情也不同，要使千差万别的人都能达到治疗或康复所需要的最佳身心状态，本身就是一项最精细的艺术。"这一阐述概括了护理工作的性质与任务及其特点。不少人把护理工作看作为医疗工作的附属部分，有的医师也仅仅希望护士能执行他们的医嘱，有些护士也认为，完成打针、发药等具体事项，就算尽到了自己的职责，这显然是一种片面的观念。国际护士学会规定护士的权利与义务为"保持生命，减轻痛苦，促进健康"。护士的任务是帮助患者恢复健康，并提高人民的健康水平（指身心两方面的健康）。

当前，医院管理的概念与方法也有很大进展，以临床护理管理而言，较突出地反映在传统的以疾病为中心的护理，正在向以患者为中心的整体观点的责任护理制转变，其中心目标是为了解决护士只注意自己的分工职守而忽视患者整体情况的传统习惯，使之转变为以整体观点对待患者，进行身心两方面的护理。指导思想是在完成治疗计划的全过程中，及时地掌握患者的心理状态，注意患者所患疾病相关的社会因素与心理因素，并及时护理其不利于治疗的各种心理反应。护士与患者的关系是一个整体的、全面的、连贯性的护患关系。针对上述现代护理学的进展，逐步认识到适应这一转变的重大意义，在教学改革中，重视心理学、伦理学、自然辩证法等社会科学的课程设置是完全必要的。当然，还必须重视理论与实践相结合，将心理学在护理实践中广泛应用。

拓展阅读

南丁格尔的心理护理理念

南丁格尔（Nightingale Florence，1820—1910，图1-1）认为，护理学的概念是"担负保护人们健康的职责以及护理患者使其处于最佳状态"。她在《护理札记》中写道："护士的工作对象不是冰冷的石块、木头和纸片，而是有热血和生命的人类。"这表明了南丁格尔在护理过程中十分重视患者的心理因素。

南丁格尔认为，护士要做的就是把患者置于一个最好的条件下，让身体自己去恢复。她强调护士应由品德优良、有献身精神和高尚的人担任，要求护士做到"服从、节制、整洁、恪守信用"。她还认为，为了保持或恢复健康，治疗或预防疾病，护理应为患者创造良好的环境，并要区分护理患者与护理疾病之间的差别，把患者当作一个整体对待。

在南丁格尔任伦敦妇女医院院长时明确提出：护士除救治患者外，还要求做好下列护理工

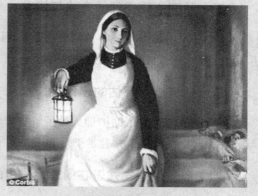

图 1-1 南丁格尔

作，如病房空气新鲜，环境舒适，整洁安静，做好生活护理、饮食护理，增加营养等。对患者的饮食营养问题、阳光、病房空气、环境的绝对安静等都提出了具体要求和标准。

她还要求护士从人道主义出发，着眼于患者，重视患者的心理社会需求，甚至要求"社会工作者、牧师和管理人员共同配合护理患者工作"。

第 2 节　护理心理学的研究对象与任务

一、护理心理学的研究对象

护理心理学的研究对象包括护理对象和护理人员两大部分，其中护理对象不仅仅指那些患有各种躯体疾病、心身疾病或心理障碍、精神神经疾病的个体，还包括亚健康状态的人和健康人群。护理心理学主要研究疾病对个体心理活动的影响和作用。

二、护理心理学的研究任务

对于心理本质的理解，有辩证唯物主义和唯心主义的区分。辩证唯物主义观点认为人的心理实质，即人脑对客观现实的反映。心理并不是人脑本身的功能，只有在客观现实的作用下才能产生心理活动现象。人的心理是人在实践活动中对客观现实的反映，是主观与客观的统一。没有人的社会实践也就没有人的心理，人的社会实践，是人的心理发生、发展的基础。心理学是研究人的心理现象的一般规律的科学。护理心理学是研究护理领域中的心理问题，它是心理学应用于护理实践的研究，贯穿于护理工作的各个环节中。护理心理学的研究任务，着重从以下几方面探讨。

（一）研究患者的心理特点

患者的心理需要和心理反应比健康人更复杂，研究患者的一般心理活动规律和特殊的心理表现，是护理心理学的一项重要任务。

（二）研究心理护理的方法与技术

针对不同护理对象现存和潜在的心理问题和心理特点，以心理咨询和心理治疗技术为指导，从而确定个性化的心理护理方法。

（三）研究心理评估的理论与技术

心理评估能有效帮助护理人员了解护理对象的心理问题和心理特点，为心理护理的有效实施与效果评价提供依据，并且是护理心理科学研究中资料收集的必要手段。

（四）研究心理学知识在健康促进中的作用

深入研究心理活动对躯体生理活动的影响，探索如何应用心理学知识对护理对象进行健康教育、心理保健、心理调节和应对心理危机。

（五）研究护理人员的职业心理素质

护理专业人员所应具备的心理素质，反映在护理工作的各个环节中，有着鲜明的职业特征。它表现为护士的心理状态，也表现为一种特有的职业道德。护理工作是一项崇高而又责任重大的工作，要求护理人员必须具备良好的职业心理素质，包括情绪调节与自控能力、人际关系沟通能力与技巧、社会适应能力等。护理人员只有具备良好的心理素质才能为患者提供高质量的护理服务，同时也才能维护自身的身心健康。心理素质是可以培养的，社会实践和个人努力起着重要的决定作用，护士应重视自我锻炼，善于控制自己的情绪，加强自身心理素质的修养。

专栏 1-1　"裂脑人"的研究

第二次世界大战中，美国士兵约翰因头部受伤而成了严重的癫痫患者，医师无可奈何地为他切断了连接大脑左、右半球的胼胝体。结果，他的病不再发作了，但精神失常了。吃饭时，他一只手把饭碗推开，另一只手又把碗拉回来。美国加州理工学院的生物学教授罗杰·斯佩里博士闻讯后，给约翰做了一个实验。将一张年轻女人照片的左半部和一张小孩照片的右半部，拼成一张照片，采用特殊方法，使照片的左半部置于约翰的左半视野，右半部置于右半视野。斯佩里要他指出他看见了什么，结果，他手指年轻女人，口中却果断地说："一个小孩！"斯佩里的研究证明了约翰的大脑两半球隔离开后，他的思维发生了分裂，在一个人身上出现了完全不同的两种思想、两个精神。"裂脑人"的左、右半球互不通信息，行为不配合。一个半球得到信息，另一个半球就接收不到。左半球获得的信息，裂脑人能用语言表达出来，而右半球获得的信息，却有口说不出。这是因为右半球的信息传不到左半球，而右半球本身没有言语功能。

斯佩里长期潜心研究"裂脑人"，初步揭开了人脑两半球的功能，因此获得 1981 年诺贝尔奖。他的实验引起了热烈的讨论，进一步推动了科学工作者对大脑进行新的探索，也更有力地说明了没有大脑的思维是不存在的，人的心理活动与脑密切相关（图 1-2）。

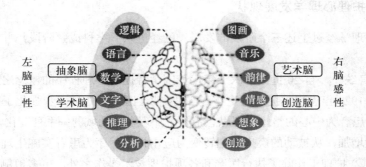

图 1-2 大脑左半球和右半球的分工

第 3 节 护理心理学的发展历史与展望

护理心理学既是护理学的分支，同时也是心理学的分支，是在生物 - 医学模式向生物 - 心理 - 社会医学模式和传统护理模式向整体护理模式的转变过程中形成的护理学和心理学相结合的一门交叉学科。护理心理学作为一门新兴的应用学科，对提高护理质量，推动护理学的进步和发展起着非常重要的作用。了解护理心理学的发展历史以及未来的发展趋势，对不断完善和丰富的护理心理学学科体系有着积极的促进作用。

一、西方护理心理学发展概况

（一）西方护理心理学历史沿革

西方护理心理学的发展经历了 3 个阶段的发展历程。

第一阶段是从 19 世纪 60 年代开始，南丁格尔的全新护理理念将护理心理学引入了科学发展道路，使护理心理学逐渐得到护理界的普遍重视。南丁格尔关于护理工作的定位为护理心理学奠定了科学发展的基础。继南丁格尔之后，随着护理学内涵的不断发展，重视患者心理成为临床护理工作的重要内容，这种新的护理理念对护理心理学的学科建设与发展起到了极大的推动作用。

第二阶段是从 20 世纪 50 年代开始，随着护理程序（nursing process）概念的提出，以及责任制护理在美国明尼苏达大学医院开始付诸实践，护理界逐渐认识到护士工作的重点不仅是疾病本身，还必须掌握对患者恢复健康有影响的非生物因素，诸如心理情绪变化、所处的社会环境、家庭环境等。因此，加强专业护士人文社会知识教育成为护理专业自身发展的要求。

第三阶段是从新医学模式提出开始，新医学模式的提出更清晰地阐明了心理因素与健康间的关系，以及心理因素对治疗疾病的影响，更加明确了护理心理学的发展任务，为护理心理学发展提供了契机，护理心理学进入快速发展阶段，逐渐成为现代护理学的重要支撑。护理心理学日益受到护理管理、护理教育领域的高度重视，如美国的四年制本科护理教育课程体系中全部开展以护理心理学为核心的心理学类课程，平均每年有近百学时的心理学课程。

（二）西方护理心理学发展现状

西方护理心理学经过上述三个阶段的发展，已经进入了学科成熟阶段，并呈现出以下几个方面的学科特征。

1. 强调心身统一　自 20 世纪五六十年代美国学者提出护理程序的概念之后，护理学获得了革命性的发展。1973 年恩格尔提出的生物-心理-社会医学模式进一步强化了以患者为中心的全新护理观念。以患者为中心的整体护理思想带来了护理实践领域的一系列变化，集中表现：① 护理工作的主动性增加，从被动的疾病护理转变为应用护理程序为患者实施生理、心理、社会及文化的整体护理；② 护理工作除了执行医嘱和各项护理技术操作之外，更多地侧重对人的关注，进一步认识了心理、社会和文化因素对患者病情转归和健康的影响，从而帮助患者最大限度地达到生理与心理新的平衡与效应；③ 护士的角色不仅仅是患者的照顾者，更多的是担当患者的教育者、咨询者和患者健康的管理者；④ 患者有机会参与对其治疗和护理方案的决策。

为了提高护理专业人员适应人类健康事业发展的能力，一些发达国家和地区在逐步普及高等护理教育的同时，根据现代护理人才的培养目标，对护理专业教育的课程设置及人才的知识结构进行了大幅度的调整，特别强调护理人员应具备丰富的人文社会学科知识（包括心理学在内）。在课程设置中增加了心理学课程的比重，包括普通心理学、生理心理学、社会心理学、变态心理学、临床心理学等。教学中特别强调护患关系及治疗性沟通对患者心身康复的重要性及护士的沟通技能训练。

总之，国外护理心理学主张，把疾病与患者视为一个整体；把"生物学的患者"与"社会心理学的患者"视为一个整体；把患者与社会及其生存的整个外环境视为一个整体；把患者从入院到出院视为一个整体。

2. 应用心理疗法，开展临床心理护理　将心理疗法应用于临床心理护理实践，成为国外护理心理学研究的一个重要特点。应用于临床心理护理的心理疗法有认知行为疗法、音乐疗法、放松疗法等。在应用心理疗法进行心理护理的过程中，国外还特别强调效果评价，许多研究采用心理评定量表评估实际效果。

3. 开展量性和质性研究　运用量性研究探讨患者和护士的心理特点及变化规律，了解心理干预策略和心理护理效果，是国外护理心理学研究的主要方法。此外，质性研究也越来越广泛地应用于心理护理理论与实践研究中，其研究方法是以参与观察、无结构访谈或结构访谈来收集患者资料；分析方式以归纳法为主，强调研究过程中护士的自身体验。这些研究的开展提高了护理心理学的科学性和实践价值，对学科发展起到了极大的推动作用。

二、国内护理心理学发展概况

我国护理心理学是在护理学、心理学以及医学心理学发展的基础上逐渐形成的一门独立学科。

（一）我国护理心理学的历史沿革

1917 年北京大学开设心理学课程，首次建立心理学实验室，标志着我国现代心理学进入科学时代。1920 年南京高等师范专科学校建立了我国第一个心理学系。1921 年中华心理学会在南京正式成立。1922 年我国第一本心理学杂志《心理》出版。新中国成立后，仅有少数医院有专职的医学心理学人员从事心理诊断和心理治疗工作，直到1958年，中国科学院研究所成立了"医学心理学组"，针对当时为数众多的神经衰弱患者开展以心理治疗为主的综合快速治疗，取得了显著疗效。在"文革"期间心理学和医学心理学发展受到重创，直到1978年改革开放以后，医学心理学研究才在全国各地陆续开展起来。

1981年我国学者发出应当建立和研究护理心理学的呼吁，之后，我国护理心理学研究逐渐深入，其科学性以及在临床护理工作中的重要性引起学术界及卫生管理部门的高度重视，整个社会逐渐接受了护理心理学的概念。在过去的30多年的时间里，护理心理学取得了令人瞩目的成就。在1991年人民卫生出版社出版的高等医学院校本科教材《医学心理学》中，将护理心理学作为医学心理学的分支学科。1995年11月，中国心理卫生学会护理心理学专业委员会在北京正式成立，标志着护理心理学作为独立学科在国内学术界有了最高层次的学术机构。1996年，经有关专家学者讨论，将护理心理学教材正式命名为《护理心理学》，并被列为教育部"九五"规划教材，由此护理心理学在我国成为一门独立的学科，护理心理学的学科建设进入了新的历史发展时期。

（二）我国护理心理学展望

自1996年我国第一本护理心理学教材问世以来，护理心理学作为一门独立学科得到了长足的发展，我国护理心理学发展具有以下三方面特征。

1. 学科建设日趋成熟完善 护理心理学作为一门具有心理学本质属性，应用于临床护理实践领域中的新兴独立学科，随着人类健康观的发展与完善，在进一步确定学科性质、学科发展目标，构建学科理论体系方面逐渐走向成熟。

首先，形成了完备的护理心理学人才队伍，随着护理心理学知识的普及以及临床心理护理实践的广泛开展，护理心理学人才队伍不断壮大，在这支队伍中，既有具备丰富临床经验和高深心理学造诣的护理专家，还有热爱心理护理工作的临床护理骨干，在他们中间涌现出很多护理心理学领域的学科带头人。由于重视护士自身心理素质培养，具有良好职业心理素质的护理人才大量涌现。其次，成立了护理心理学的最高学术机构——中国心理卫生学会护理心理学专业委员会，使护理心理学的学科地位得到进一步提高。

2. 心理护理科研活动得到深入开展 随着医学模式的转变，临床护理已由单纯的生理护理转变为身心整体护理，护理心理学的地位和作用日益突出。广大护理工作者积极开展临床心理护理的应用研究，随着心理护理研究方法的不断深入，对患者心理活动共性规律和个性特征探索的各类研究，取代了既往千篇一律的经验总结；临床心理护理的个案研究、前瞻性研究逐渐增多，标准化心理测验的量化研究正在逐渐取代陈旧的研究方法，对心理护理程序、心理评估体系以及护理人才选拔和培养的研究也得到了进一步重视和加强。心理护理研究开始注重研究设计和影响因素控制，研究论文大多采用量表或问卷测评人的心理状况，以生命质量评估护理效果，使研究更具科学性，这些都是护理心理学科研方面的进步。和国外一样，开展量性和质性研究，也是我国在临床进行个性化心理护理研究所采用的一种新方式，将质性研究和量性研究进行整合运用，已成为当前护理研究领域中的新趋势，受到越来越多学者的高度重视。研究论文在数量上逐年递增，论文大量发表在《中华护理杂志》《中国心理卫生杂志》等核心刊物上，推动了护理心理学的学术研究和交流，极大促进了护理心理学的学科发展。

3. 临床心理护理方法得到广泛应用 随着护理心理学地位和作用的日益突出，广大临床护士开展心理护理研究的热情不断提升，他们探究有针对性的心理护理方法，在掌握了患者一般心理活动规律的基础上，不断强调根据患者的人格心理特征，针对每个患者不同情境下心理状态和特点实施个性化的心理护理方法，提高了心理护理的质量和效果，有力地推动了我国临床护理事业的发展，在临床心理护理过程中也具有重要意义。

第 4 节　护理心理学的研究方法

任何一门学科，总要经过收集资料、验证假设、界定概念的系统研究过程而逐渐发展起来，著名生理学家巴甫洛夫说："科学是随着研究方法所获得的成就而前进的"。由此可见，科学方法的选择和应用，对学科的发展和完善非常重要。加强护理心理学的方法学建设有利于护理心理学科研水平和成果质量的提高。护理心理学作为一门新兴的交叉学科，目前它还没有自身的方法学体系，基本上与心理学、社会学、生物学和医学等学科的研究方法相似。尽管护理领域中人们的心理行为研究比较多，但研究程序与上述学科基本相同。护理心理学作为心理学的一个分支，其研究方法主要有观察法、实验法、调查法、测验法。

一、观　察　法

观察法（observational method）是通过对研究对象的科学观察与分析，研究各种环境因素影响人的护理行为的规律。这种方法是通过对研究对象的动作、表情、言语等外在行为的观察，来了解人的心理活动。

（一）主观观察法与客观观察法

1. **主观观察法**　是个人对自己的心理活动进行观察和分析。当对研究对象难以进行直接客观观察时，也可以采用听口头报告（或录音报告）、查看书信、日记、自传和回忆录的形式进行间接的主观观察与分析。该方法有较大的局限性，其单凭当事人自身的体验，往往影响对结果的验证、推广和交流。

2. **客观观察法**　是研究者对个体或群体的行为进行观察和分析研究。该方法要求必须客观真实地记录，正确地反映实际情况，并对观察获得的资料进行科学分析，以解释心理活动变化的本质。该方法具有较强的科学性。

（二）自然观察法与控制观察法

1. **自然观察法**　在自然环境中对个体行为进行直接或间接的观察、记录和分析，从而解释某种行为变化的规律，如观察身体的姿势、动作、表情，护士在生活护理、治疗操作时，对患者的表情和行为方式所做的观察。自然观察到的内容虽然比较真实，但由于影响个体活动的因素过多，因而难以对自然观察的结果进行系统推论。

2. **控制观察法**　又叫实验观察法，只在预先设置的观察情景和条件下进行观察的方法，其结果带有一定的客观性和必然性。在进行有关儿童行为、社会活动或动物活动的观察时多采用此观察法。

3. **临床观察法**　是通过临床观察记录获取资料来进行分析研究。临床观察在护理心理学中非常重要，它可以探讨行为变异时个体心理现象的病理生理机制，深入研究患者的超限内心冲突与心理创伤所造成的心理障碍、心身疾病及精神疾病等。

观察法是科学研究史上最原始、应用最广泛的一种方法。在一些研究工作中即使采取其他研究方法，观察法也是不可缺少的，另外通过各种方法搜集来的资料也常常需要用观察法加以核实。分析观察法研究结论的重要条件是所得的资料必须具有真实性与代表性，使用观察法必须考虑如何避免观察者主观因素所导致的误差。观察法在研究患者的心理活动、心理评估、心理干预中被广泛应用。

二、实 验 法

实验法（experimental method）是经过设计，在高度控制的条件下，通过系统的操作自变量，观察因变量随自变量改变而受到的影响，来研究变量之间相关或因果关系的方法。与其他研究方法相比，实验法被认为是最严谨的方法。

实验法是定量研究的一种特定类型。应满足以下条件：① 要建立变量之间的相关或因果关系的假设；② 自变量要很好地被"孤立"；③ 自变量必须是可以改变和容易操纵的；④ 试验程序和操作必须能够重复进行；⑤ 必须具有高的控制条件和能力；⑥ 实验组和对照组必须能很好地匹配。

实验法在护理心理学研究中被广泛应用于对某一学说的证实和某种手段、方法的效果研究。控制是实验法研究的最本质的特征，没有控制就没有实验。实验研究的质量很大程度上取决于实验设计，所以实验法在具体操作时要严格按照实验设计的基本原则进行分组、抽样，对获得的数据进行统计学分析、处理和显著性检验。如果研究者在实验中缺乏适当的、准确的控制，那将无法确定实验结果究竟是由设计（假设）自变量所致，还是由于其他一些未能加以控制的因素造成。

三、调 查 法

调查法（survey method）是研究者以研究问题为范围，预先拟定一些题目，通过座谈、访谈、问卷等方式获得资料并加以分析研究的方法。常用的调查法有以下两种。

（一）访谈法

通过与患者交谈，了解其心理活动，同时观察其访谈时的行为反应，以补充、验证所获得的语言信息，经记录、分析得到研究结果。访谈法通常采取一对一的访谈方式，其效果取决于问题的性质、研究者的知识水平和访谈技巧。此法既可用于患者，也可用于健康人群，是护士临床心理护理的最常用方法之一。

座谈法是以少数研究者同时面对多个被试者的访谈形式。相对于访谈法，座谈范围较大，便于一次获得较多同类资料或信息，满足分析、研究的需要。

（二）问卷法

只采用事先设计的调查问卷，现场或通过信函、电子邮件交由被试者填写，然后对回收问卷中的问题分门别类地分析研究，适用短时间内书面收集大范围人群的相关资料。

问卷法的研究质量取决于研究者的思路、问卷设计的技巧及被试者的合作程度等。此法简便易行，信息容量大，但其结果的可靠性、真实性受各种因素影响程度不同，故必须以科学态度分析，报告问卷法所获研究结果，较好体现问卷法对其他研究方法的辅佐及参考价值。对护理心理学研究而言，在了解患者心理特点、分析患者心理需求等问题时，通常采用这种方法。

四、测 验 法

测验法（test method）也称为心理测验法，指以心理测验作为个体心理反应、行为特征等变量的定量评估手段，依据其测验结果揭示研究对象的心理活动规律。此法需要采用标准化、有良好信度和效度的测验工具或量表，如人格量表、症状量表、行为量表、智力测验等。测验法的特点是用统一标准的测验工具，在标准的情景中对被试者心理品质做出标准化的计量。在护理心理学研究中，主要试用测评人格、行为、症状等量表，对患者的心理行为进行测评，对实施心理护理后的效果进行评价。

专栏 1-2　"延迟满足"实验

在美国得克萨斯州的一座城镇小学，正当校园里苹果树飘香的季节，一个班的8位同学被叫到校长室旁边的房间，一位学者跟随校长走了进来。学者发给每人一块包装精美的糖，交代说："现在同学们每人手上有一块糖，你可以随时吃掉它。不过谁要是等到我回来再吃，还会再得到一块糖的奖励"。学者交代完毕，就和老师一同离开了。糖块在自己的手中，早吃晚吃皆可自行其是。晚吃可以多得到一块糖，符合每位学生的愿望，只是必须抵御品尝的诱惑。随着时间的推移，一位意志薄弱的学生首先剥掉糖纸，把糖放进嘴里并发出"啧啧"声。受这位同学的感染，又有几位同学放弃得到另一块糖的机会，剥开糖纸品尝起来。过了40分钟，仍有一半学生理智地控制自己的欲望，一直等到学者回来，幸运地争取到了最好的结果。

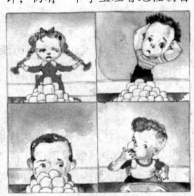

图 1-3　"延迟满足"实验

学者跟踪这些参与者长达20年，结果发现凭借良好自制力能够"延迟满足"的同学，数学和语文成绩要比那些管不住自己的学生平均高出20分，参加工作后把握机会的能力都很强，都能不畏艰难走出困境获得成功。而那些没有经得住"延迟满足"考验的学生，后来大多没有什么出息。

这项测试情商的"延迟满足"心理实验，给人们两点启示：一是情商包含两大要素，即价值判断和自制力，就是不但要能判断出什么对自己有利，还要能抵御诱惑，控制自己采取正确的行动；另一点是情商比智商更重要。此实验从分类方法上属于控制观察法。

复习与思考题

1．护理心理学的概念是什么？
2．护理心理学的研究对象和任务是什么？
3．护理心理学主要有哪些研究方法？

（苑　杰）

Chapter 2

第2章

心 理 现 象

本章导读：心理现象作为心理学重要的研究对象，具有复杂多样的特征。心理现象在人的各种活动中发生、发展，是个体过去或现在正在体验的、熟悉的现象。本章主要介绍心理现象的两个方面：心理过程和个性心理的概念、结构、特点及相关理论。

心理学（psychology）是一门研究心理现象及其发生、发展、变化规律的学科，它既研究人的心理现象，也研究动物的心理现象，但以人的心理为主要研究对象。心理现象（mental phenomena）指个体对客观事物及现象的反应。一般包括心理过程和个性。在我们生活的外部世界中存在各种各样的心理现象，如对事物的感知，产生和体验喜怒哀乐的情绪，学习、记忆知识，确定活动目标并加以实现。心理现象涉及的内容广泛、多样、复杂。我们无法想象如果我们感受不到外界的各种刺激，缺乏对刺激的情绪反应，学过的知识都将遗忘，不会表达自己的感受，那么我们的生活将是多么的可怕。因此，心理学与我们日常的生活息息相关。

第1节 心 理 过 程

心理过程（mental process）是心理现象的动态形式，主要指心理活动发生、发展和完成的过程，包括认知过程、情绪情感过程和意志过程（简称知、情、意）。这3个过程相辅相成，联系紧密。任何一个心理过程均不能离开其他过程而单独存在。

一、认 知 过 程

认知过程（cognitive process）指个体对事物特点的认识，是最基本的心理过程。认知过程是情绪、情感和意志过程的基础，是从感性认识到理性认识发展的过程。认知过程主要包括感觉、知觉、记忆、思维和想象等。

（一）感觉

1. 感觉的概念 感觉（sensation）是人脑对直接作用于感觉器官的客观事物的个别属性的反映。通过感觉我们可以了解客观事物的个别属性，例如，颜色、大小、形状、气味、硬度，也可以感受到有机体的舒适、冷热、饥渴、疼痛等。这些个别属性作用于人体的眼、耳、鼻、舌、身等感觉器官，人脑就会产生视觉、听觉、嗅觉、味觉、机体觉等相应的感觉。通过各种感觉我们能够识别事物的各种属性以及我们身体内部发生的变化。

2. 感觉的生理基础 感觉的产生有赖于接受刺激的感受分析器。感受分析器由三部分组成：感受器（接受刺激并将刺激转换成神经冲动）、神经传导通路（连接外周感受器和神经中枢的神经通道）、大脑皮质（大脑皮质的不同区域，是分析器的高级部分，产生感觉）。

3. 感觉的分类 根据有机体接受刺激的感受器的不同以及感觉所反映的客观事物的特点不同，可以把感觉分为外部感觉和内部感觉。

（1）外部感觉：指感受器接受外部刺激所产生的感觉，反映外界事物的个别属性。包括视觉、听觉、嗅觉、味觉和皮肤觉。皮肤觉包括痛觉、触压觉和温度觉（温觉和冷觉）。

（2）内部感觉：指感受器接受有机体本身的刺激所产生的感觉，反映有机体内部变化、运动和位置等。包括运动觉、平衡觉和机体觉。运动觉也称为本体感觉，反映身体运动和位置状态。平衡觉是有机体做直线加速运动或旋转运动时保持身体平衡，同时了解身体方位的一种感觉。机体觉也称为内脏感觉，主要包括渴、饱、饿、恶心、便意等感觉，反映内脏器官的活动状态。

4. 感觉的特性 主要包括感受性和感觉阈限。感受性指感受器对适宜刺激的感受能力。感受性用感觉阈限进行度量。现实生活中存在着各种各样的刺激，但并不是所有的刺激都能引起我们的感觉。比如，我们不能听到戴在手腕上的手表的嘀嗒声，不能感受到落在皮肤上的尘埃的重量，看不见太过微弱的光线等，主要是因为这些刺激的强度不够。若要引起感觉的产生，刺激必须要到达一定的刺激量。刚刚能够引起感觉的刺激量称为感觉阈限。小于感觉阈限的刺激不能被我们感觉到。感受性与感觉阈限呈反比关系，也就是说，有机体的感受能力越强，感受性越高，引起感觉所需要的刺激量就越小；反之，感受能力越弱，感受性越低，引起感觉所需要的刺激量就越大。感受性分为绝对感受性和差别感受性，感觉阈限分为绝对感觉阈限和差别感觉阈限。

在临床护理中要充分重视患者感受性的个体差异。有些患者对外界的刺激异常敏感，如病房的光线、气味和声音等可能会影响到患者的情绪和睡眠，所以应当保持病房内光线柔和适中，环境安静、清洁，没有异味。

感受性可以因为刺激物的性质、持续时间、相互作用以及机体状态和实践等因素而发生改变。

（1）感觉适应：刺激物持续作用于感觉器官引起感受性变化的现象称为感觉适应。感觉适应可以使感受性提高，也可以使感受性降低。感觉适应非常常见，例如，视觉的明适应和暗适应现象。从明亮的环境进入黑暗的环境时最初看不清周围的东西，需要过一段时间才能看清楚，属于暗适应。从黑暗的环境进入明亮的环境时最初感觉光线十分刺眼，但这种刺眼的感觉很快消失，属于明适应。另外，嗅觉和温度觉的适应现象也很普遍，而听觉和痛觉的适应十分困难。

（2）感觉对比：同一感觉器接受不同刺激而使感受性在性质和强度上发生变化的现象叫作感觉对比，可以进一步分为同时对比和继时对比。不同刺激同时作用于同一感觉器而使感受性发生变化的现象叫作同时对比，例如，山青花更艳，水碧鸟愈白；月明星稀。当把同一个灰色的纸片放在白色的背景上时显得更暗一些，而把它放在黑色的背景上时则显得亮一些。不同刺激先后作用于同一感受器而使感受性发生变化的现象叫作继时对比，例如，吃过苦药之后喝白开水感觉水是甜的，吃完糖之后吃橘子感觉橘子特别酸。

（3）感觉后象：作用于感受器的刺激停止以后，感觉仍然在短时间内不消失的现象叫作感觉后象。例如，声音停止后依旧感觉余音萦绕。感觉后象可以和刺激物的性质相同，这种现象叫做正后象。感觉后象也可以和刺激物的性质相反，这种现象叫做负后象。例如，注视亮着的电灯，然后闭眼，就会有一个灯的光亮形象出现在暗的背景上，这是正后象。如果继续注视，便会有一个黑色的形象出现在亮的背景上，这就是负后象。

（4）联觉：一种感觉触发另一种感觉的现象叫作联觉，是各种感觉相互作用的结果。例如，看见梅子，感觉到酸。最典型的联觉是色觉引起其他感觉。我们看见红色便会感觉到温暖，看见蓝色便会感觉到清凉。

（5）补偿与发展：人的感受性有很大的发展潜力，通过专门训练和生活实践，感受性可以得到充分的发展。例如，盲人由于视觉的缺陷而高度发展触觉和听觉；钢琴家有高度敏锐的听觉。

另外，感受性会随年龄而发生改变。人一生中感受性的变化趋势为先上升后下降。儿童期感受性发展较快，青年期达高峰，中老年时期逐渐下降。因此，老年人的感觉越来越迟钝。但老年人的痛觉感受性表现出上升的趋势。

（二）知觉

1. 知觉的概念　知觉（perception）是人脑对直接作用于感觉器官的客观事物的整体属性的反映。感觉是对客观事物某一属性的反映，而知觉则是人脑对客观事物多种属性及其关系的反映。比如，当我们看到一个苹果时，我们的视觉、味觉、嗅觉、触觉等多个感受器要协同作用，综合感知苹果的颜色、形状、味道、重量等属性，我们通过知觉获得事物的整体印象。

2. 知觉的分类　根据知觉中主导感受器的不同，把知觉分为视知觉、听知觉、嗅知觉、味知觉等。根据知觉的对象不同，还可以把知觉分为物体知觉和社会知觉。

（1）物体知觉：对物质或物质现象的知觉，例如，对自然界中生物、化学、机械、物理等现象的知觉。任何事物都具有空间、时间和运动的特性，因而物体知觉又分为空间知觉、时间知觉、运动知觉。

1）空间知觉：是对物体空间特性的反映，如物体的大小、形状、方位、深度、距离等。空间知觉是一种较为复杂的知觉，需要多种分析器，如视觉、听觉、运动觉等联合活动加以实现，其中视觉起关键作用。我们在写字、驾驶汽车、穿过马路、上下楼梯时均需要空间知觉。空间知觉包括大小知觉、形状知觉、方位知觉、深度与距离知觉等。

2）时间知觉：是对客观事物的延续性、顺序性的反映，具体包括对时间的分辨、对时间的确认、对持续时间的估量、对时间的预测等。在日常生活中，我们可以借助自然界的周期变化感知时间，如四季变化、太阳的东升西落、月亮的圆缺；可以借助具体事物感知时间，如日历、时钟等计时工具，或者数数、打拍子、上下班、节假日等；也可以借助有机体的生物节律估计时间。有研究显示，个体在不同的心理状态下对时间的感知存在差别。例如，悲伤时往往在时间估计方面会出现高估现象；而愉快时则在时间估计方面会出现低估现象。

3）运动知觉：是对物体在空间上的位移和移动速度的反映。任何事物都处于运动之中，运动和静止是相对而言的。物体移动速度太快或太慢都不能使人产生运动知觉。由于人没有专门感知物体运动的器官，所以以对物体运动的知觉是通过多种感受器协同活动实现的。当我们观察运动的物体时，如果头部和眼睛保持不动，那么物体在视网膜上像的连续移动便使我们产生运动知觉；如果头部和眼睛追随运动的物体，虽然物体在视网膜上的像基本保持不动，但是头部和眼睛的动觉信息也可以使我们产生运动知觉；如果物体保持静止，即使转动头部和眼睛，由于眼睛和颈部的动觉抵消了视网膜上像的位移，也不会产生运动知觉。运动知觉包括真动知觉、似动知觉和诱动知觉。

（2）社会知觉：是对人的知觉。包括对他人的知觉、对自己的知觉（自我知觉）和对人与人之间关系的知觉（人际知觉）。

1）对他人的知觉：指通过对他人外部特征的知觉进而认识他人的情感、动机、意图。

2）自我知觉：指一个人通过观察自己的行为而认识自己的心理状态。

3）人际知觉：指对人与人之间的关系的知觉，有明显的感情因素参与其中。

3. 知觉的特性　知觉主要有 4 种基本特性，即知觉的选择性、知觉的整体性、知觉的理解性和知觉的恒常性。

（1）知觉的选择性：我们生活的外界环境复杂多样，在某一时刻我们不可能对同时作用于我们感觉器官的所有刺激进行感知，而是有选择性地将其中的某一刺激作为我们感知的对象，把其

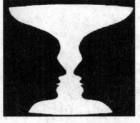

图 2-1　知觉的选择性

他同时存在的刺激作为知觉的背景，这种现象叫作知觉的选择性。知觉的对象和背景是相对而言的，二者在一定条件下可以相互转换。当注意力从一个客观事物转移到另一个客观事物时，原来的知觉对象便成为背景，原来的背景便成为知觉的对象。

人们也可以根据自身的目的对知觉的对象和背景进行调整，如图 2-1 所示双关图。如果你以黑色为背景，就会看到白色的花瓶；如果你以白色为背景，就会看到人脸。

知觉的选择特性使个体能够排除无关刺激的干扰，而把注意力集中在重要刺激上，更有效地认识客观事物。

（2）知觉的整体性：我们知觉的事物由不同的部分组成，具有多种属性，但人们并不是把知觉的对象感知为个别的、孤立的几部分，而是把它知觉为一个统一的整体。图 2-2 黑背景中的黑色三角形和白背景中的白色三角形是被作为一个整体加以感知的。当我们感知一个熟悉的事物时，即使只感知了事物的部分特征或个别属性，也仍然可以借由经验判知其他的特征，产生整体性的知觉，这种现象叫作知觉的整体性。

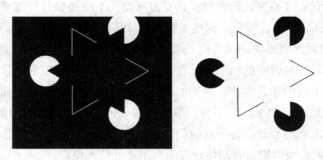

图 2-2　知觉的整体性

（3）知觉的理解性：人们在知觉外界事物时，利用过去获得的知识经验对其进行加工处理，并赋予知觉对象一定的意义的现象叫作知觉的理解性。对知觉对象的理解与知觉者的知识、经验有关。比如，不懂医学知识的人无法从一张 X 射线照片中得到疾病的信息，但专业的医师却能从中看出身体某部分病变的情况。由于人们的知识、经验不同，所以，知觉的理解性也不同。从图 2-3 中你看到了什么？

（4）知觉的恒常性：当知觉的客观条件在一定范围内发生变化时，知觉的影像仍然保持相对不变，这种现象叫作知觉的恒常性。视知觉中的恒常性十分常见，包括形状恒常性、大小恒常性、颜色恒常性、亮度恒常性。如图2-4所示，从不同角度看同一扇门，其在视网膜上的成像的形状并不相同，但人们仍然把它知觉为同一扇门，即形状恒常性。当一个人由远而近走来，其在视网膜上的成像越来越大，但人们不会认为他在逐渐变大，即大小恒常性。水果摊位上的水果在不同灯光的照射下颜色发生了变化，但人们对其颜色的知觉仍然保持不变，即颜色恒常性。煤块在日光下反射的光亮是白墙

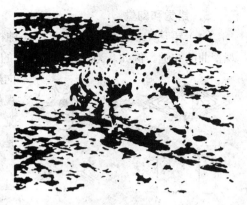

图2-3 知觉的理解性

在月色下反射的光亮的5万倍，但我们仍然认为墙是白的而煤是黑的，即明度恒常性。

知觉的恒常性使人在不同的条件下仍然能够产生近似实际的正确认知，对于正常的生活与工作十分必要。

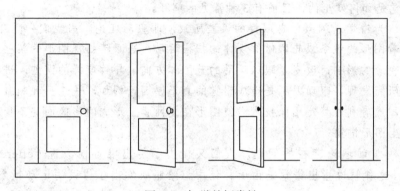

图2-4 知觉的恒常性

4．感觉与知觉的关系 感觉和知觉是不同又不可分割的两种心理过程，人对客观事物的反映是从感觉和知觉开始的，感觉和知觉是认知的开端，是认识世界的重要途径，一切高级复杂的心理活动均以感觉和知觉为基础。

（1）感觉与知觉的区别：① 感觉是以生理过程为基础的简单的心理过程，知觉是融合了个体主观因素的复杂的心理过程，是纯粹的心理活动。② 感觉是个体共有的普遍现象，知觉则具有很大的个体差异。例如，相同的刺激能引起相同的感觉，而相同的刺激却能引起不同的知觉。③ 感觉是单一分析器活动的结果，知觉是多种分析器协同活动的结果。④ 有没有经验都能产生感觉，知觉的产生则离不开经验，尤其是个体的人格特点和知识、经验。

（2）感觉与知觉的联系：① 感觉和知觉属于感性认知阶段，都是人脑对直接作用于感觉器官的客观事物的反映。② 感觉和知觉是连续发生的，感觉是知觉的前提和基础，知觉是感觉的深入和发展。如果进一步揭示事物的本质，则需要在感知觉的基础上进行记忆、想象、思维等更加复杂的心理活动。③ 由于对事物进行认识时，感觉与知觉经常同时发生，实际上很少有孤立的感觉存在，因此，也合称为感知觉。

5. 错觉和幻觉

（1）错觉（illusion）：是知觉的一种特殊形式，是人在特定条件下必然会产生的对客观事物主观歪曲的知觉。例如，当你透过行进中的汽车车窗看窗外的景色时，便会觉得路边的树木在一排排向后倒去，这就是运动错觉。生活中错觉现象普遍存在，如视错觉、听错觉、嗅错觉、大小错觉、时间错觉、形重错觉、方位错觉以及运动错觉，其中最常见的为视错觉，尤其是几何错觉（图 2-5）。

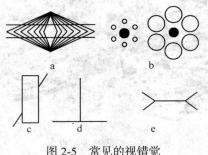

图 2-5　常见的视错觉

由于错觉的产生基于外界的客观刺激，因此，不能通过主观努力进行纠正。另外，错觉不存在个体差异。

健康人在特定条件下也会产生错觉，有些患者在病理条件下，也会出现不同程度的错觉。

专栏 2-1　你所看见的不一定是你所感知的——错觉是如何产生的

对于错觉是如何发生的，目前有 3 种常见的解释。

第一种认为错觉是刺激信息取样的误差所致，即眼动理论。当我们知觉几何图形时，眼睛总是沿着图形的线条或轮廓做有规律的扫描运动，当眼睛扫视图形的某些部分时，由于图形周围轮廓的影响，改变了眼球运动的范围和方向，导致取样的误差，进而产生各种错觉。但有研究发现，眼动并不是造成错觉的真正原因。例如，快速呈现刺激图形，使眼动无法发生，或者利用稳定图像技术，使图形在视网膜上形成的影像固定不变。此时人们依然能够产生图形错觉。

为了解决眼动理论存在的问题，人们又提出了传出准备性假说（efferent readiness hypothesis)，这种假说指出错觉是由于神经中枢给眼肌发出了错误的运动指令所造成的。只要人们有这种眼动的准备，即使眼睛实际上并没有运动，错觉一样要发生。但是这种假设还没有得到充分的研究结果的支持。

第二种认为错觉产生存在知觉系统的神经生理学原因，即神经抑制作用理论。该理论诞生于 20 世纪 60 年代，认为当两个图形的轮廓彼此接近时，视网膜内的侧抑制过程改变了由图形轮廓所刺激的视觉细胞的活动，从而使神经兴奋的中心发生改变，所以，人们看到的轮廓发生了位移，便导致几何形状和方向的错觉发生。

这种理论只强调了视网膜水平上的感受器的相互作用，但却忽视了错觉现象和神经中枢的融合机制的关系。例如，在图 2-5 中 c 所示的波根多夫错觉（Poggendorf's illusion）中，如果给一只眼睛呈现倾斜线，给另一只眼睛呈现两条平行线，那么，我们同样看到了位移的错觉，这就无法用视网膜上的侧抑制作用进行解释。

第三种认为错觉产生存在认知方面的原因，即深度加工和常性误用理论。当我们知觉三维空间物体的大小时，总是把距离估计在内，这是保持大小恒常性的一个重要条件。当人们自觉或不自觉地将知觉三维空间的这一特点运用到平面物体的知觉过程时，就会产生错觉。所以，我们可以认为错觉是知觉恒常性的一种特例。

（2）幻觉（hallucination）：指没有相应客观刺激时所出现的知觉体验，是一种比较严重的知觉障碍。幻觉与错觉的主要区别在于幻觉没有客观刺激存在。正常人偶尔也可以出现幻觉，例如，在似睡非睡的时候出现幻视或幻听，但大多数幻觉是病理性的。由于幻觉十分生动逼真，可以引起患者忧伤、惊恐、愤怒等情绪，甚至出现逃避和攻击他人的行为。

（三）记忆

1. 记忆的概念 记忆（memory）是人脑对过去经验的反映。记忆对人的心理的发展具有重要意义。人们感知过的事物、体验过的情绪、思考过的问题、做过的动作都会在大脑中留下印象。通过记忆，人们可以对知识经验进行积累。没有记忆，人的心理也无从发展。从信息加工的观点来看，记忆是人脑对有关信息进行编码、加工、储存和提取的过程。

2. 记忆的种类

（1）根据记忆的内容，可以将记忆分为形象记忆、语词记忆、情绪记忆和动作记忆。

1）形象记忆：是将感知过的事物以表象的形式存储在头脑中。当感知过的事物离开之后，事物的具体形象会留在我们的头脑中，这种"直观性"的形象称为表象。例如，对一个人容貌的记忆。

2）语词记忆：也称为抽象记忆或逻辑记忆，是个体对概念、定理、公式、判断、推理等内容的记忆。

3）情绪记忆：是对过去体验过的情绪或情感的记忆。这种记忆大多一次形成并且经久不忘。例如，医师对第一次给患者做手术时出现的紧张情绪的记忆。

4）动作记忆：是对过去经历过的身体运动状态或动作的记忆。动作记忆的一个显著特征是动作一旦学会并达到一定的熟练程度，就会保持相当长的时间。例如，游泳、骑自行车等。

（2）根据信息在人脑中保持时间的长短，将记忆分为感觉记忆、短时记忆和长时记忆。

1）感觉记忆：也称为瞬时记忆或感觉登记，指当感觉刺激消失后，头脑中仍然保持瞬间映像的记忆。感觉记忆的保持时间极短，为 0.25～2 秒。不同内容的感觉记忆容量不同，例如，视觉信息的记忆容量要比听觉信息的记忆容量大。感觉记忆的信息编码是以信息的物理特性来进行的，具有形象生动的特性。如果感觉记忆中的信息受到注意便会进入短时记忆系统，否则便会很快消失。

2）短时记忆：也称为操作记忆或工作记忆，是信息保存在 1 分钟以内的记忆。短时记忆的信息编码以言语的听觉形式为主，也存在视觉编码和语义编码。短时记忆容量有限，一般为 7±2 个组块。组块是短时记忆信息加工的基本单位，可以是字母、单词、句子甚至更大的单位。短时记忆中的信息经过复述可以进入长时记忆，否则便会随时间而消退。

3）长时记忆：是对经过深入加工的信息的记忆。长时记忆保存时间很长，从 1 分钟到几年，甚至终生。长时记忆的容量也是无限的，它的信息主要来自于对短时记忆中的信息进行复述，也有由于印象深刻一次形成的。长时记忆主要采用语义的形式进行编码，有时也以各种感觉形象的形式进行编码。

另外，根据记忆的意识维度，可以将记忆分为内隐记忆和外显记忆。

3. 记忆的过程 一个完整的记忆过程包括识记、保持、再认和回忆三个阶段。按照信息加工的观点进行描述就是信息的输入、存储和提取过程。

（1）识记：是识别和记住事物的过程。根据有无目的，将识记分为有意识记和无意识记；根据是否理解识记的内容，可以将识记分为意义识记和机械识记。

（2）保持：是把识记过的事物保留在头脑中，进行储存和巩固的过程。与保持相反的过程是遗忘。

（3）再认和回忆：是指过去经历过的事物再次呈现时能够识别出来的心理过程，回忆则是过去经历过的事物不在眼前时能够在头脑中重现的心理过程。由此可见，再认比回忆要容易，能回忆的一定能再认，但能再认的不一定能回忆。

识记和保持是再认和回忆的前提和基础，再认和回忆是识记和保持的表现和结果。

4. 遗忘　不是所记忆的信息完全丧失，而是对所保持的信息不能顺利地再认和回忆，或者发生错误的再认和回忆。遗忘是大脑对信息进行自动加工的结果，可以分为暂时性遗忘和永久性遗忘。一般情况下对所学知识的遗忘是消极不利的，但也有一些遗忘具有积极有利的意义，比如忘记不良的情绪有利于心理健康。

德国心理学家艾宾浩斯（H. Ebbinghaus）于1885年发表了著名的著作《论记忆》，最先研究了遗忘的规律，他提出了遗忘的规律，得出了著名的"遗忘曲线"。艾宾浩斯指出遗忘的进程是不均衡的，表现为先快后慢的特点。也就是遗忘在学习之后立即开始，并且遗忘的过程最初进展得很快，以后逐渐缓慢。学习材料的性质和数量，学习的程度，学习材料的序列位置以及学习者的态度等都对遗忘的发生有影响。

为了提高记忆的效果，应该注意以下问题：首先，要明确识记的目的和任务。这有利于调动一个人识记的积极性、主动性和针对性。例如，在其他条件相同的情况下，有意识记的效果好于无意识记；识记任务具体、明确，识记效果较好。所以，我们在学习的时候有意识地去识记两三遍，其效果要好于漫不经心地阅读十遍。其次，要注意识记材料的数量和性质。例如，有意义的材料的识记效果比无意义的材料的识记效果好，直观形象的材料的识记效果比抽象材料的识记效果好，视觉材料的识记效果比听觉材料的识记效果好，容易的材料比困难的材料的识记效果要好。再次，要结合遗忘的规律，做好复习。学习之初遗忘较快应当加强复习，还要尽量避免前摄抑制和倒摄抑制对学习的影响。另外，还应采取有效的识记方法以便提高学习效率。

有研究显示，情绪状态对人的识记效果存在影响。积极的情绪状态有利于人的识记效果，而消极的情绪状态则使识记效率降低。

在临床护理工作中，护理人员要注意不同年龄和不同疾病患者的记忆的特点，要耐心对待，例如，老年人，伴有记忆障碍的神经和精神疾病患者。

（四）思维

1. 思维的概念　思维（thinking）是人脑对客观现实间接和概括的反映，反映客观事物的本质及其规律性联系。思维是在感知的基础上实现的，是人类认知过程的高级阶段。间接性和概括性是思维具有的两个基本特征。间接性指思维能够借助于某些媒介，在大脑中对不在眼前的事物进行加工和反映。概括性指通过提取同一类事物共同的本质特征以及事物间的必然联系来反映事物。思维的概括性使得人们能够通过事物的外在表象和特征来认识事物的本质和规律。思维的间接性和概括性是相互联系的。由于人具有概括性的知识、经验，所以能够间接地反映事物。例如，医师能够感觉概括性的医学理论，借助于检查，经过思考，间接地对病情做出诊断。若护士发现患者面色苍白，呼吸急促，脉搏细速，四肢湿冷，可以根据临床经验判断患者此时可能处于休克状态。

2. 思维的种类

（1）根据思维的方式可以将思维分为动作思维、形象思维和抽象思维。

1）动作思维：又称为直观动作思维、实践思维，是以实际动作为支柱的思维过程。0～3岁的幼儿主要采用这种思维方式。例如，幼儿常常借助于数手指学习简单计数和加减法，幼儿在玩积木的时候边操作边思考，动作是思维的基础。

2）形象思维：又称为具体形象思维，是以直观形象和表象为支柱的思维过程。形象思维分为三种水平。第一种水平是幼儿的思维，只反映同类事物中的一些直观的、非本质的特征。例如，儿童计算"2＋2＝？"时，不是对抽象数字的分析、综合，而是在头脑中用两个苹果加上两个苹果等实物表象相加进行计算。第二种水平是成人对表象进行加工的思维。例如，考虑如何最快地到达目的地，便会在头脑中出现多条通往目的地的道路的具体形象，并运用这些形象进行分析，做出选择。第三种水平是艺术思维，作家、画家、导演、设计师、工程师等离不开高水平的复杂的形象思维。例如，画家创作一幅画，首先需要在脑海里构思出这幅画的画面。通常所说的形象思维指第一种水平。

3）抽象思维：又称为抽象逻辑思维，是用概念、判断、推理的形式认识事物的本质特性和内在联系的思维。例如，护理方案的制定需要抽象思维。抽象思维借助于词语来反映现实，是人类思维与动物心理的根本区别，是思维最本质的特征。

（2）根据思维的指向性，可以将思维分为求同思维和求异思维。

1）求同思维：又称为聚合思维、集中思维，是把问题所提供的各种信息聚合起来，从中得出一个正确的或最好的答案的思维。例如，医治患者时，从多种治疗方案中比较筛选出最佳的方案。

2）求异思维：又称为发散思维、辐射思维，是沿着不同的方向探索问题的多种答案的思维。例如，数学题的"一题多解"。发散思维更具有创造性的特征。

（3）根据思维是否具有创造性，可以将思维分为再造性思维和创造性思维。

1）再造性思维：是运用已有的知识经验，按照惯常的方式解决问题的思维。

2）创造性思维：是运用独创的、新异的方式解决问题的思维。虽然创造性思维依赖过去的经验和知识，但是要把它们综合组织成全新的东西。

3. 思维的过程 是通过分析、综合、比较、分类、抽象、概括、具体化和系统化等方法对事物和信息进行加工的过程。

（1）分析和综合：是思维的基本过程，并贯穿于整个思维过程。分析是把事物的整体分解成各个部分、方面或个别特征的思维过程；综合是把事物的各个部分、方面、各种特征结合起来进行考虑的思维过程。

分析与综合是相互依赖，紧密相连的。通过分析我们可以认识事物的基本特征和属性；通过综合我们可以全面、完整地认识事物及事物之间的规律和联系。

（2）比较和分类：比较是把各种事物进行对比，以确定它们之间的异同点的思维过程。通过比较区分出事物之间的异同点，进而更好地认识事物。分类是根据事物的异同点，将它们区分为不同的种类的思维过程。

（3）抽象和概括：抽象是把同一类事物共同的、本质的特征抽取出来，舍弃个别的、非本质特征的思维过程。概括是把抽象出来的事物的共同的、本质的特征推广到同一类事物中去的思维过程。如果不能抽出一类事物的本质特征，就无法对其进行概括；同样，如果不能对一类事物进行概括性思维，就不能得出其本质属性。抽象和概括都是在比较的基础上进行。抽象是高级的分析过程，而概括则是高级的综合过程。

（4）具体化和系统化：具体化是把抽象和概括出来的一般理论、原理和概念与具体事物联系起来的思维过程。通过具体化，我们可以利用一般的原理去解决实际问题，用一般的理论指导实践活动。系统化是把已有的知识归入某种序列，使知识组成一个统一整体的过程。分析、综合、比较和分类是进行系统化的基础。

4．思维与问题解决 思维主要体现在问题解决的过程中，问题解决是思维的普遍形式。一般从发现问题到解决问题经历发现问题、分析问题、提出假设和检验假设四个过程。发现问题是问题解决的开始阶段，善于发现问题才能及时地、更好地、正确地解决问题。是否能及时、准确地发现问题取决于一个人的动机、需要、知识经验和认识水平。分析问题是对明确提出的问题进行综合分析，抓住问题的关键。问题分析得越透彻，越容易解决。一个人的知识经验影响问题的分析过程。解决问题的关键是找到解决问题的原则、方法和途径。一个人思维越灵活，知识、经验越丰富，提出的解决问题的假设就越合理，问题越有可能解决。最后，提出的解决问题的假设需要通过智力活动和实践进行检验。

问题解决受到诸多因素的影响，例如，问题的性质、问题呈现的方式、知识、经验、动机和个性等因素。

（五）想象

1．想象的概念 想象（imagination）是人脑对已有表象进行加工改造，形成新形象的心理过程。想象以感知过的事物的形象为基础，例如，当我们读"天苍苍，野茫茫，风吹草低见牛羊"这句诗时，脑海中会浮现出一幅湛蓝的天空、一望无垠的草原、微风吹动的牧草和若隐若现的牛羊的草原美景。也许我们从未到过草原，但这幅图画却是由我们熟悉的蓝天、草地、微风、牛羊等记忆表象组合而成的。

人脑不仅能产生过去感知过的事物的形象，还能产生过去从未感知过的事物的形象。例如，我们读《西游记》时脑海中会出现孙悟空的形象，服装设计师设计一套新的服装时在脑中呈现出的新服装的形象等都是想象的表现。通过想象产生的新形象被称为想象表象。

2．想象的种类 根据想象时有无目的性，可以将想象分为无意想象和有意想象。

（1）无意想象：无意想象也称为不随意想象，指无预定目的，不由自主地产生的想象。例如，我们看到天上的云朵会不自觉地将它想象成奔腾的骏马、连绵的山峰等。

（2）有意想象：有意想象也称为随意想象，是指有预定目的，自觉产生的想象。人在多数情况下进行的是有意想象。根据想象时新形象的独特性、新颖性和创造性的不同，可将有意想象进一步分为再造想象和创造想象。

1）再造想象：指根据语言的描述或图样、图解、符号、模型等非语言的描绘，在大脑中产生事物新形象的过程。

2）创造想象：指不依据现成描述独立创造事物新形象的过程。创造性想象的典型特征是独创性、新颖性和奇特性。创造想象在实际生活中十分重要，例如，新产品、新作品和新技术的创造离不开创造性想象。

幻想是创造想象的一种特殊形式，指一种与生活愿望相结合并指向未来的想象。积极的幻想有利于健康和社会，而消极的幻想则违背事物发展规律，脱离社会现实，无法实现。

（六）注意

1. 注意的概念 注意（attention）是心理活动对一定对象的指向和集中。尽管注意是一种非常重要的心理机制，但它却不是一种独立的心理过程，而是认知、情绪、情感和意志等心理过程的共同的组织特性，是各种心理活动发生的必要条件。注意是伴随心理过程出现的，离开了具体的心理活动，注意就无从产生和维持。注意的对象包括外部的事物、人内在的心理活动和机体状态。例如，感觉到疼痛，意识到情绪的变化以及意志坚持的程度等都是注意指向内部对象的表现。

2. 注意的分类 根据注意有无预定目的和意志努力的程度，分为无意注意、有意注意和有意后注意。

（1）无意注意：也叫不随意注意，这是一种没有预定目的，不需要意志努力的注意。例如，安静的病房中突然有人重重地敲门，大家便会不由自主地将目光投向门口。

（2）有意注意：也叫随意注意，这是一种有预定目的，必要时需要一定意志努力的注意。例如，一个认真学习的学生被周围同学的谈话吸引而停止集中注意力学习，但他突然意识到必须专心学习，便又重新聚精会神地学习起来。

（3）有意后注意：也叫随意后注意，这是一种有预定目的但不需要意志努力的注意。例如，一个人最初从事某种工作时，由于不熟悉、困难大常常需要投入较多的精力，同时需要一定的意志努力才能把自己的注意保持在这项工作上，这一过程是有意注意。但是经过一段时间的努力之后，他便对这项工作应付自如，得心应手，此时就不需要意志努力来保持注意了，这时便从有意注意发展成为有意后注意。

3. 注意的品质 注意有4种品质，即注意的广度、注意的稳定性、注意的分配和注意的转移，这是衡量一个人注意力好坏的标志。

（1）注意的广度：即注意的范围，指同一时间内人们能清楚地觉察或认识的注意对象的数量。注意的广度和人的知觉能力关系密切，如果个体的知识、经验越丰富，整体知觉能力越强，则注意的广度就越大。例如，经常阅读的人能够做到"一目十行"。除此以外，如果注意对象的组合越集中，排列越有规律，彼此间能成为有机联系的整体，那么注意的范围就越大。注意广度具有个体差异，比如孩子的注意广度比成年人要小。但随着孩子的成长以及有意识地训练，注意广度可以不断地提高。

（2）注意的稳定性：即注意的持久性，指人们在一定时间内，比较稳定地将注意集中于某一特定对象或活动的能力，反映注意的时间特性。例如，外科医生能够长时间集中注意力于手术，具有较好的注意稳定性。但是，衡量注意的稳定性，不能仅看时间的长短，还要看这段时间内活动效率如何。

（3）注意的分配：指在同一时间内能把注意力指向不同的对象和活动，这在人们的实践活动中具有重要的意义。事实证明，人们可以在生活中做到"一心二用"或是"一心多用"。例如，教师一边讲课一边观察学生的课堂反应。

（4）注意的转移：指根据活动任务的需要，主动地、有目的地把注意力从一个对象或活动转移到另一个对象或活动上。注意力转移的速度是思维灵活性的体现。注意的转移不等同于注意的分散。

注意的转移是根据任务要求，主动转换注意对象以便提高活动效率，确保活动的顺利进行。而注意的分散则是由于外部刺激或机体内部因素的干扰引起的。注意的分散违背了活动任务的要求，偏离了正确的注意对象，降低了活动效率，所以是消极被动的。

护理工作与认知活动密切相关，在护理患者时要熟悉不同患者的认知过程的特点，有针对性地对他们进行心理学指导，注意认知过程与情绪、情感过程的关系，以便通过改变患者的认知过程来改善患者的不良情绪。

二、情绪和情感过程

（一）情绪和情感概念

人们在认知活动的过程中还会伴随出现一些其他的心理现象。例如，当我们观看一部感人的影视作品时会随着剧情欢笑或流泪，在生活中看到缺乏社会公德的人和事时会义愤填膺，在经过不懈努力取得成功时会满心欢喜，心情激动。这些随着认知过程而出现的喜怒哀乐的心理过程属于情绪和情感过程。

情绪（emotion）和情感（affection）是个体对客观事物是否满意，需要是否获得满足时所产生的态度体验。情绪和情感也是人脑对客观现实的反映，但反映的是作为主体的人的需要与客观事物之间的关系。当客观事物满足人的需要时，个体产生喜爱、愉快、满足等积极的情绪、情感。当客观事物不能满足人的需要时，则产生厌恶、痛苦、愤怒等消极的情绪情感。

（二）情绪和情感的分类

1．情绪的分类 我国古代有"七情"的说法，即喜、怒、忧、思、悲、恐、惊七种情绪。美国心理学家普拉切克（R. Plutchik）提出悲痛、恐惧、惊奇、接受、狂喜、狂怒、警惕、憎恨八种基本情绪。但一般情况下认为有愉快、愤怒、悲哀和恐惧四种基本情绪。

2．情绪状态的分类 情绪状态指在某种生活事件或情境的影响下，一定时间范围内各种情绪体验的一般特征表现。根据情绪发生的强度、速度、紧张度和持续时间，可将情绪分为心境、激情和应激三种。

（1）心境（mood）：是一种微弱、平静和持久的情绪状态，具有弥散性和长期性。心境不是对某一种事物的特定的体验，而是一种具有感染性和扩散性的情绪状态。例如，生活中我们经常说"人逢喜事精神爽"，这句话描述的就是一种心境。当我们身边发生喜事时，能让我们在很长一段时间内保持愉悦的心情，而我们遭遇的不愉快的事情也能让我们在很长一段时间内情绪低落，忧心忡忡，意志消沉。自然气候的变化，生活中的顺逆，工作中的成败，人际中的亲疏，个人的健康状况以及认知事物的态度等因素都能引起某种心境。

（2）激情（intense emotion）：是一种迅速爆发、强烈而持续短暂的情绪状态。人们在生活中表现出来的暴跳如雷、欣喜若狂、怒发冲冠、横眉立目等都属于激情。激情与心境相比，强度更大，持续时间更短暂。激情具有冲动性和爆发性，伴有明显的生理变化和行为表现。例如，激情来临时，个体常常失去理智，丧失了对自己行为的控制，出现伤人毁物等粗暴行为，或是自杀行为，但是当激动的情绪得到宣泄后，个体便会很快平静下来，甚至对自己的行为追悔莫及。激情常常由生活事件引起，尤其是突发事件或者是对个体而言具有特殊意义的事件。

激情可以激发个体内在的心理能量，使之成为行为的动力，具有积极的意义。但激情也具有破坏性，使得处于激情之中的个体任性妄为，给自己和他人带来伤害。因此，我们要适当控制激情，充分发挥激情的积极作用。

（3）应激（stress）：指突如其来的紧急情况所引起的生理和心理上的强烈反应。例如，突然遇到地震、空难、火灾或抢劫等。

2. 情感的分类 情感与人的社会性需要密切相关，具有明显的社会性，是人类特有的心理现象。情感主要包括道德感、理智感和美感。

（1）道德感：是个体用一定的道德标准去评价自己或他人的思想与言行举止时所产生的情感体验。例如，爱国主义、集体主义、人道主义、义务感、责任感、见义勇为等。当我们的行为符合自己的价值标准时就会感到自豪和骄傲，当我们的行为与道德标准相背离时就会感到懊悔、羞耻和痛苦。

（2）理智感：是个体用知识或真理的标准去认识和评价客观事物时所产生的情感体验。例如，探索事物时表现出来的求知欲、好奇心和兴趣；追求科学和真理时的确信感；认知活动中有新发现时的喜悦感。理智感是学习和探索活动的动力之源，个体越投身于智力活动越能体会到强烈的理智感。

（3）美感：是个体用一定的审美标准去评价客观事物时所产生的情感体验。符合个体审美标准的事物能够引起美的体验，使人沉醉其中。例如，对自然景物的陶醉，对艺术作品的欣赏。

（三）情绪和情感的区别和联系

1. 区别 情绪出现比较早，婴儿刚出生就有哭、笑等情绪表现。情绪多与人的生理需求，比如水、食物、温暖、困倦等有关，人和动物都有情绪。情绪具有暂时性和情境性，多由身边的事物引起，又常常随着情境的转换而发生变化。另外，情绪具有冲动性和明显的外部表现，在情绪的影响下常常不能自控，或垂头丧气，或手舞足蹈，又或是暴跳如雷。

情感出现比较晚，通常在幼儿期随着心智的发展而产生。情绪多与人的社会性需求，比如求知、艺术陶冶、交往、人生追求等有关，因此，只有人才具有高级的情感。情感则具有稳定性和深刻性，是在多次的情绪体验的基础之上形成的。另外，情感比较内隐，不易外露，体验深沉久远。

2. 联系 情绪与情感的区别是相对而言的，它们彼此之间有着密切的联系。情绪是情感的基础和具体表现，情绪的表现和变化会受到情感的制约，情绪发生时常常包含情感因素。情感则需要通过情绪进行表达，是情绪的本质内容和深化。情感的深度会影响情绪表现的强度。

（四）情绪和情感的作用

研究表明，情绪对人的心理和生理健康均具有显著影响。积极的情绪状态能够增强人的活动能力，使人精力充沛，是有机体生存、发展和形成良好适应能力的重要手段。积极的情绪有助于调节人的生活状态，提升大脑的效率，提高人的认识能力和水平。

消极的情绪状态则会降低人的活动的积极性，使心理失去平衡。负性情绪持续存在会造成各种组织器官的生理变化，导致心身疾病的发生。例如，心血管和消化系统是对情绪反应颇为敏感的器官。

（五）情绪学说

1. 詹姆士－兰格理论 美国心理学家威廉·詹姆士（W. James）和丹麦心理学家卡尔·兰格

（C. Lange）于 1884 年和 1885 年分别提出了各自的情绪理论，由于这两种理论观点基本相同，因此被称为"詹姆士－兰格理论"。这一学说是有关情绪的生理机制方面的第一个学说，他们主张：当身体产生生理变化时，我们感受到这些变化，这便是情绪。他们认为情绪是自主神经系统活动的产物，身体外周活动的变化是情绪产生的主要原因。因此，后人也称他们的理论为情绪的外周理论。

詹姆士认为情绪的原因纯粹是身体的。他说："我们因为哭泣而悲伤，因为动手打而生气，因为发抖而恐惧，而不是因为悲伤、生气或恐惧才哭泣、动手打或发抖。"詹姆士所说的生理变化是全部内脏的变化和肌肉的收缩。兰格的观点与詹姆士基本一致，认为情绪是内脏活动的结果，但是兰格更加强调血液循环系统的变化，如心跳等。情绪决定于血管受神经支配的状态、血管容积的改变以及对它的意识。尽管詹姆斯和兰格在情绪产生的具体描述上略有不同，但他们都认为情绪刺激引起身体的生理反应，而生理反应进一步导致情绪体验的产生。他们的学说虽然具有合理的一面，但由于他们过分夸大了外周的变化对情绪的作用，忽视了中枢系统对情绪的重要作用，因此引起许多争议。

2. 坎农－巴德理论　美国生理学家坎农（W. B. Cannon）首先反对詹姆斯－兰格理论。他指出情绪的中心不是外周神经系统，而是中枢神经系统的丘脑。外界刺激引起感觉器官的神经冲动传导至丘脑，丘脑进行信息加工并由丘脑同时发出神经冲动，神经冲动传至大脑产生情绪的主观体验，神经冲动传至内脏和骨骼肌引起机体的生理变化，使人进入应激状态。因此，情绪体验和生理变化同时发生，它们均受丘脑的控制。

坎农的情绪学说得到其弟子巴德（P. Bard）的支持和发展，后人称其为坎农－巴德情绪理论（Cannon-Bard Theory of Emotion）。该理论重视情绪中枢生理机制的研究，但忽视了大脑皮质对情绪的作用以及外周神经系统对情绪的意义。

3. 沙赫特认知三因素理论　美国心理学家沙赫特（S. Schachter）于 20 世纪 70 年代提出情绪的三因素理论，认为情绪是环境刺激、生理唤醒和认知过程三者相互作用的结果。他强调认知因素和过去的经验对情绪的产生起关键作用。

沙赫特和辛格（Schachter & Singer, 1962）做过以下实验：将志愿者分为三组，每组都自愿接受注射同一种药物，即肾上腺素，但被试者并不知情。注射时，向三组被试者解释的药物效应也各不相同。告知甲组注射药物后将出现心悸、手抖和脸部发热的反应，也就是肾上腺素的正常反应；告知乙组会出现手脚有点发麻，轻度头痛，身上轻度发痒；对丙组则不予任何说明。注射后，让三组被试者分别感受两种安排好的情境，即愉快情境和惹人发怒的情境，惹人发怒的情境强行要求被试者回答一些烦琐的问题，并横加指责，吹毛求疵。实验得到 6 种结果。研究显示乙组和丙组的大多数被试者在愉快情境中产生愉快的情绪，在发怒的情境中产生愤怒，但是甲组不受情境的影响。虽然被试者处于相同的外界环境，产生的内部生理反应相同，但情绪体验却不一样。这表明外界环境和内部生理机制不能决定情绪反应，而个体对生理反应的认识对情绪体验起重要作用。具体来说就是当现实事件与个体过去经验一致时，不会出现明显的情绪反应。例如，甲组被试产生的生理反应与经验一致，所以没有明显的情绪反应。当现实事件与个体的经验不一致时，便会产生情绪反应。例如，乙组和丙组被试者产生的生理反应与他们已有的经验不一致，并重新建立起新的经验，因此产生了情绪体验。

4. 阿诺德－拉扎鲁斯认知评价情绪理论　情绪的认知评价理论由美国心理学家阿诺德（M. B. Arnold）于 20 世纪 50 年代提出，后被拉扎鲁斯（R. S. Lazarus）进一步扩展。该理论强调认知评价在情绪中的作用，也称为情绪评估 - 兴奋学说。

阿诺德认为情绪是一种趋利避害的体验倾向。情绪反应包括机体内部器官和骨骼肌的变化。例如，当我们在森林里看到一只老虎会感到害怕，但是在动物园里看到关在笼子里的老虎时却并不害怕，这是个体对情境的认知评价的结果。外界情境经过人的评估才能使人产生情绪，这种评估在大脑皮质上产生。阿诺德认为对外界变化的反馈是情绪的基础，皮质兴奋是情绪的主要机制。

拉扎鲁斯认为情绪是个体知觉到外界情境有利或有害的反应。因此，人们在情绪活动中需要不断地评价外界事件与自身的关系。情绪是人与环境相互作用的产物。拉扎鲁斯进一步把阿诺德的评价扩展为初评价、次评价和再评价的过程。初评价指个体确认外界事件是否与自己存在有利害关系，并判断这种关系的程度。次评价指个体评估自己能否控制外界事件，以及控制的程度。再评价指个体评估自己情绪和行为的适宜性和有效性。在情绪活动中，人们既要评价环境中的刺激事件对自己的影响，又要调节自己对刺激事件的反应。

三、意 志 过 程

（一）意志的概念

意志（will）是个体自觉地确定目的，并根据此目的支配和调节自身的行动，克服种种困难，努力实现既定目的的心理过程。

现实生活中人们的行为总是带有目的性。我们会根据实际情况，利用对客观规律的认识，在头脑中首先确定行动的目的，之后根据客观情况选择有效的方法，并组织行动，最终实现目的。例如，有些人在入职以后立志要成为一名合格的护士，在确定了目标之后，她们刻苦学习，不断实践，提升自己的业务水平，护理患者时表现出足够的耐心，克服患者对护理工作的不理解，最终得到患者的理解和认可。在临床实际工作中，她们的意志得到充分的体现。

（二）意志的特征

意志行动是人所特有的，主要具有 3 个特征。

1. 意志行动具有自觉性 意志行为要自觉地、有意识地确定目标。目的不仅能够引起符合目的的行为，而且能够阻止不符合目的的行为发生。目的的确定还要受客观现实的制约。只有符合客观实际和社会发展规律的目的才有可能实现。违反客观规律的意志行为是不能实现的。当认识了自然和社会的客观规律以后，人们就能够摆脱对自然和社会的盲从，能够充分发挥主观能动性，对客观现实进行改造。

2. 意志行动需要克服困难 确定与实现目的的过程中常常遇到各种困难，克服困难的过程就是意志行动的过程。困难有内部困难和外部困难之分：前者指行动时有相反的要求和愿望的干扰。例如，缺乏信心，畏缩不前；后者是指源自外界的阻碍。例如，缺乏必要的工作条件，他人的嘲笑、讥讽、打击等。在实际情况中有时需要根据克服困难的程度适时调整计划，以便实现目的。

3. 意志行动以随意动作为基础 动作有不随意动作和随意动作之分：前者指不由自主的动作。人们并不是有意识地做出不随意动作，例如，手触碰到刺立即缩回去；而后者则是有意识引起的动作，是意志行动必要的组成部分，是在生活实践中学会的动作。如果没有掌握这些必要的随意动作，意志行动就无法实现。只有掌握了必要的随意动作才可以形成复杂的动作，并进一步组织、支配和调节动作，实现预定目的。

（三）意志的品质

每个人的意志品质的表现各不相同，有人意志坚强，有人意志薄弱，坚强的意志是克服困难，实现目的的重要保障。意志具有四个方面的基本品质。

1. **自觉性**　意志的自觉性指个体对行为目的的正确性、重要性和行为的意义具有充分认识。具有自觉性的人能够在确定行动的目的后，有步骤、有计划地组织自己的行动，能够排除万难，减少行动的盲目性，勇往直前；发挥个体的主观能动性，改造客观现实和自己的主观世界。与自觉性相反的品质是意志的盲目性，表现为动摇性、独断性、固执己见和缺乏自信。

2. **果断性**　意志的果断性指个体善于明辨是非，能够适时而合理地采取并执行决定，这种品质以深思熟虑和机智勇敢为基础。表现为需要立即行动时能够当机立断，不需要立即行动时则能够立即停止执行或改变已经做出的决定。与果断性相反的品质是优柔寡断和冒失，表现为患得患失、犹豫不前、鲁莽行事和轻举妄动。

3. **坚韧性**　意志的坚韧性指以充沛的精力和顽强的毅力，克服各种困难，努力实现目的。与坚韧性相反的品质是执拗和见异思迁，表现为不善于对自己做出正确的评估和理性的检查，一意孤行，做事虎头蛇尾，朝三暮四。

4. **自制性**　意志的自制性指个体善于自觉控制自己的情绪以及约束自己的言行。自制性强的人能够不受无关因素的干扰，坚持完成任务。意志自制性是指善于控制和支配自己行动方面的意志品质。在意志行动中，不受无关诱因的干扰，能控制自己的情绪，坚持完成意志行动。与自制性相反的品质是任性和怯懦，表现为缺乏自我约束力，行动常受到情绪的支配，胆小怕事，在困难面前惊慌失措。

（四）意志与认知、情绪、情感的关系

意志与认知过程和情绪、情感过程关系密切，相互影响，相互渗透。认知过程是意志形成的前提，意志过程对认知过程进行促进和调节。情绪和情感既可以促进意志行为，也可以阻碍意志行为。而意志行为对情绪和情感也起到调节作用。

第2节　个　　性

个性是个性心理的简称，是一种复杂的心理现象，是一个人区别于其他人的整体精神面貌或者心理特征。个性贯穿人的一生，并且影响人的一生。

一、概　　述

（一）个性的概念

个性（personality）源于拉丁文 Persona，原指演员在舞台上所戴的面具。由于研究者理论框

架及研究重点的不同而存在多种定义。目前，我国学者普遍接受的定义：个性是具有一定倾向性的、比较稳定的心理特征的总和。在西方心理学中，个性也被称为人格，但个性与人格之间具有一定的区别。首先，个性侧重强调个体的独特性和差异性，而人格则强调个体的整体性和社会性。其次，个性的内涵比较宽泛，除了包括与人格相对应的气质和性格外，还包括能力、动机、需要等。另外，人格多与一些疾病的专有名词相关，例如，多重人格、人格障碍等。

（二）个性的基本特征

1．稳定性和可变性　人格的稳定性指由各种心理特征构成的人格结构比较稳定，对人的行为的影响是一贯的，不受时间、地点的限制。"江山易改，本性难移"恰当地反映了人格的稳定性。随着个体的发育成熟，社会的发展和生活的变迁，以及自我感知和自我控制能力的加强，人格会或多或少地发生变化，即人格具有可变性。

2．独特性和共同性　个性突出体现个体的千差万别。常言道："人心不同，各如其面"，就是对个性独特性的写照。然而，生活在同一社会群体中的人具有一些相同的人格特征，即人格的共同性。同一民族或地域的人群，由于共同的地理条件、文化传统以及风俗习惯，其人格中包含了民族特征和地域特征。

3．生物性和社会性　人的生物属性是个性形成和发展的基础。但是，个性也具有社会属性，体现个体社会化的程度和角色行为。个性的形成在一定的社会环境中完成，要受到社会因素的制约，而且社会因素在人格的形成及发展中起决定性作用。

4．整体性　人格由许多心理特征组成，各种特征相互作用，相互影响，构成具有内在一致性的有机整体，并受到自我意识的调控。一个健康的个体其个性结构是和谐统一的。当一个人的内心世界和行为不协调时，有可能导致人格的分裂。

（四）个性的心理结构

个性的心理结构包括个性倾向性、个性心理特征和自我调节系统。

1．个性倾向性（personality inclination）　是个性结构中最活跃的因素，是个性中的动力结构，它决定个体对事物的态度和行为的趋向及选择，包括需要、动机、兴趣、理想、信念、世界观。

2．个性心理特征（personality characteristics）　是指在心理活动中表现出来的比较稳定的成分，反映个体心理特征的独特性，包括能力、气质和性格。

3．自我调节系统（self regulation system）　主要以自我意识为核心，通过自我认识、自我分析、自我评价、自我体验、自尊感、自信感、自我监督和控制等心理过程对个性进行调节和控制，使个性的各个成分组成一个完整的结构系统。

个性倾向性中的需要、动机、理想、信念、世界观指引着人生的目标和方向。个性特征中的能力、气质、性格影响着人生的风貌和命运。

二、需　要

（一）需要的概念

需要（need）指人在生活中对某种目标的渴望并力求获得满足的一种心理状态，是人脑对生理和社会需求的反映。需要与人的行为的关系密切,人的行为总要受到某种需要的驱使,激发人们朝着目标的方向努力,以得到自身需要的满足。在行动中人们又会不断产生新的需要。需要是人们行为的根本动力。

(二)需要的分类

1. 生理需要和社会需要　根据需要的起源,可以将其分为生理需要和社会需要。为了保存和维持有机体的生命和种族的延续所必需的需要属于生理需要。例如,对饮食、排泄、性、睡眠、运动等需要,趋利避害的需要。人和动物都有生理需要,但他们的需要有本质的区别。人们为了提高自己的物质和文化生活水平而产生的需要属于社会需要,例如,对知识、劳动、艺术、尊重、人际交往、友谊、爱情、道德、名誉地位的需要,是人类特有的高级需要。

2. 物质需要和精神需要　根据需要的对象可以将其分为物质需要和精神需要。人们对于衣、食、住等物质对象的需要属于物质需要,既可以包括生理需要,又可以包括社会需要。人们对于社会精神生活及其产品的需求属于精神需要。例如,对知识、文化艺术、审美、道德的需要。

对需要的分类只是相对的,不同的需要之间既有区别又有联系。

(三)马斯洛需要层次理论

美国人本主义心理学家马斯洛(A. H. Maslow)在1943年出版的《人类动机理论》一书中提出了著名的需要层次理论。他认为人的一切行为都是由需要引起的,他把人的需要由低级到高级分为五个层次。

1. 生理需要　是人类最基本、最原始的需要,包括饥、渴、性以及其他生理功能的需要。生理需要是推动人的行为的最强大的动力。只有生理需要得到基本满足以后,高一层次的需要才会相继出现。

2. 安全需要　当个人的生理需要获得一定程度的满足后,安全的需要便会产生。它是个人对生命、财产、职业、心理等的安全需要,以免于孤独、受到威胁或侵犯。

3. 归属和爱的需要　生理和安全需要获得满足之后便会出现社会性需要。归属的需要指进行社会交往,希望被某个团体接纳,保持朋友间的忠诚、友谊和融洽关系;爱的需要指希望得到别人的爱和给予别人爱。

4. 尊重的需要　当前3个需要获得满足以后,尊重的需要便会充分发展起来。尊重的需要包括两方面:自我尊重和受人尊重。自我尊重指希望自己的能力和成就得到社会的认可,受人尊重指希望受到别人的重视,获得名誉和地位。尊重的需要不能满足会产生无能、虚弱和自卑的感觉。

5. 自我实现的需要　是指实现个人的理想和抱负,使自己的潜能得到最大限度的发挥的需要,是最高层次的需要。

马斯洛认为需要的满足有以下原则:第一,基本的需要得到一定的满足后才追求较高层次需要的满足。第二,不同层次需要的满足过程与人的年龄的增长相适应。例如,人出生后首先追求生理需要的满足,然后逐渐考虑到安全、归属、自尊的需要,最后追求自我实现的需要。第三,需要的高低与人的生存有关。一个理想的社会,除了满足人的生理需要以外,还应满足较高层次的需要,鼓励人们追求自我的实现。马斯洛认为自我实现只是一个奋斗目标,只有少数人才能真正自我实现。

三、动　机

（一）动机的概念

动机（motivation）是引起和维持个体活动的内部原因，是使活动朝向某一目标的内部驱力。个体的需要是动机形成的根本原因，当个体意识到需要的存在并激起主体活动时，需要便转化为动机。

（二）动机的种类

1. 内部动机和外部动机　根据动机的引发原因，分为内部动机和外部动机。前者指由活动本身产生的满足和快乐所引起的动机，它不需要外在条件的参与。例如，护士为了提高业务水平而不断地学习和充实自己。后者指由活动外部因素引起的动机。例如，学生努力学习是为了获得老师的好评。内部动机强度大，持续时间长；而外部动机持续时间短，常带有一定的强制性。内部动机和外部动机有机结合能对个体的行为产生强大的推动力。

2. 生理动机和社会动机　根据动机的性质，分为生理动机和社会动机。前者指由生理需要引起的动机。例如，饥、渴、性等，具有先天性，又称为原发性动机。后者指由心理和社会需要引起的动机。例如，与人交往、学习、获得成就和尊重等，需要经过后天学习获得。

（三）动机冲突

动机冲突（motivation conflict）又称为心理冲突，指个体在某种活动中，同时存在两个或多个动机，无法同时满足，或者存在两个或两个以上相互排斥的动机，使个体陷入矛盾状态难以取舍时所表现出来的犹豫不决的行为。动机冲突是造成挫折和心理应激的一个重要原因。动机冲突有4种基本形式。

1. 双趋式冲突（approach-approach conflict）　指个体同时面对两个具有同样吸引力的目标，引起同等程度的趋向动机，但只能选择其中的一个目标时所产生的心理冲突。例如，"鱼和熊掌不可兼得"。

2. 双避式冲突（avoidance-avoidance conflict）　指个体同时面对两个令人讨厌或会对个体造成威胁的事物，引起同等程度的逃避动机，但迫于环境必须选择其中一个时所造成的进退两难的心理冲突。例如，"前有断崖，后有追兵"。

3. 趋避式冲突（approach-avoidance conflict）　指个体对同一个事物产生两种动机，既好而趋之，又恶而避之。例如，患者希望通过手术治疗疾病，但又担心手术带来的痛苦和危险。

4. 双重趋避式冲突（double approach-avoidance conflict）　指两个或两个以上的趋避式冲突同时存在所造成的心理冲突。

对个体而言，动机冲突有利有弊。个体经过对冲突的选择，做出符合个人愿望和现实的决定，并积极解决遇到的问题，具有一定的积极意义。但是，如果动机冲突处理不当，便会使个体陷入苦恼和困惑之中，焦虑不安，悲观绝望。这时会给个体的生活带来消极的影响，威胁到身心健康。这种状态持续存在会导致个体精神崩溃，行为失常。

四、能　力

（一）能力的概念

能力（ability）指直接影响个体的活动效率，使任务能够顺利地、有效地完成的个性心理特征。能力包含两种：一种是实际能力，是个人已经具备并表现出来的能力；另一种是潜能，是个人未来可能发展并表现出来的能力。潜能是实际能力的前提和基础，而实际能力是潜能的展现。能力的形成与发展受到先天因素和后天因素的相互影响。后天的学习和实践可以使能力得到相应的发展。

（二）能力的种类

1. **一般能力和特殊能力**　根据能力的倾向性，可以分为一般能力和特殊能力。一般能力指从事任何活动和有效掌握知识都必须具备的能力（intelligence），又称为普通能力，包括观察力、想象力、注意力、记忆力、思维能力、言语能力和操作能力。思维能力是一般能力的核心。由于一般能力与认知活动密切相关，所以又称为智力。特殊能力指从事某种专业活动所必须具备的能力，例如，音乐能力、绘画能力、文学能力、数学能力、体育能力等，又称为专门能力。

顺利完成一项活动既需要一般能力，又需要特殊能力。一般能力是特殊能力形成和发展的基础，而特殊能力的发展也会进一步促进一般能力的发展。

2. **模仿能力、创造能力和再造能力**　根据创造性大小，可以分为模仿能力和创造能力。模仿能力是效仿他人的言行举止，使自己的行为与之相类似的能力。模仿是学习的一种重要形式，通过有意或无意地模仿可以获得新的行为，巩固或改变原有行为。创造能力是不依赖现有的模式或程序，在活动中创造出新颖的、独特的、具有社会价值的思想和事物的能力。模仿能力和创造能力相互渗透，模仿是创造的前提，创造是模仿的发展。

3. **认知能力和元认知能力**　根据认知对象的不同，可以分为认知能力和元认知能力。认知能力是个体接受、加工和运用信息的能力，包括观察能力、记忆能力、想象能力和思维能力等，是顺利完成各种活动必须具备的最主要、最基本的心理条件。元认知能力是个体对自己的认知过程进行认知和调控的能力，是个体对自己的认知活动的体验、认识、评价和监控的能力。

> **拓展阅读**
>
> ### 2-1　流体智力和晶体智力
>
> 美国心理学家卡特尔（R. B. Cattell）等人，根据因素分析结果，按照智力功能上的差异，将智力分为流体智力和晶体智力两类。流体智力（fluid intelligence）是一个人与生俱来便能进行学习和解决问题的能力，是一种与基本心理过程有关的能力。这种能力不受文化和教育因素的影响，而是有赖于先天的禀赋，并随着神经系统的发展而逐渐提高。例如，知觉和运算的速度，机械记忆力，识别图形的关系及逻辑推理能力等。流体智力的典型特征是对不熟悉的事物也能迅速而准确地进行反应，并判断彼此之间的关系。流体智力随年龄的老化而衰退，一般认为人到 20 岁以后，流体智力的发展达最高水平，30 岁以后会随着年龄的增长而逐渐降低。晶体智力（crystallized intelligence）指通过掌握社会文化经验而获得的智力。它是

对流体智力应用的结果，大多是后天学习的结果。例如，词汇能力、言语理解能力、计算能力、判断力和联想力等。晶体智力保持相对稳定，并且不随年龄的老化而减退。有些人甚至因为知识和经验的累积，其晶体智力反而呈现随着年龄的增长而升高的趋势。

（三）能力的发展与差异

1. 能力的发展　在人的一生中，能力的发展呈现以下趋势：① 童年期和少年期是某些能力发展的最重要的阶段。从3、4岁到12、13岁智力的发展与年龄的增长几乎同步，以后随着年龄的增长智力发展渐趋缓和。② 一般认为18到25岁智力发展达到顶峰。智力的不同成分达到顶峰的时间不同。流体智力在中年以后呈下降趋势，而晶体智力则在一生中稳步上升。③ 成年期能力的发展最稳定，在25到40岁期间，人们最富有创造性。④ 能力的发展存在明显的个体差异。例如，能力高的发展快，其达到顶峰的时间比较晚；能力低的则发展慢，达到高峰的时间比较早。

2. 能力的个体差异　由于遗传因素、环境和教育因素以及经验和实践活动的影响，人们的能力存在很大的差异，这种差异可以表现为能力类型的差异，也可以表现为发展早晚的差异和发展水平高低的差异。

（1）能力类型的差异：主要表现为感知、记忆和思维方面的差异。例如，在感知方面有分析型、综合型、分析综合型和情绪型。在记忆方面有视觉型、听觉型、运动型和混合型。在思维方面有形象型、抽象型和中间型。

（2）能力发展早晚的差异：这种差异属于能力的年龄差异，有些人能力发展早，在少年期就崭露头角，表现出超凡的才华。例如，唐朝的王勃6岁善于文辞，10岁能赋，13岁写出《滕王阁序》。有些人能力发展较晚，表现为大器晚成。例如，齐白石40岁时才表现出绘画的才能，50岁才成为著名的画家。

（3）能力发展水平的差异：人的智力水平有高低之分，有的人智力超常，记忆力强，想象力丰富，观察敏锐，语言能力强。有的人则智力低下，甚至伴有社会适应不良。

五、气　质

（一）气质的概念

气质（temperament）指一个人与生俱来的、典型的、稳定的心理特征，是心理活动动力特征的总和。气质主要影响心理活动的速度、稳定性及指向性。例如，知觉的速度、注意集中时间的长短、情绪的强弱，有的人倾向于外部事物，而有的人倾向于内部事物等。

（二）气质的学说

1. 体液说　公元前五世纪，古希腊医生希波克拉底（Hippocrates）提出人体内有4种体液，即血液、黏液、黄胆汁和黑胆汁。这4种体液在人体内的不同比例形成人的不同气质，即胆汁质、多血质、黏液质和抑郁质。希波克拉底观察并描述了气质的类型，但没能对其进行科学的解释。

2. **高级神经活动类型说**　俄国生理学家巴甫洛夫提出高级神经活动的兴奋过程和抑制过程在强度、平衡性和灵活性等方面具有不同的特点，这些特点的不同组合形成了不同的高级神经活动类型：兴奋型、活泼型、安静型和抑制型。这种类型特点表现在人的行为方式上就是气质。巴甫洛夫指出高级神经活动类型与气质类型具有一定的关系（表 2-1）。

表 2-1　气质类型的特征及外部表现

高级神经活动类型	强度	平衡性	灵活性	气质类型	典型表现
兴奋型	强	不平衡		胆汁质	富有精力，情绪兴奋性高且比较强烈，反应迅速，具有外倾性
活泼型	强	平衡	灵活	多血质	活泼，对外界刺激反应迅速，情绪兴奋性高，具有外倾性
安静型	强	平衡	不灵活	黏液质	安静，动作迟缓，反应速度慢，情绪兴奋低，较少在外部表现心理状态，即具有内倾性
抑制型（弱型）	弱			抑郁质	不够活泼，对外界刺激反应不强烈，反应速度慢，情绪兴奋低，具有内倾性

六、性　　格

（一）性格的概念

性格（character）指一个人比较稳定的对现实的态度和与之相应的习惯化的行为方式。性格是一个人最鲜明、最重要的标志，在后天的社会环境中逐渐形成，是人的最核心的个性差异，人与人之间的差异首先表现在他的性格上。例如，有的人大公无私，有的人自私自利。有的人热情奔放、自信勇敢，有的人冷若冰霜、缺乏自信。在护理工作中，了解患者的性格特点，可以更好地与其交流和沟通，促进护患关系。

性格与社会生活的关系最为密切，其中包含着许多社会道德含义。性格受个人的价值观、人生观、世界观的影响，表现一个人的品德。性格有好坏之分，不良的性格可以进行矫正。

（二）性格的类型

性格类型指一类人身上共同具有的性格特征的独特结合。由于性格比较复杂，对性格类型的划分尚无统一标准，简单介绍常用的性格分类学说。

1. **功能优势学说**　英国心理学家贝恩（A. Bain）和法国心理学家里巴特（T. Ribot）等人按照理智、情绪、意志 3 种心理功能在性格结构中占有优势的情况，把性格分为理智型、情绪型和意志型。理智型的人以理智来看待事物并支配自己的行动。情绪型的人情绪体验深刻，言行举止容易受到情绪的影响。意志型的人具有较明确的行动目标，行为主动、自制、坚定而持久。

2. **内外倾向学说**　瑞士心理学家荣格（C. G. Jung）按照个体的心理活动倾向于外部或倾向于内部，把人的性格分为外倾型和内倾型。外倾型的人情感外露，不拘小节，善于交际，独立性强，容易适应外界环境。内倾型的人情感深沉，深思熟虑，处事谨慎，交际面窄，不善于灵活适应环境。

3. 独立顺从学说 美国心理学家魏特金（H. A. Witkin）按照一个人独立性的程度把性格分为独立型和顺从型。独立型的人善于独立地发现问题和解决问题，不容易受到次要因素的干扰，在紧急情况下不慌乱，善于发挥自己的优势和力量，喜欢把自己的意志强加于人。顺从型的人独立性差，容易接受暗示，喜欢不加批判地接受别人的意见，在紧急情况下容易惊慌失措。

4. 文化社会学说 德国心理学家斯普兰格（E. Spranger）和底尔太（W. Dilthey）根据人类社会意识形态的倾向性，把人的性格区分为理论（或追求知识）型、经济（或实际）型、审美型、社会（或同情）型、政治（或管理）型和宗教型6种类型。

复习与思考题

1. 情绪、情感有什么区别？
2. 知觉有哪些基本特性？请举两个日常生活中应用知觉特性的例子。
3. 不随意注意、随意注意和随意后注意有什么区别和联系，请举例说明。
4. 什么是个性？简要说明它的心理结构。
5. 简述气质与高级神经活动类型的关系。

（王晓一）

第3章

心理发展与心理卫生

本章导读：心理卫生指用以维护和促进人类心理健康、预防和减少行为问题与心理障碍的种种原则和措施。为了更好地实施心理卫生服务，必须了解人类个体心身发展的规律及其在不同年龄阶段的心身发展特点，这样才能有针对性地提出建议和措施，才能够为维护个体的心身健康提供有益的指导。本章着重介绍心理卫生和心理发展的概念，按照个体生命历程中的不同发展阶段分别介绍其心身发展的规律和特点，并结合这些要点讨论相应年龄阶段的心理卫生要求，以求更好地维护个体的心身健康并促进其发展。

第 1 节　心理发展与心理卫生概述

一、心理健康与心理卫生概述

古往今来，健康始终是人类共同追求的一个重要目标，但是对于健康的定义，人们的观念却经历了一系列演变过程。

曾经的一段时间内，人们把健康单纯地等同于躯体上没有疾病，即把健康局限地理解为身体健康。第二次世界大战之后，随着医学和经济的迅猛发展，人类在生理健康方面的保障逐渐趋于完善，但是心脑血管疾病、癌症和慢性阻塞性肺病等的发病率却仍逐年升高，人们开始意识到，这些慢性疾病的发生和发展可能都与人们的不良生活方式或不当行为方式相关联。现在，人们已经普遍能够认同心理、社会、环境等方面的因素都可以影响到生理健康，真正的健康不能再片面地理解为只是身体上的健康。1948 年世界卫生组织（World Health Organization，WHO）在宪章中明确提出：健康乃是一种在身体上、心理上和社会适应功能上的完好状态，而不仅仅是没有疾病或虚弱。这一健康概念作为理论定义沿用至今。由此可以肯定的是，健康应当包括生理、心理和社会三个方面，其中心理健康作为健康的重要组成部分，越来越受到人们的重视。

心理健康的标准可以从个体的认知、情绪、意志、行为、社会适应能力等多方面进行阐述和评定，在众多的评价标准之中，人本主义大师马斯洛的十项标准（专栏 3-1）得到了我国较多学者的认可。

专栏 3-1　马斯洛和密特尔曼心理健康标准

1. 有充分的自我安全感。
2. 对自己有较充分的了解，并能恰当地评价自己的能力。
3. 生活理想和目标切合实际。
4. 与周围环境保持良好的接触。
5. 保持自身人格的完整与和谐。
6. 具备从经验中学习的能力。
7. 保持适当和良好的人际关系。
8. 适度地表达和控制自己的情绪。
9. 在集体允许的前提下，有限度地发挥自己的人格。
10. 在不违背社会规范的前提下，适度地满足个人的基本需要。

"卫生"一词既有"卫护生命"之含义，同时也指"为维护生命和健康所采取的一切措施"。因此，心理卫生（psychohygiene）可以理解为是人们为了维持精神方面的康宁状态（well-being）所采取的种种方法，即用以维护和促进人类心理健康、预防和减少行为问题与心理障碍的种种原则和措施。《简明大不列颠百科全书》中也指出：心理卫生包括旨在维持和改进心理健康的种种措施，诸如精神疾病的康复及预防、减轻冲突事件带来的精神压力以及使人处于能按其身心潜能进行活动的健康水平。

个体的心理卫生和心理发展之间存在着密切关系，心理卫生的实施必须要根据个体心理发展的规律来进行，了解个体在不同发展阶段的心身特点，才能够采取相应的措施来维护和促进其心理健康。

二、心理发展概述

（一）心理发展的概念

发展（development）指有机体或是其器官在体积和重量上的增长，在构造上更加精密，在功能上更加具有能力。人的一生都在发展，儿童、青少年在发展，中年、老年人也在发展。个体从受孕（精子与卵子结合形成新的生命）到死亡的整个生命历程中的系统的连续性和变化都可以称为发展。这其中既有量变，比如身高和体重的增加；又有质变，比如神经系统功能由简单到复杂的一系列变化。总之，发展就是个体随年龄的增长，在相应环境的作用下，整体的反应活动不断得到改造、日趋复杂完善的变化过程，可以表现在生理、心理和社会适应性等多个方面。

心理发展是个体发展的重要组成部分，心理发展指个体在遗传、环境和教育等因素的影响下，各种心理功能由低级向高级发展的过程。个体的心理发展也是存在于生命的开始直到结束，贯穿一生。个体心理的发展具有以下主要特点：

1. 心理发展具有顺序性　发展是个体内部发生的一系列有序而又稳定的变化。正常儿童的心身发展总是会遵循着一种"生物预置程序"模式。例如个体动作的发展总是遵循着"头尾原则（从头部向下发展，头、颈、上身的动作发展先于下肢的发展）、近远原则（从躯干到四肢发展，躯干和肩膀动作的发展先于手和手指动作的发展）和大小原则（从全身性整体性活动到特殊的小肌肉活动发展）"。民间谚语"三抬四翻六会坐，七滚八爬周会走"反映的正是这样的发展规律，每一个正常的个体发展的早晚可能不同，但必定都会遵循这样的顺序，充分体现了心理发展的顺序性。

2. 心理发展具有连续性和阶段性　人类的心理发展，尤其是儿童的心理发展是一个不断由量变到质变的过程，始终体现着连续性与阶段性的统一。心理发展首先是一个连续的过程，不会无缘无故地停滞不前，也不会跳跃发展。个体一生中的不同阶段的发展速度可能有所不同，但始终都在发展，前一个阶段的发展也往往蕴含着下一个阶段发展的萌芽，个体的发展首先具有连续性。同时，我们还可以观察到，心理发展的某一阶段势必具有前一阶段所不具备的一些本质的特点，比如儿童心理发展过程中有很多的"关键期"，在这些"关键期"内可以发展出相应特定的心理功能，这些"关键期"的顺利度过对于个体人格和社会适应性等多方面的发展都有着至关重要的影响，这就体现了个体发展还具有阶段性。

3. 早期发展意义大于后期　精神分析学派创始人弗洛伊德就曾提出过这样的观点，个体的核心人格早在其6岁之前就已经通过一系列的心理性欲发展阶段（psychosexual stage）基本形成了。现今的心理学者们也普遍认为人生历程的头十年是一生行为发展的基础（Geseu，1956）。个体新的发展总是要以原有的心理发展作为基础，尤其是早年的很多发展都会产生深远而持久的影响。正如前面提到的发展的"关键期"，很多的"关键期"都存在于幼年时期，例如言语发展的"关键期"和依恋形成的"关键期"等，如果在这些"关键期"中相应的发展遇到了阻碍，其影响是后期难以弥补的。

（二）影响心理发展的因素

1. 遗传因素　遗传因素是心理发展的内在基础和自然前提，为心理发展提供了各种可能性，同时也为心理发展设置了内部限制。

遗传因素通过基因可以对个体认知能力的发展产生影响。例如，唐氏综合征就是由常染色体的异常而引起人类智力低下的疾病之一。已有研究证实，人类智商之间的相似性与遗传基因之间的相似性存在相关性，即遗传特性越接近，智商的相似程度就越高。很多关于双生子的研究就证实，同卵双生子的智商相似程度就要高于异卵双生子和普通的兄弟姐妹。当然，遗传因素对智力的影响会随着年龄的增长而逐渐减弱，当个体进入青春期时，环境和教育的影响就会更加明显和直接了。

英国遗传学家高尔顿认为遗传在发展中起着决定性的作用，儿童的心理和品性在生殖细胞的基因中就已确定，所谓发展不过是这些内在因素在环境和教育的引发作用下的自然展开而已；美国心理学家霍尔曾经说过这样一句话："一两的遗传胜过一吨的教育。"这些观点在今天看来是失之偏颇的，遗传因素在个体心理发展过程中的意义和作用虽然不容忽视，但也不能够被过分地夸大。

2. 环境因素　许多关于双生子的研究都已证实，如果将具有相同遗传基因的同卵双生子放在不同环境下抚养，他们就可能具有迥然相异的心理特点；遗传因素不尽相同的异卵双生子或普通兄弟姐妹，如果在同一环境中成长，也可能获得极为相似的智力或性格特点。由此可见，环境因素对于个体心身发展的影响也是不可否认的。

（1）母体环境：环境因素对于个体发展的影响从受精卵形成的那一刻就已经开始了，母亲的子宫是个体成长所处的最早的环境。母亲的年龄、健康状况、烟酒药物接触史、情绪状态甚至分娩的方式都可能会对胎儿的心身发展产生影响。胎儿酒精综合征（fetal alcohol syndrome，FAS）就是由于母亲在妊娠期间酗酒所导致，该病的患儿可能发生的症状包括低出生体重、小头畸形、面部畸形以及一些情绪、行为和心智方面的障碍。还有些研究发现，顺产出生的孩子成年后的挫折商要相对高于剖宫产出生的孩子。这些都证实环境因素从个体早年就开始对其发展产生重要影响。

（2）社会环境：人类个体的心理都是在一定的社会环境影响下发展起来的，遗传所带给个体的潜能和极限都要经过学习、社会交往、文化背景等诸多环境因素的一系列作用而逐渐发展完善。正如我们前面提到的"关键期"，关键期（critical period）即所谓的敏感期（sensitive period），是个体发展过程中的一些更加易于受到特定环境因素影响的时期，个体在这些敏感时期里会显著地从某种经历或环境因素中获益或者受到伤害，有些经验甚至可以永久地改变个体的成长轨迹。例如，一些孤儿可能由于经常更换不同的照料者或因照料者人手不足使之很少受到必要的社会性刺激，加之其生活中往往缺乏应答性反应，导致其出现情绪和社会适应性方面的缺陷，并且这种影响会一直持续到成年期。因此，在个体的发展过程中，尤其是在关键期，尽量为其提供良性而又不乏正性刺激的成长环境是至关重要的，这也正是心理卫生所要研究的重要内容。

（3）早期经验：英国比较心理学家哈洛（Harlow，HF.）和他的同事们以恒河猴为对象进行了一系列的动物早期经验剥夺的研究，结果显示，一些在温饱资源能够充分保证但脱离母亲和猴群的环境下成长起来的小猴，其成年后在积极性及运动的主动性等方面均明显低于正常猴群中长大的小猴，同时，这些被隔离抚养的小猴还会表现出较强的攻击性或比较严重的退缩畏惧倾向。由此哈洛得出结论，早期丰富的环境刺激有助于动物神经系统的发育，母亲的抚养及同伴间的交往是所有灵长类动物正常发展所必需的。近年来，留守儿童的心理健康问题越来越引起社会各界的关注，一些留守儿童表现出的任性、暴躁或者消极、封闭，甚至抑郁倾向，往往正是由于其自幼年起便长期生活在"经验剥夺"的环境当中所导致的：常年缺乏父母的陪伴和关爱；隔代抚养者往往只能供其温饱，并不能很好地为其提供必需的社会性刺激和反应性应答；身边没有合适的同伴或者儿童由于自身的封闭而不愿交往。正是由于这些孩子在早年便缺乏心理发展所必需的各种环境刺激，才会出现种种心理和行为的问题，这些问题如果不及时干预，很有可能影响其终生。

当然，环境因素也不是万能的，环境决定论与遗传决定论同样失之片面。美国心理学家华生曾经说过这样一段话："给我十二个健康的婴儿，并在我自己设定的特殊环境中养育他们，那么我愿意担保，可以随便挑选其中一个婴儿，把他们训练成我所选定的任何类型的特殊人物，如医生、律师、艺术家、商人或乞丐、小偷，而不管他的才能、嗜好、倾向、能力、天资和他们父母的职业或种族如何。"这番言论显然过分夸大了环境和教育因素的影响，而完全忽视了个体的主观能动性。

遗传因素和环境因素相互联系、相互依存，也可以相互渗透、相互转化。个体的心理发展始终会受到遗传和环境的共同作用，同时也会受到个体主观能动性的影响。

第2节　孕期的发展与心理卫生

一、孕期胎儿发展特点

人类个体在孕期的发展可以分为三个阶段：孕早期（1～12周）期间，外部身体构造（眼、耳、四肢）基本形成，内部器官形成并且已经完成器官之间的所有联结，胎儿身体和四肢可以活动，能吞咽、消化，泌尿系统开始工作；孕中期（13～24周）期间，胎儿迅速发育，母亲可以感觉到胎动，能听到胎心，胎儿也可对明亮的光线和大的声音做出反应；孕晚期（25～38周）期间，胎儿所有的器官均已成熟，睡眠周期和活动更加规律，胎儿皮下覆盖一层脂肪，为出生做好准备。

正如我们在前面所提到的，妊娠期间的母体环境及外界环境随时都可能对胎儿的身体及神经系统发育产生影响，大多数胎儿会遵循正常的孕期发展模式健康发育，但是有些胎儿则会因为母亲的体质特点、营养状况不良或是接触到某些致畸因素而发生问题。例如，医学界从 1941 年起就开始注意到，患有风疹（德国麻疹）的母亲生出的孩子可能发生盲、聋、心脏异常以及智力落后等出生缺陷。另有一些研究发现，处于高度压力下的母亲所生出的孩子可能多动、易怒，饮食、睡眠和排泄没有规律（Sameroff & Chandler，1975；Vaughn 等，1987）。可见，母亲孕期的情绪状态等心理因素对于胎儿的心身发育也有着深远影响。

二、孕期心理卫生要点

（1）注意筛查不良遗传因素。如果条件允许，应该在妊娠前即做好基因咨询，可以在一定程度上避免有基因缺陷的新生儿出生，也可以避免母亲的心身损害。

（2）注意避免接触风疹、弓形虫病、性传播疾病等传染性病原。孕早期感染弓形虫，会对胎儿的眼睛和大脑造成严重伤害，孕晚期感染也有可能导致孕妇流产。

（3）除非绝对必要并获得医生许可（医生已知妊娠事实），孕妇不应该服用任何药物，也不要接受放射性治疗和 X 线检查。很多药物或检查手段对于成人可能没有毒害或影响，但是对于胚胎可能存在未知的严重的致畸作用。

（4）妊娠期间孕妇饮食应富含蛋白质、维生素、矿物质和热量，禁止吸烟和饮酒。

（5）孕妇要保持愉快的心境，家庭也要尽量为其营造一个轻松愉悦的氛围。短暂的应激事件一般对母亲和胎儿没有什么危害，但是长期的严重的压力则可能影响胎儿的生长发育，甚至导致早产、低出生体重等。

第 3 节　婴儿期的心身发展与心理卫生

婴儿期指个体从出生到 3 岁的时期。它是个体生理发育和心理发展最迅速的时期，是人生发展的第一个重要历程。

一、新生儿期的心身发展特点

新生儿指从出生到 1 个月月龄的婴儿，新生儿期是新生命独立发挥生理功能的开始阶段。在医疗条件不发达的过去，新生儿一般被认为是非常脆弱、无助的；但实际上，新生儿的适应能力远远超过我们的想象。

新生儿出生后就已经具备了对环境中的某些刺激做出适应性反应的能力，主要是通过一些无条件反射来完成。常见的适应性反射包括觅食反射（把头转向刺激方向）、吸吮反射（吮吸放入口中的物体）、吞咽反射（吞咽）、眨眼反射（闭眼或眨眼）、抓持反射（弯曲手指去抓握接触婴儿掌心的物体）及 Moro 反射（巨大的声响或头部位置突然改变导致婴儿向外甩胳膊，背呈弓形，双臂合拢，好像去抱什么东西）等。这些反射大多具有明显的生存意义，例如觅食反射和吸吮反射使得新生儿能够获取食物；眨眼反射可以保护眼睛免受强光和外界刺激的伤害等；而抓持反射和Moro 反射等虽然也可以在一定程度上避免新生儿跌落，有助于其存活，但是对于新生儿的意义不像生存反射那样有用，它们大多会在出生后的 4～6 个月自行消退，被认为是人类进化的痕迹。有学者认为，新生儿期可以看作是心理发生的时期，正是由于这些与生俱来的无条件反射机制可以与环境因素结合，使主客体之间达到一种平衡，新生儿的心理机制即开始发生作用。

新生儿大多遵循"睡眠－觉醒时的活动－啼哭"这一周期性变化的生活行为规律，如果这一周期模式不规律，则可能预示某种异常。新生儿每天大约有两三个小时的觉醒状态，他们利用这段时间来观察周围世界或与母亲及周围人交往，同时进行一些记忆和学习。新生儿的啼哭也是具有生存意义的，因为在言语表达之前，哭泣是新生儿能够将需求信息传递给抚养者的唯一手段，也能起到抚养者照顾他们的导向作用。

二、婴儿期的心身发展特点

（一）婴儿的神经系统发育

母亲妊娠的最后 3 个月和婴儿出生后的前两年被认为是"大脑发育加速期"，因为成人大脑一半以上的重量是在这段时期获得的（Glaser，2000）。

现有研究发现，婴儿神经系统的发育受到生物因素和早期经验的双重影响，若婴儿时期发生营养不良或缺乏必要的早期经验刺激，可能会导致中枢神经系统发育停滞甚至退化萎缩，所造成的损伤可能是永久性的。

同时也有一些研究发现，婴儿早期的大脑发展还是具有一定的可修复性的。由于大脑是功能偏侧化的器官，大脑的两个半球功能各不相同，分别控制着身体的不同区域。大脑功能的偏侧化是逐步发展完成的，婴儿时期的大脑并未完全成熟，也没有达到完全的偏侧化，所以年幼的孩子通常可以从某些脑创伤中恢复过来，恢复的程度和速度都远远高过同等程度脑损伤的青少年或成人。例如，言语中枢位于大脑的左半球，5 岁前的孩子如果言语中枢受损，右侧脑半球可产生替代性功能，使言语中枢转移至右侧脑半球，可能不会导致永久性的言语功能丧失。

（二）婴儿的动作发展

人类婴儿出生以后并不能很快独立移动，和其他幼年动物相比，确实是处于劣势，但是不久以后，人类婴儿即可逐渐地完成抬头、翻身、扶坐、独坐、扶站、爬行、扶走、独站、独立行走等动作的发展，不同的婴儿第一次成功完成这些动作的时间早晚可能不同，但是婴儿的动作发展大致都会遵循着这一系列特定的顺序，即前面提到的头尾原则、近远原则和大小原则。也有研究发现一些发展事实是与这些原则相抵触的，例如，有研究者发现某些 12 周龄左右的婴儿已经可以通过抬腿来触碰周围的玩具，而他们第一次用手触碰则发生在 16 周龄左右，他们分析认为，可能是由于相对于髋关节来说，肩关节控制的动作数量较多，其控制需要更多的练习和经验。

婴儿时期动作发展的两个里程碑分别是双手的抓握技能和独立行走能力的发展。到婴儿末期，婴儿双手的动作发展更加精细化和协调化，五指分化和手眼协调都已基本完成，这对于婴儿生活自理能力的培养很有意义。婴儿的独立行走也使得婴儿的移动由原先的被动变为了主动，使其可以探索的世界的范围也进一步扩大，也可增加其社会交往的积极性。

（三）婴儿的认知发展

婴儿时期是人类各种认知能力发展最为迅速的时期，婴儿的认知包括感觉、知觉、记忆、思维、注意等认识过程。

1. 婴儿的感知觉发展　感知觉是婴儿认知的开端，因为在个体的认知发展过程中，感知觉是最早发生并且最先成熟的心理过程。

新生儿已经具有了良好的听觉发展，具备了辨别声音的音量、频率、方向及持续时间的能力（Brower，1982）。婴儿对于音调较高的女性的声音比较感兴趣，且从一出生便能够辨认出并偏爱母亲的声音，这证明婴儿出生前透过子宫壁是能够听到并记住母亲的声音的。因此，母亲应该经常和婴儿对话，可以使他们感受到更多的关爱，对其今后的智力、情感和社会能力的发展都将有良好影响。

婴儿还能够觉察各种不同的气味，闻到不喜欢的气味会将头扭开，甚至还会表现出厌恶的表情。母乳喂养的婴儿在新生儿期就已经能够通过乳房和腋下的气味辨认出自己的母亲。

婴儿从一出生就具有痛觉，能够感受到痛苦（如针刺手指等）而大哭；但是婴儿的痛觉相对迟钝一些，往往在针刺的时候毫无反应，稍过一会儿才会开始大哭。

婴儿已经具有一定的先天知觉能力，例如深度知觉，吉布森和沃克（Eleanor Gibson & Richard Walk，1960）设计的"视崖"装置揭示，6个多月大的婴儿就具有了深度知觉，开始表现出对于悬崖的惧怕。

2. 婴儿的注意和记忆发展　婴儿注意的发展是从不随意注意向随意注意发展的。婴儿从一出生就可以将头转向声源，这种定向反射是先天的，实质上是不随意注意的初级形态。婴儿最开始倾向于注视他们天生偏好的图形（拓展阅读3-1）和符合其接受水平的刺激物（光亮、适度的听觉刺激等），后来随着发展，婴儿的注意开始受到其知识经验的支配，对于与其经验不相符的新奇刺激更加感兴趣并进行探索，当言语开始发展，婴儿还可以按照言语要求来调节自己的注意指向。

人类个体记忆最早发生于胎儿末期，而并非人们普遍认为的新生儿期。1周岁之前，婴儿记忆的发展以情绪记忆和动作记忆为主导；1周岁以后，记忆发展的主导内容提升到以表象记忆和词语记忆为主导的水平，这是因为婴儿的感知动作活动开始内化为表象，具有了符号表征功能，加之言语的发展，婴儿开始能够与他人进行相应的言语交流。

（四）婴儿的言语发展

言语发展是婴儿心理发展过程中最重要的内容之一。婴儿发音的发展主要分为单音节发音阶段（简单发音阶段）、多音节发音阶段（连续音节阶段）和咿呀学语阶段（学话萌芽阶段）。婴儿的语句发展则经历从单词句到多词句，从简单句到复合句的发展过程。婴儿最初的发音是不存在民族和国家的区别的，当其开始学习第一批词语的时候，婴儿才开始掌握母语的发音，3岁左右的婴儿基本上就能够掌握其母语的全部发音了。婴儿往往是从其所熟悉的事物名称开始学习词语，3岁的儿童词汇量可以达到1000个左右。婴儿所理解的词义以及语法的应用可能和成人不尽相同，于是可能发生一些有趣的现象。例如，一个英语国家的3岁的孩子觉得他的洗澡水有点烫，他可能会对爸爸说"Make it warmer, Daddy"。父亲开始会很困惑，其实孩子想表达的意思是希望爸爸把洗澡水的温度调整到更接近warm（温）的温度。

（五）婴儿的社会性发展

1. 婴儿基本情绪的发展　新生儿的情绪基本上都是生理性的、本能的反应，往往是由于生理需要和机体内外一些适宜或不适宜的刺激所引起的，在随后的适应社会环境的活动中，情绪也在人际交往中逐渐开始社会化发展。人类的一些基本情绪（愤怒、悲伤、快乐）都是由生物程序所决定的，并非后天习得，但是仍然需要一定的时间使其逐渐发展。在生命之初的两年内，婴儿的各种情绪将会陆续表现出来。

笑和哭是婴儿最常见的两种基本情绪表达形式，也都有其社会化的发展过程。婴儿的微笑会经历自发性微笑阶段（生理反射性微笑，非社会性）、无选择的社会性微笑（对人的声音和面孔更多地报以微笑，但是不加区分）和有选择的社会性微笑（对熟悉的人报以更多的微笑反应）3个发展历程，这期间婴儿的微笑经历了从生物学意义向社会意义转化的过程。婴儿的哭泣虽然大多是一种不愉快的消极反应，但是具有重要的适应意义。因为在婴儿学会语言表达之前，哭泣是其表达需要以获得成人照顾的唯一方式。婴儿的哭泣自出生就发生，分化也较早，可分为自发性的哭（生理反射性的哭）、应答性的哭（向抚养者表达个体需要的信号，具有社会交往性质）以及主动操作性的哭（从经验中学到的，具有明显社会活动性质或目的性的哭）。

婴儿从8个月起还可能表现出分离焦虑（separation anxiety）和陌生人焦虑，即当婴儿离开母亲、遇到陌生人或处于陌生环境时，会产生恐慌、躲避等反应，还可能表现出警觉、痛苦、愤怒等情绪。分离焦虑的出现，证明婴儿和主要抚养者（一般是母亲）之间的依恋已经建立，依恋（attachment）是在婴儿和母亲的相互交往过程中逐渐建立起来的母婴互动关系，是婴儿和母亲之间最初的社会性联结，也是婴儿情感社会化的重要标志之一。安斯沃斯通过陌生情境研究法，将婴儿的依恋分为安全型依恋（对母亲离开和陌生的人或情境都没有过于强烈的不安全反应，多数婴儿属于此类）、回避型依恋（母亲在场与否都无所谓，实际上是未形成亲密的感情联结）和矛盾型依恋（时刻警惕、阻止母亲离开，母亲归来时既寻求与母亲接触又反抗母亲的安抚，表现出矛盾的态度）三类。

2. 婴儿自我的发展　有些发展学家相信新生儿即能够将自我与环境区分开来，因为他们发现，当新生儿听到其他婴儿哭泣的录音时会感到悲伤，而听到自己的录音却没有悲伤的反应。但也有相反的观点认为新生儿并不具备自我意识，因为他们的所有需求都可以从照料者那里得到满足，所以他们并不能够从环境中分化出自我。婴儿一旦意识到自己是一个独立于其他个体和外界的存在时，他们就会开始思考自己是谁，是什么样的人，自我意识才会开始建立。

学者哈特总结出婴儿的自我包括主体我和客体我的两个发展过程。在1周岁左右，婴儿开始表现出主体我的认知（把自己作为活动主体的认知，并且能够把自己与他人区分开来）；约在2周岁前后，婴儿显示出客体我的自我认知（通过镜子或照片进行自我再认的能力，能够开始使用人称代词称呼自己和他人），客体我自我意识的发展被称作是个体自我意识发展的第一次飞跃。

Lewis和Gunn的点红测验（让母亲以为婴儿擦脸为名在其鼻尖上点一个红点，然后将其置于镜子前）能够很好地提示婴儿自我意识的发展。他们发现15～17个月大的婴儿已经表现出自我再认（意识到自己脸上的异样而摸鼻子，表明他们知道镜中的小孩正是自己），等到18～24个月，这种意识会更加普遍和明显。有趣的是，这种自我意识的发展甚至不会受到生活环境的影响，例如一些游牧民族的婴儿，他们平时很少接触镜子，但是在点红测验中表现出自我再认的年龄，也和生活在城市里的婴儿是一致的（Priel & deSchonen，1986）。

（六）婴儿的学习

学习活动的最早表现可以发生在胎儿末期，所以婴儿生来就具有学习能力。婴儿的一种很重要的学习能力是模仿，研究显示，未满月的新生儿已经能够模仿成人的一些面部表情。此外，婴儿出生后数天就能够对于母亲抱起喂奶的姿势做出食物性条件反射，可以说条件反射也是婴儿的一种基本的学习方式。

三、婴儿期的心理卫生要点

（一）及时满足生理需求，保证营养

及时、温柔、稳定地满足婴儿的各种需求不仅是保证其生存与健康的基础，也是安全型母婴依恋能否建立的重要影响因素。

（二）陪伴引导孩子自然发展，父母需放松心态

婴儿的发展早晚、速度会有一定的个体差异性。虽然各种年龄常模对于衡量婴儿发展很有意义，但是实际上并不能用以预测孩子未来的发展。所以只要是在正常的范围内，发展得早一点还是晚一些，父母们无须过于在意。

（三）丰富环境刺激，增加社会性接触

新手父母们往往都会比较焦虑，对于孩子关心过度以至于过度保护（不常让孩子出门，不让孩子接触陌生人等），实际这并不利于孩子的成长。孩子的认知发展和社会性发展都需要丰富的环境刺激，家长要努力为孩子创造这样的成长环境，不要让孩子生活在过于封闭的环境当中。

（四）充分利用言语发展关键期

从生命历程的第一年开始就要提供足够丰富的语言环境供孩子学习，否则其影响可能是无法弥补的。

（五）科学地训练孩子大小便

训练孩子控制大小便是婴儿期的一项重要成长任务。需要父母们谨记的是，一切训练都必须以成熟为基础，大小便训练更是不能急于求成，要有耐心。例如，如果父母过于心急，在孩子一岁半的时候就开始大小便训练，可能反复训练 10 个星期都仍以失败告终，无论父母还是孩子都会受到挫败感的打击；但是如果耐心一点等到孩子满 2 周岁再开始训练，可能 3 个星期就能够成功。研究显示，大小便训练完成的平均年龄是 30 个月，千万不能操之过急，一定要尊重孩子个人的成熟速度，在顺其自然的发展基础之上合理地进行训练。

（六）满足孩子的求知欲

随着婴儿认知能力的发展以及探索范围的逐渐扩大，其好奇心也会越来越强，家长们要尽量

做到有问必答，帮助其快速增长生活知识，同时也有利于亲子关系的融洽。

（七）重视孩子的独立愿望

婴儿的自我意识开始萌芽以后，就会逐渐表现出一些任性、违拗。发展心理学中把2岁左右的婴儿称为"the terrible twos"，就是因为这个年龄的孩子往往已经能够理解父母做出的大部分命令或要求，但是他们却可能故意不去执行甚至反其道而行之。如果把这些表现简单地理解为是孩子不听话而进行打压或惩罚的话，往往会扼杀孩子的独立意识，甚至影响其成年以后的独立性和自主性。因此，家长一定要了解孩子成长的规律，并理解这是其发展过程中的正常现象，理性克制自己的情绪并有技巧地加以应对和处理。

（八）注意孩子良好习惯的培养

良好习惯的培养贯穿儿童所有的发展阶段，尤其是婴儿时期，在这一时期使其养成规律的生活习惯，能够为其今后的成长和发展打下良好的基础。

拓展阅读

3-1　Fantz 的视觉偏好法研究

在视觉偏好法的研究中，婴儿仰面躺在一个观察箱中，实验者给婴儿呈现两个或更多视觉图案。观察者从观察箱的上方观察并记录婴儿注视每个视觉刺激物的时长。如果婴儿注视其中一个图案的时间比其他图案长，就可以认为他更喜欢该图案。

Fantz 的早期实验结果清楚地表明，新生儿即能够觉察视觉图案的不同，他们更喜欢看图案信息量丰富的刺激物，如面孔或同心圆。因此推断，婴儿观察并分辨图案的能力是天生的（Fantz，1963）。

当然，视觉偏好法的研究也有一个缺点。如果婴儿没有表现出对某一图案的明显偏好，研究者便无从得知婴儿是不能分辨不同的图案，还是对所有的图案都同样感兴趣。

摘自《发展心理学》（第8版），David R. Shaffer & Katherine Kipp 著，邹泓等译

第4节　幼儿期的心身发展与心理卫生

幼儿期指3岁到6、7岁的儿童时期，即幼儿园教育阶段，这一期间的心理发展将为儿童进入小学学习打下基础。

一、幼儿期的心身发展特点

（一）幼儿的认知发展

1. 幼儿记忆的发展　幼儿时期有意识记的发展速度快于无意识记发展的速度，但二者都会随着年龄的增长逐步发展；幼儿期以形象记忆为主，词语记忆开始逐渐发展；机械记忆和意义记忆同时发展并相互作用。幼儿后期开始能够使用一些记忆策略，如视觉"复述"策略（反复不断地注视目

标刺激）、复述策略（口头重复识记内容）和特征定位策略（捕捉事物的典型特点作为识记要点）等。

2. 幼儿思维的发展 幼儿时期的思维还是以具体形象性思维为主。例如，4 岁的儿童经常画出许多手指和脚趾的人物形象，正是因为该幼儿还没有形成"5"这一数字概念，只是认为"5"即是多。幼儿的概括能力和推理能力都开始发展，他们可以思考一些不在眼前的事物，并开始具有计划行动和预见结果的能力，能够更好地解决问题。幼儿已经可以表现出对于事物的内在关联和本质特征的探索和追求，他们提问的类型会从原先的"是什么"开始转变为"为什么"，这表明幼儿的逻辑思维能力也开始有所发展。

根据皮亚杰的理论，幼儿期还有一个特征现象——自我中心现象。皮亚杰认为幼儿（6 岁以下）在进行判断时往往都是以自我为中心的，不能够从别人的角度出发考虑别人的观点。例如，实验者在幼儿和他之间放一个双面镜（即实验者和幼儿都可以从各自面前的镜子中看到自己的镜像），当实验者问到幼儿能够从镜中看到什么时，幼儿会回答是自己；如果继续问幼儿认为实验者能从镜子里看到什么，幼儿的回答还是他们自己。造成这一现象的原因是因为幼儿还不具备站在别人的立场考虑问题的能力，所以常常以自己的感受和想法取代他人的。

（二）幼儿的言语发展

幼儿期是儿童言语不断丰富的时期，既是掌握口头言语的关键时期，也是词汇量增长最迅速的时期（其中 3~4 岁儿童的词汇量发展最快，6 岁儿童的词汇量可以达到 3000，7 岁可以达到 4000 左右）。在句法结构的发展中，幼儿主要使用句法结构完整的简单句，当幼儿的词汇量积累得足够多并且逻辑思维开始发展的时候，便开始使用一些复合句，这些复合句是由两个或更多意义相关联的简单句组成的。

（三）幼儿的个性和社会性发展

个体的个性在幼儿时期即可初步形成，其个性形成和社会性发展的过程即是其社会化的过程。个体从出生就会具有一定的气质类型，高级神经活动类型的不同表现在幼儿时期会更加明显，或活泼或安静，或积极主动或消极被动；幼儿时期气质的可塑性也是比较强的，成人可以有针对性地发挥或改造其气质中的某些方面。

儿童的自尊感从幼儿期开始会随着年龄的增长而迅速发展，到童年期的时候开始趋于稳定。研究显示，自尊感的体验在 3 岁组达到 10%，4 岁组为 60%，6 岁组则超过 90%（韩进之），儿童的高自尊与其以后对于生活的高满意度和幸福感密切相关，很多成人的情绪问题或社会关系适应不良可能也与幼儿时期开始的低自尊有关。

3~4 岁的时期常被称作个体发展中的第一反抗期，这一时期的幼儿会开始表现出自主活动的要求以及能够实现自我意志的各种行为，幼儿会开始反抗父母及其他养育者的照料和控制，要求参与成人的生活活动，对什么事情都是跃跃欲试，尤其是他们自认为能够做到的事情如果被代办了，他们都会要求归位复原，自己再重新做。与之前的依赖和服从相比较，幼儿此时的叛逆和违拗，会让大多数家长觉得棘手无措。需要明确的是这一反抗期是幼儿心理发展过程中的正常现象，所以家长一定要积极理智地对待，指导儿童并为之创造条件，满足其发展要求。顺利度过这一反抗期的儿童其成年后的自主性和适应性也将更好。

二、幼儿期的心理卫生要点

（一）巧用游戏的功能

游戏是幼儿时期的主导活动，在游戏过程中不仅可以开发幼儿的思维和创造能力，还能够帮助他们了解规则、合作等社会规范，锻炼其社会交往能力并丰富其情感。因此，成人应鼓励并组织幼儿进行高质量的游戏活动，巧用游戏寓教于乐。

（二）注意孩子性别意识的强化

幼儿时期也是儿童的性别认同开始发展的关键时期。按照弗洛伊德的理论，3～6岁期间的儿童会表现出俄狄浦斯情结（男性幼儿）和伊莱克特拉情结（女性幼儿）。这两个命名源于希腊神话典故，即指幼儿喜爱双亲中与之不同性别的一方，因而产生与同性别双亲竞争的意识的现象，也就是我们通常所说的"恋母情结"和"恋父情结"。在处理这一情结的过程中，幼儿开始向同性别双亲一方进行认同（对成人个性品质的效仿及内化），认同可以带给儿童归属感及成就感，使其获得成长和发展的动力。幼儿认同的对象最开始大多是父母双亲，而后可以拓展到教师、其他长辈或年龄差距较大的同辈人等具有权威性或较高能力和地位的人群。

幼儿的性别意识往往也是通过认同来完成的，其一开始对于同性别双亲一方的认同，能够帮助其明确与其性别相匹配的言行举止、衣着打扮等方面的要求。作为父母，应关注这一过程，保证其接收到的信息是有助于正确强化其性别意识的。

（三）尊重孩子的独立意愿，摆正孩子在家庭中的地位

幼儿期会经历人生当中的"第一反抗期"，父母一定要尊重孩子的这一时期的成长需求，不能打压干涉，应该因势利导，循循善诱，陪伴和引导其完成这一发展。家长既不能粗暴干涉孩子的成长，也不能完全放任，一定要摆正孩子在家庭中的地位，明确其家庭角色，更要做好和其他家庭成员的沟通，尽量保证大家对于孩子的态度都不会对其成长产生不利影响。"一个有问题的孩子背后总会有一个有问题的家庭"，如果孩子表现出自我中心、任性、无礼或自私、懦弱等不良性格特征，往往都是由于不良的家庭定位和互动模式所导致。

（四）营造温暖和睦的家庭环境，正确对待孩子的过错，切忌过分保护

前面提到过，高自尊与孩子今后生活的高满意度和幸福感紧密相关，父母的教养方式和家庭氛围对于孩子的自尊提升具有非常重要的影响，高自尊儿童所处的教养环境往往是民主自由、积极接纳的，他们的父母总是以身作则，并且时刻遵循"约束行为但尊重感受"的原则，规则明确严格但又不乏温暖关爱。

第5节 童年期的心身发展与心理卫生

童年期指6、7岁到12、13岁的年龄阶段，属于小学教育期间，同样是心理发展的一个重要阶段。步入童年期，儿童的主导活动由原先的游戏转变为学习，童年期以前，儿童主要是通过各

种活动习得一些直接经验，而小学的学习是以掌握间接经验为主。

一、童年期的心身发展特点

（一）童年期的认知发展

1. 记忆的发展　小学低年级的儿童可以很容易地接受一些必要的复诵策略训练；较高年级的儿童还可以学习通过系统化策略将记忆材料进行加工，使之形成系统，或者通过联想、谐音、拆分等加工策略来提高记忆效果和延长保持时间。

2. 思维的发展　童年期儿童的思维发展将要完成从具体形象思维向抽象逻辑思维的过渡。按照皮亚杰的理论，学龄期儿童处于认知发展的具体运算阶段，其逻辑思维还是要以具体内容为基础。思维主导类型由具体形象转变为抽象逻辑的转折年龄一般在9～10岁。

童年期的认知结构较之幼儿期有了本质的变化，其主要特征之一就是掌握守恒（conservation）。在具体运算阶段，儿童迅速获得认知操作能力，通过认知操作这一心理活动，儿童可以修改和重组已有的表象和符号，得到符合逻辑的结论。关于守恒的掌握便是这种运算思维的一个例证：守恒是指儿童的认知能力不再受到事物的非本质特征（形状、方向、位置等）的影响，能够透过现象抓住事物的本质特征进行抽象概括，把握本质的不变性。

童年期的儿童会逐渐达到数概念、长度、液量、物质、面积、重量以及容积守恒等各类概念的守恒。以液量守恒为例，如果将两个相同的杯子装入等量的果汁（液面等高），然后在被试儿童面前将其中一杯果汁倒入一个细而高的量筒内（量筒内的液平面会明显高于杯子的液平面），较年幼的被试者还没有掌握守恒，会认为"高即是多"，他们会报告量筒内的果汁较多，而童年期的被试者因为掌握了守恒，他们可能会报告说两个容器里的果汁是一样多，这是因为此时的儿童可通过认知操作在头脑将果汁倒回原来的杯子，液面还是一样高，所以果汁是一样多的，这实际上是通过可逆推理达到守恒。此外，学龄儿童还可能通过恒等性（既没有增加也没有减少果汁，所以一样）和两维互补推理（虽然果汁变高了，但是也变细了，所以还是一样多）来达到守恒。

幼儿时期的自我中心表现到了童年时期，开始进入脱自我中心化的阶段，研究显示，8岁是这种认知发展机制发生转换的时期，9岁以后儿童的正确认知结果开始占主导地位，基本上脱离自我中心的影响。

（二）童年期个性和社会性发展

1. 自我意识的发展　童年期的儿童会从体貌、行为、能力、社会接纳等各方面进行自我评价，来自父母和同学的社会支持对于儿童的自我评价起着最为重要的作用，自我价值感较高的儿童会比较快乐，自我评价不高的儿童则会产生较多消极情绪。

童年时期还是儿童自我控制行为的主要发展阶段。有学者通过"延迟满足"试验研究儿童的自我控制行为：延迟满足就是要抑制欲望的即时满足，学会等待。实验者将儿童安排到一个房间里，房间的桌子上有儿童喜欢的糖果、点心等零食，实验者告知儿童他要离开房间一段时间，如果儿童能够等到他回来的时候再吃零食，就可得到双倍的零食，如果提前吃了就得不到更多零食。结果显示，童年期儿童延迟满足的能力会随着年龄的增加而显著提高，后续的随访还发现，自我控制能力较好的孩子，成年后在事业和生活方面也会比较有成就，而自我控制能力较弱的孩子，则容易发生肥胖、酗酒、药物滥用等问题，由此可见，自我控制能力在童年时期的发展可能在某种程度上预示着成年后的相关表现。

2. 同伴的交往　童年时期儿童的社会交往主要是与同龄伙伴的交往，同伴经历、伙伴关系对于儿童的人格发展和社会化过程都有着重要的影响。马斯洛的需要层次理论提示，爱与归属的需求是人类的基本需求之一，儿童同样具有这样的心理需求，和同伴的交往恰恰能够满足这一心理需求。另外，同伴交往还对于儿童的社会认知和交往技能具有促进作用，也有利于自我概念的发展。

3. 家庭人际互动的影响　家庭中的人际互动是影响儿童心理发展的重要因素，并且这种影响是双向的，父母的教养风格影响孩子的发展，孩子的表现也在某种程度上决定父母对于孩子的态度和教养方式。亲子关系及父母的婚姻关系质量都会对儿童的心理发展产生深刻影响。有研究显示，在离异家庭中，儿童会表现出哀伤、恐惧、焦虑和攻击倾向，或是幻想父母能够和好，或对父母表示愤怒；年龄大一些的儿童则更多表现出失落感、无助、羞耻或忠诚的矛盾等。父母离异的影响可能延迟到儿童成年以后，表现为药物或酒精滥用、同异性关系不良以及对婚姻的消极态度等。当然，这些影响也不是必然的，单亲家庭孩子的心理健康水平并不一定比双亲家庭的孩子差，因为很多双亲家庭中父母婚姻关系质量不佳所导致的不良家庭互动模式也会严重危害子女的心理健康。

二、童年期的心理卫生要点

（一）做好进入小学的准备工作

进入小学之前，应提前调整儿童的作息习惯，使其更快地适应学校的要求；同时要努力培养儿童的求知兴趣，使其更好地开始小学的学习生活。

（二）避免过重的课业负担，关注非智力品质的培养。

如果将儿童的生活重心完全安排在学习这一件事情上，忽视其他心理方面的发展，短期可能导致儿童厌学或消极情绪，长久还可能导致心理和人格发展上的偏差。

第6节　青春期的心身发展与心理卫生

青春期以 11～16 岁的少年期为主，此时的个体处于初、高中阶段，该阶段的个体无论是生理发育还是心理和社会性的发展方面都出现显著的变化，这一时期发展复杂并且充满矛盾。

一、青春期的心身发展特点

（一）青春期的生理发育和心理发展特点

青春期是个体生长发育的高峰期，此时个体的身高、体重明显增加，各项生理功能也迅速增强，体貌特征都越来越趋近于成人，其脑与神经系统的发育也逐渐成熟。同时，性器官发育也在青春期开始加速，第二性征开始出现。

生理上的成熟和第二性征的出现使青少年产生强烈的成人感，但其心理发展则相对缓慢以至于其心理半成熟的状态和成人感之间存在着矛盾，而这一矛盾是造成青春期种种心理危机的根本原因。成人感使少年儿童产生强烈的独立意识，所以他们要求独立自主的决定权，但是面对实际生活中的矛盾和困惑时，他们又希望能够得到成人的理解和保护，这也是青春期常见的心理矛盾之一。此外，青春期的个体还可能经历心理闭锁性与开放性之间的矛盾，体验到成就感与挫折感的交替。

（二）青春期的认知发展

青春期是整个生命历程中记忆发展的全盛时期，初中阶段的记忆广度高达 11.04，甚至超过大学阶段水平（9.4），青春期的短时记忆达到人生的最高峰。

按照皮亚杰的认知发展阶段理论，青春期处于形式运算阶段，此时其思维形式可以脱离具体内容的限制，并且其假设演绎推理能力得以发展。因此，此时的青少年可以很好地学习物理、数学、哲学及心理学等多种学科知识。

（三）青春期的个性和社会性发展

青春期是自我意识发展的第二个飞跃期，此时的个体强烈关注自己的身体形象，并且非常在意他人对自己的评价和反应。除了对于外在的关注，青春期的个体也十分重视自己的学习成绩、能力以及个性成长，有着很强的自尊心，因此非常容易产生强烈的挫败感。

青春期的个体由于心身发展的不平衡面临着种种发展中的矛盾，使其心境也会出现不平衡甚至暂时的紊乱，非常容易产生各种消极情绪体验，青春期早期的情绪稳定性也较差，起伏变化明显。

青春期少年普遍存在对一切外在强加的力量和控制的反抗心理，并将这种排斥意识付诸行动，因此将青春期称为是人生中的第二反抗期。青春期的少年有着强烈的成人感，对于独立自主的主张会更加强烈。如果父母对此心理需求缺乏认识，没能够将他们视为平等独立的个体，或者将成人的观点强加于他们，势必引起他们各种反抗行为。青春期少年反抗的主要对象就是父母，但有时也会迁移到其他的人或团体，既可能采用强硬粗暴的直接抵抗，也可能表现为冷漠、无视等消极抵抗行为。第二反抗期和之前的第一反抗期一样，都是属于发展性的内在需求，同样需要父母给予正视和理解，并提供尊重、民主、温和的环境供其顺利发展。

二、青春期的心理卫生要点

（一）进行科学的青春期教育

进入青春期后，身体的发育，尤其是第二性征的表现，可能需要青少年在心理上进行一段时间的适应，适应期间需要家长和老师的引导和心理保护，如果不能很好地度过适应期，可能会产生羞愧、焦虑甚至自卑等负面情绪，同时，性的成熟使得少年男女开始对异性产生兴趣，因此，及时而正确的青春期教育是必不可少的。应该通过教育使青少年们充分了解自己和他人在生理和心理上的种种发展变化，教育其掌握自我管理、调适的一些方法，可以减轻其心理负担，同时增强其自我保护、对自己负责的意识。

（二）尊重青少年的独立意识

身处第二反抗期的青少年有着非常强烈的要求平等、自主的意愿，更希望自己的隐私能够被很好地尊重。因此，家长和教师应该正视并且充分尊重孩子的这一意愿，真心地信任孩子，帮助孩子完成成长。当然，此时的青少年也应该认识到自身的一些尚未成熟的因素，要以同样的尊重来对待父母和老师，不要盲目排斥前辈的经验和教导。

（三）善用同伴，对青少年施加良性影响

青春期少年同伴之间的相互影响远远超过成年人对他们的影响，因此，家长和老师虽然不应该强制干预青春期少年的社交生活，但是一定要时刻关注青少年的人际交往状况，尽量为他们创造良好的交往环境，使其在交往过程中受到积极的影响。

（四）引导青少年管理情绪

青春期是人生中情绪波动最明显的时期，非常容易出现极端化的倾向。青少年们并不善于用理智来控制自己的情绪，因此，帮助青少年学会有效的情绪管理，使其建立积极的情绪状态，是青春期心理卫生的一项重要任务。

第 7 节　青年期的心身发展与心理卫生

青年期是人生的黄金时期，其年龄范围在 17～35 岁，此时的个体生理和心理各方面的发展皆已趋于成熟平稳，已经做好了进入成人阶段的各种准备。

一、青年期的心身发展特点

（一）青年期的思维发展

根据帕瑞的理论，青年期的思维发展分为三个阶段：二元论阶段、相对性阶段和约定性阶段。二元论阶段个体的思维偏颇于非此即彼、非黑即白的绝对化，对事物的认识缺乏相对性观点；相对性阶段的思维能够审视比较不同的观点，找出解释问题的有效理论；约定性阶段的青年则能够从不同的角度和立场出发，对认知进行调整，开始进入辩证逻辑思维的阶段，能够把握事物的本质和规律，也能意识到事物始终处于运动和变化之中。

（二）青年期的个性和社会性发展

青年期个体开始运用抽象的概念概括自己的价值观、意识形态以及信念等。达到法定成年年龄的个体开始享有社会权利并且履行社会义务。青年期的个体开始能够根据自己不同的社会角色分化出不同的自我概念，在不同的场合展现不同的个人面貌。

按照埃里克森的理论，自我认同感（自我同一性，即一种对于自己是什么样的人、将要去向何方以及在社会中处于何处的稳固且连贯的知觉）危机出现在青春期早期，在 15～18 岁得到解

决；但是也有学者的研究指出，大部分个体能够获得稳定的认同感的年龄要到 21 岁以后。所以，自我认同危机的解决可能也是青年期的一项重要发展任务。

二、青年期的心理卫生要点

（一）树立正确择偶观，正确对待爱情中的挫折

在现代大多数的文化背景下，由于社会风尚和法律的约束，两性之间真正的恋爱和婚姻事实都是在青年期开始发生的，在面对婚恋生活中的选择或者挫折时，都要本着对自己和他人负责的态度理智对待。身处恋爱之中时要互相尊重，彼此珍惜；爱情结束了，也要努力做到"失恋不失德，失恋不失志，失恋不失乐"，将失恋事件可能带来的负面影响控制在最低程度。对于婚姻，则更要做到"真诚而不失理性，浪漫而不忘责任"。

（二）增强择业意识的自主性，促进职业生涯的顺利发展

职业不仅是维持个人和家庭物质生活的必要条件，更是个体获得成就感、价值感的重要来源。很多大学毕业生往往都会处于一种"先就业后择业"的状态，在步入职场的头几年，这样的尝试和自我探索是可以的，但是如果一直对于自己的职业方向不甚明确，是会出问题的。如果可以的话，个体应该明确自身的需求和能力特点，选择自己喜欢做并且能够做好的工作，这样才会比较有利于心身健康和自我价值的实现。

（三）提高人际交往能力，积极适应社会变化

人类是"社会性动物"，社会化的过程贯穿个体的一生，个体身处的各种人际关系时刻对个体的心理发展产生影响，个体也必须进行自我调适，努力地发展人际交往技能以求更好地适应社会变化。

第 8 节　中年期的心身发展与心理卫生

中年期一般指 35～60 岁这段时期，人生中的许多重要任务都是在这一时期完成的，中年期的个体往往身负多种社会角色，承担着多重的社会压力，其发展受到诸多因素的共同影响。

一、中年期的心身发展特点

（一）中年期的发展特点

中年期个体心身发展的一个重要任务就是更年期的顺利度过。更年期指个体由中年向老年过渡的过程中生理和心理状态明显改变的一段时期，更年期的平均年龄在 50 岁左右，女性更年期的年龄早于男性。由于更年期个体的心身平衡相对缺乏稳定，需要个体克服一些障碍，积极地进行自我调适，因此，更年期也被称为"第二个青春期"。

　　女性的更年期发生在 45～55 岁，一般延续 8～12 年，也就是妇女绝经前后的一段时期，此期间，女性的第二性征逐渐退化，会出现与雌激素代谢相关的一些症状以及自主神经系统紊乱的表现，这些生理症状同时还会受到一些心理、社会因素的影响，因此，女性更年期可能出现多种多样的表现。男性更年期的主要表现大多也是自主神经系统的一些症状以及精神状态和情绪方面的不稳定。

　　女性和男性的更年期虽然有着相似的症状和适应性困难，但是往往女性的更年期表现更为明显也更容易被家人及社会所关注，其中的原因可能是由于女性进入更年期的年龄接近退休年龄。退休这一事件所带来的心理冲击可能加重某些更年期的表现，而且退休在家的女性的更年期表现也更容易被观察到，而男性的退休年龄要晚于女性，所以很多男性表现出更年期症状的时候往往还在工作岗位，加之一些传统观念的影响，即使男性表现出明显的更年期症状，也会被以工作压力等其他原因来解释。无论男女，更年期都是生理变化的自然现象，只要正确认识，保持乐观开朗的心态，积极、科学地进行调适，就能够顺利地度过"第二青春期"。

（二）中年期的认知发展

　　中年期的辩证逻辑思维将有更进一步发展，但是辩证思维能力的发展有着非常明显的个体差异性，有些个体可能终生都缺乏辩证逻辑思维的能力。

　　早期研究中，普遍认为智力与生理功能相似，会随着年龄的增长而逐渐衰退。但是，20 世纪 50 年代以后，卡特尔的研究提出人的智力的两种形式：流体智力和晶体智力。这两种智力型态呈现不同的发展趋势，虽然流体智力在成人阶段开始衰退，但是晶体智力的发展能够保持相对的稳定，甚至在中老年时期仍然呈现一定的上升趋势。

（三）中年期的个性和社会性发展

　　中年期个体的人格特征相对保持稳定，并且表现出成熟性。例如，中年人常常能够把关注的焦点投向内心世界，人格由年轻时候的外倾变得愈发内倾；中年人在面对生活事件的时候，能够更多地采用成熟的心理防御机制，为人处世的风格也变得更加圆融灵活。

二、中年期的心理卫生要点

（一）努力经营高质量的婚姻生活

　　婚姻是成年人生活的重要组成部分，婚姻质量不仅关系到夫妻双方的生活质量和心理状态，还会对子女的心理发展产生影响。要维护美满幸福的家庭，婚姻中的情感基础、经营策略以及互敬珍惜的态度都非常重要，这也是中年期一项重要的心理卫生任务。

（二）处理好角色的冲突

　　中年人正处于"上有老下有小"的人生阶段，扮演着各种各样的社会角色，自然也会承担着多方的角色压力，这些角色之间可能存在着冲突，如果个体不能够很好地处理这些冲突或是无法做到不同情境中的角色转换，可能会陷入困惑、焦虑的境地。例如，有些家庭的夫妻关系或是亲子关系极为紧张，究其根源会发现家庭中的父亲或者母亲在职场往往都是领导角色，正是由于他们在处理家庭关系的时候不能够很好地转换到家庭角色，而是以在职场上惯用"命令－服从"模式来处理，造成了家庭关系中的"权力污染"，才会出现问题。

（三）正确面对更年期

要认识到更年期是生命历程中的必经阶段，要以坦然的心态面对，同时要正确对待症状，及时寻求医疗干预。周围的人对待更年期的个体也要多一些理解与宽容，要明白他们的负面情绪或是过激行为都是生理变化使然，都是暂时的，不要与其针锋相对，当然，个体自身也应该努力提高自己行为中的理性成分。

第 9 节   老年期的心身发展与心理卫生

老年期指 60 岁至个体衰亡的这段时期，这一过程当中，个体会发生生理及心理方面的一系列退行性变化。

一、老年期的心身发展特点

（一）老年期的认知变化

老年期个体的感知觉和记忆能力通常都会发生某种程度的退行性变化，听觉和视觉都会发生减退，味觉、嗅觉和触觉也会在 60 岁以后衰退得越来越明显。

人的记忆在成年期达到最高峰，40～50 岁期间即开始出现减退，而后维持相对稳定。70 岁以后，个体记忆的衰退会更为明显，尤其是在机械记忆方面，意义记忆则衰退得较为缓慢。老年期的记忆衰退主要表现在信息提取困难，也就是说，很多信息老年人并不是真的忘记了，而只是很难进行再现回忆，但是能够进行再认回忆，各种信息中，人的姓名是老年人最难识记和回忆的信息之一。

（二）老年期的人格特征

老年人人格的基本类型和特征较为稳定，不会发生大的变化，但是会表现出一些老年人的特征性改变：老年期的个体容易产生对于健康和经济方面的不安全感；一些"空巢老人"会产生失落感和孤独感，尤其是在退休以后；老年人对于新环境和新事物的适应性较差，往往拘泥于刻板行为模式，极为看重自己的经验，也希望子女接受自己的行事方式，即使发生了矛盾仍会固执己见；老年人还非常喜欢回忆往事，好提"当年勇"，越是年龄大，这种倾向可能会越明显。

二、老年期的心理卫生要点

（一）尽快适应退休后的生活

退休是个体人生轨迹中的一个极为重要的改变，因为这一事件带来的冲击可能会很大，而且这一事件发生在相对敏感的老年时期，许多老年人可能会因此产生焦虑、抑郁等负面情绪，一时间无法适应。尤其是一些在原来工作中掌握权力、拥有较高社会地位的老年人，可能会在退休后产生强烈的失落感，感到无所适从，对什么事情都提不起兴趣。大多数老年人可以通过一年左右的适应调整好心态，逐渐建立起新的生活秩序。但是，如果此时的消极情绪没有得到妥善处理，则可能因为生理功能失调，出现所谓的"退休综合征"。

老年人可以在退休之前就做好相应的心理准备和活动安排，如调整认知、计划旅游、报名老年大学等，以便尽快适应退休后的生活并乐在其中。

（二）注意保健，防治疾病

老年人由于生理功能发生衰退，加之某些不良的生活习惯，往往都会患有一些疾病或处于疾病的易感状态。身体的健康是生活质量的基础，也会直接或间接地影响心理的健康，因此，加强保健，预防疾病是老年心理卫生的一大要点。老年人应该正视自身的健康状态，要爱惜身体，不要逞强或讳疾忌医，也要避免因过分担心身体状态而产生疑病倾向。

（三）充实晚年生活内容

埃里克森认为，人到老年，总是会回顾自己的一生，如果感到自己的一生是丰富的、令自己满意的，就会产生一种自我整合感，个体就能够从容冷静地面对衰老和死亡；反之，如果一生充满遗憾，个体则会产生懊悔甚至绝望的体验，面对死亡也会感到压抑和恐慌。因此，老年人应学会乐观豁达地看待生活现状并以宽容的心态回顾自己的过往，学会调整情绪，并且在力所能及的情况下继续充实、丰富自己的生活，最大限度地减少遗憾。

（四）理性对待子女，维护家庭和睦

退休后，家庭成为老年人生活的主要场所，也因此成为其情绪的主要影响来源。温馨、和睦的家庭氛围无疑会有利于老年人的心身健康，家庭氛围的维护则需要多方的共同努力。一方面，子女应该关怀理解老人，不仅要在生活上照顾老年人，更要细心地满足其心理需求；另一方面，老年人也要调整心态，保持自己生活的独立性，同时尊重子女的生活理念，尽可能不干涉儿女的生活琐事，更要避免将自己的经验和意志强加于子女，以免造成不必要的不愉快或冲突。

复习思考题

1. 人类个体的心理发展受到哪些因素的影响？请举例说明。
2. 请试述婴儿与抚养者之间形成的依恋对于个体发展具有哪些影响？
3. 个体"自我意识的第一次飞跃"以及"第二反抗期"分别指的是什么？对于个体发展分别产生什么样的作用？
4. 请结合实例论述中年期个体如何能够处理好角色冲突。
5. 试述老年个体如何进行自我调适以便更好地适应晚年生活。

（王晟怡）

第4章

心 理 应 激

本章导读： 心理应激是个体在应激源作用下，通过认知评价、人格特征、社会支持、应对方式等中介因素的影响所表现出的心身反应。本章主要介绍应激概念的发展历史及相关理论、应激源的分类、心理应激的中介机制、应激中的心身反应和应对方式。

第 1 节 应 激 概 述

一、应激的概念

（一）应激概念的发展历史

应激的英文名称是 stress，其最初的含义是"困苦、逆境"，后来这个词被引入物理学领域，意指作用于某物之上的、足够使其弯曲或折断的拉力或力量。20 世纪 30 年代，加拿大生理学家 Selye 首次从医学角度提出应激的概念，他认为应激是机体对外界或内部各种刺激所产生的非特异性应答反应的总和。

虽然应激一词在开始时主要运用于生理学领域，但人们很快意识到，除了生物因素以外，心理、社会性刺激，如遭遇车祸、丧失亲人等都同样可能引起个体的应激反应，且应激反应不仅仅是生理反应过程，还有心理反应过程。因此，自 20 世纪 50 年代以来，应激开始在心理学领域得到广泛研究。

（二）心理应激的概念

心理应激（psychological stress）强调心理因素在应激中的重要性，它是指个体在觉察到或认识到自己正面临至关重要而又难以应对的环境要求时，所产生的一种倾向于通过各种心理和生理反应而表现出来的心身紧张状态。

因此，我们整合生物学的应激观和心理应激的概念，把应激定义为各种刺激作用于个体，使其生理或心理的内稳态受到干扰时，个体在多因素作用下出现的、努力维持内稳态稳定的过程。在这个定义中，应激包括了应激源、中介作用和应激反应 3 个过程。

专栏 4-1　应激概念的内涵

应激概念的内涵具体包括以下内容：

1. 多种因素会对个体构成影响的因素（应激源），既可以是生理性的，也可以是心理性、社会性的。

2. 应激是个体对刺激的一种应对反应过程。强调个体是应激的主体，应对反应包括损伤和防御两个方面。

3. 应激是个体对刺激进行认知评价后的反应。强调个体的认知评价在应激中的作用。

4. 应激是在个体的内稳态受到干扰时才发生的。强调应激是在个体的生理或心理内稳态受到威胁时发生的，并不包括所有对刺激的反应，一般的困难和烦恼并不构成应激。

5. 应激反应过程可以包括生理、心理、社会行为等多个方面。强调应激反应过程包括生理、心理、社会等多方面的反应，并非只有生理反应。

6. 应激过程受到个体及其所处环境中诸多因素的影响。强调生物、心理和社会因素在应激中的中介作用。

二、应　激　源

应激源（stressor）指能引起应激反应的各种刺激。目前关于应激源的分类，心理学界尚未形成公认的分类体系，因此可以从不同的角度对其进行划分。

英国心理学家 Braunstein（1981）根据应激源来源的不同，将其分为 4 类：

1. **躯体性应激源**　指作用于人的躯体、直接产生刺激作用的刺激物，包括各种理化刺激和生物学刺激，例如，高温、低温、辐射、噪声、感染、外伤和疾病等。这些刺激物不仅引起生理性的应激反应，也会引发心理性的应激反应。

2. **心理性应激源**　包括各种心理冲突、挫折、不切实际的预测等。

3. **社会性应激源**　指那些引起人们生活风格改变并要求对其适应和应对的社会生活情境和事件，例如战争、社会动荡、社会制度的变革，以及日常生活中诸如结婚、离婚、事业、亲人去世等各种生活性事件。

4. **文化性应激源**　指要求人们适应和应对社会生活中的文化。这里的"文化"不是指受教育的程度，而是指不同民族或地域的人们在长期社会生活中创造和形成的语言、文字、生活方式、风俗习惯乃至民族性格等。

上述心理性的、社会性的和文化性的应激源，在性质上均属于心理社会性的刺激物，因此可以统称为心理社会性应激源。

此外，可根据应激发生的情境，分为与个人有关的应激源、与家庭有关的应激源、与工作有关的应激源，及与环境有关的应激源。

三、应激理论

（一）生物应激理论

1. Cannon 的"应急说" 20 世纪 20 年代，生理学家 Cannon 提出"应急说"。作为应激研究的先驱，Cannon 认为人体的每一部分功能活动（不论细胞、器官、功能系统）都是在一定范围内波动，并通过各种自我调节机制，在变化着的内、外环境中保持着动态平衡。Cannon 将这种机体在面对环境变化时保持内环境稳定的过程称作内稳态或自稳态（homeostasis）。

但是，当个体遇到来自内外环境的严重的干扰性刺激时，内稳态被打破，个体的生理机制会出现交感 - 肾上腺髓质系统激活，交感神经兴奋性增高；心率加快，血压升高，心肌收缩力增强，心排血量和回心血量增加；呼吸频率加快，潮气量增加；脑和骨骼肌血流量增加，而皮肤、黏膜和消化道血流量减少；脂肪动员，肝糖原分解；凝血时间缩短等整体性反应。这种情况在动物实验和人体研究中均可看到。Cannon 将机体的这种反应称为"应急反应"（emergency reaction），即"战斗 / 逃跑"（fight or flight）反应。

2. Selye 的"一般适应综合征" 在 Cannon "应急说"的影响下，1936 年，Selye 提出了著名的"一般适应综合征"（general adaptation syndrome，GAS）和应激（stress）概念，标志着现代应激研究的开始。

Selye 在动物实验中发现，当给小鼠注射各种器官提取物（有害刺激）后，小鼠都会表现出相同的症状，包括肾上腺皮质肿大，胸腺、胃和十二指肠萎缩等。不仅如此，当小鼠处于失血、感染、中毒等有害刺激作用下时，也出现肾上腺增大和颜色变深，胸腺、脾及淋巴结缩小，胃肠道溃疡、出血等现象。Selye 由此认为，在各种疾病或有害刺激下机体都会有这种相同的、特征性的和涉及全身的生理病理反应过程。也就是说，在各种不同的严重干扰性刺激下，机体会通过一些非特异性的反应过程来适应，而与刺激种类无关。Selye 将机体在这些不同刺激作用下出现一系列非特异性反应的现象称为"应激"，将这种非特异反应称为"一般适应综合征"，也叫作"全身适应综合征"。

专栏 4-2   GAS 的 3 个阶段

Selye 提出，GAS 是机体通过下丘脑 – 垂体 – 肾上腺轴（HPA 轴）对有害刺激所做出的防御反应的普遍形式。他将 GAS 分为 3 个阶段：

1. 警戒期（alarm stage） 机体为了应对有害刺激而唤起体内的整体防御能力，表现为应激激素肾上腺素和皮质醇分泌增加，血压升高，脉搏与呼吸加快，心、脑、肺和骨骼肌血流量增加，血糖升高。机体在警戒期的表现与 Cannon 的"战斗 – 逃跑"反应相同。

2. 阻抗期（resistance stage） 如果机体持续暴露在有害刺激下，则会进一步通过提高体内的结构和功能水平以增强对应激源的抵抗程度，表现为体重恢复正常，肾上腺皮质变小，淋巴结恢复正常和激素水平保持恒定。

3. 衰竭期（exhaustion stage） 如果应激刺激持续时间太久，或有害刺激过于严重，机体会丧失所获得的抵抗能力而转入衰竭阶段，此时机体免疫系统严重受损，机体出现休克、消化道溃疡以及对感染抵抗力的下降，最终导致疾病产生或死亡。

（二）心理应激理论

1. 应激的交互作用模型 Lazarus 在 1976 年提出了应激的交互作用模型，该模型认为应激是以认知评价为核心的个体与环境的交互作用过程。在这个过程中，如果个体把环境中的事件评价为有害或有威胁的，就会损耗个体的适应性资源，导致个体出现心身紧张状态。Lazarus 把这种心身紧张状态理解为应激。因此，个体的应激反应既有生理层面的，也有心理层面的。此外，个体对于外部事件的认知评价、应对方式、个体自身的心身特点等因素在应激源与应激反应之间起着重要的中介作用。

2. 应激的系统论模型 姜乾金 2005 年提出了应激的系统论模型，该模型认为应激的诸因素以人格为核心构成了一个系统，在这个系统中，生活事件性应激源、认知评价、应对方式、社会支持、人格特征、应激反应等因素之间存在交互作用，遵循一定的规律并保持动态平衡。

系统论模型与交互作用模型的相似之处在于：它们都认为从应激源到应激反应的过程受到诸多因素的作用。但是，前者更强调应激因素之间的交互性，即包括应激反应在内的各种因素都可能对其他因素产生作用（图 4-1）。

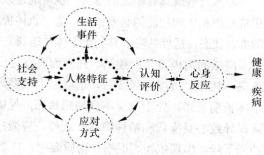

图 4-1 应激的系统论模型（姜乾金，2005）

（三）社会应激理论

社会应激理论的代表人物包括 Holmes、Holroyd 和 Dohrenwend 等，他们所关注的是引起应激的刺激，尤其是社会环境中的刺激，即生活事件。社会应激理论着重探讨生活事件的数量和性质与个体健康的关系。

Holmes 和 Rahe 于 1967 年编制了《社会再适应评定量表》（Social Readjustment Rating Scale，SRRS），对社会性生活事件与健康的关系进行定量的研究。1979 年，Holroyd 将应激定义为需要个体耗尽可能的资源、做出不寻常反应的任何环境事件。1981 年，Dohrenwend 的研究指出，通过个体在环境中遇到的应激性事件的数量和严重性，可以预测个体的健康水平。

拓展阅读

4-1 社会再适应评定量表

1967 年，精神病专家 Thomas Holmes 和 Richard Rahe 对超过 5000 份病历档案进行考察，以确定应激性事件是否可能致病。他们发现了某些生活事件与疾病的正相关关系，并在此基础上编制了社会再适应评定量表（Social Readjustment Rating Scale，SRRS），也叫赫尔姆斯和瑞赫压力量表（Holmes and Rahe stress scale）。

该量表分为两个版本，《社会再适应评定量表（成年人）》和《社会再适应评定量表（未成年人）》。前者包括 43 个应激性生活事件，后者包括 39 个应激性生活事件。使用者逐一对照量表中的生活事件，如果在最近 12 个月中发生过该事件，做上记号；如果在最近 12 个月中未发生过该事件，不做记号。对照完后，将所有做过记号的事件的生活变化单位（Life change unit，LCU）数字相加，得数为总分。当总分超过 300 时，使用者面临生病的高风险；当总分介于 150 和 299 之间时，使用者面临生病的中等风险；当总分低于 149 时，使用者面临的生病风险微不足道。

四、心理应激的意义

心理应激既具有积极的意义，也可能带来消极影响。应激的积极意义：适度的应激是维持个体正常心理和生理功能的必要条件；为有机体提高生存适应能力提供可能；使个体处于维持一定张力的准备状态，适度的唤醒有利于个体在遇到突发应激时迅速调动自身潜能，应对不良应激。

应激的消极意义：频繁、强烈而突发过度的应激会造成机体唤醒障碍、唤醒不足或过度，导致机体耗损，过度紧张疲劳，适应能力减弱，使心理和生理功能出现障碍；持久和慢性的应激使个体长期紧张，处于适应不良易感状态，耗竭了机体的储备，神经内分泌功能紊乱，免疫功能下降，导致心身疾病和精神障碍；此外，应激还可能引起适应不良，造成个体悲观认知，社会适应功能下降，出现依赖、退缩、物质滥用、自杀等行为问题。

第 2 节　心理应激的中介机制

在心理应激过程中，应激反应并非单纯取决于应激源本身，应激中的中介因素可能会增强或削弱应激源引发的后果，最终出现不同的心身反应。应激的中介因素通常包括两大类：一类为生物性因素，包括身体素质、生理状态、遗传特性和自然环境等，它们可能会造成个体器官的脆弱倾向或提供潜在的致病因素；另一类为心理社会性因素，包括个体的认知评价、人格特征和社会支持等。本节将重点讨论心理社会性因素在心理应激中的中介机制。

一、认 知 评 价

认知评价（cognitive appraisal）指个体对遇到的生活事件的性质、程度和可能的危害情况做出的认知估计。个体对事件的认知评价直接影响其在应激中的应对方式和心身反应，是应激过程中的重要中介因素。Folkman 和 Lazarus（1984）提出，个体对生活事件的认知评价过程分为两步：初级评价和次级评价。

（一）初级评价（primary appraisal）

初级评价指个体在某一事件发生时立即通过认知活动判断其是否与自己有利害关系，如果初级评级与己无关，则个体进入适应状态；如果初级评价与己有关，则进入次级评价。

（二）次级评价（secondary appraisal）

次级评价指一旦初级评价得到事件与自己有利害关系的判断，个体立即会对事件是否可以改变即对个人的能力做出估计。伴随着次级评价，个体会同时进行相应的应对活动：如果次级评价事件是可以改变的，采用的往往是问题关注应对；如果次级评价为不可改变，则往往采用情绪关注应对（图4-2）。

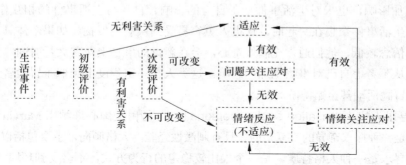

图 4-2　认知评价在应激过程中的作用（姜乾金，2012）

（三）认知再评价（cognitive reappraisal）

Folkman 和 Lazarus 于 1993 年补充了"再评价"的概念。认知再评价指在前两级评价的基础上，个体对现实情境的再度认识，对潜在的应激源做出再评价，确定其是否属于应激。

二、人 格 特 征

人格是个体与社会环境相互作用所表现出的一种独特的行为模式、思想模式和情绪反应的特征。在应激过程中，个体的人格特征亦是一个重要的中介因素。它不仅会影响个体对应激性事件的认知评价和应对方式，还会影响个体所能获取的外部资源的数量与质量。因此，有些人格特征会让个体更容易遭受应激性事件的干扰，甚至加重应激反应，不利于个体的适应；而有些人格特征却有助于减轻应激反应，有利于个体适应应激。

（一）应激中有利于适应的人格特征

1. 坚毅性人格（hardiness personality）　Kobasa 从存在人本主义心理学的角度出发，提出了坚毅性人格的概念，用以描述那些在高强度生活应激下由于表现出一系列态度、信念和行为倾向而使自己免于疾病的个体。坚毅性人格包括 3 个成分。

（1）承诺（commitment）：指个体对于目的和意义的感知，这种感知通过个体积极卷入生活事件而不是消极被动避免卷入的方式表现出来。

（2）控制（control）：指在不利的条件下，个体拥有通过自身行动来改变生活事件的信念，并在这种信念的指导下采取行动，努力对生活事件施加影响而不是孤立无助。

（3）挑战（challenge）：指个体希望从积极的和消极的经验中进行持续学习，认为变化才是生活的正常状态，变化是成长的促进力量而不是对于安全的威胁。

完整的坚毅性人格结构必须同时包括承诺、控制和挑战 3 个成分。如果个体具有高控制，但承诺和挑战的信念较低，他们通常希望自己能去决定生活事件的后果，但是不愿浪费时间也不愿从经验中进行学习，并不愿卷入到生活事件中去。他们缺乏耐心且易怒，与他人会保持距离。当个体控制的努力失败后，会产生强烈的挫败感。这类人在某种程度上类似于 A 型人格。如果个体具有高承诺，但挑战和控制的信念较低，他们往往会完全陷入周围的人与事之中，从未考虑自己对生活事件施加影响，也未对生活事件给予自身的影响、自身与生活事件的相互作用加以考虑。当大量琐碎的生活事件聚集在一起时，这类人更容易受到疾病的侵扰。如果个体具有高挑战，但承诺和控制的信念较低，他们通常充满好奇心，会在新奇的事物上花费大量时间，但很少关心周围的人与事，从不考虑自己对事物施加的影响。这类人在一定程度上类似于冒险者，为了寻求刺激而参加各种冒险活动甚至赌博游戏。

2. **感觉寻求人格（sensation seeker personality）**　是由美国心理学家 Marvin Zuckerman 提出的概念，这是一种探求奇异的、复杂的、具有刺激性经验的人格倾向，主要包括以下几个特征：

（1）感觉寻求是一种人格特质，是一个人比较稳定的行为方式，不会受到环境的影响。

（2）感觉寻求是一种社会动机，是对新异复杂经验的需求。它会导致个体在社会生活中产生各种探索性行为。

（3）感觉寻求是一种心理状态，它用以维持生理唤醒状态，并且总是希望保持理想的高唤醒水平。

Zuckerman 研究发现，拥有感觉寻求人格倾向的个体与那些回避冒险的人相比，能够更有效地应对生活中的各种应激性事件；其他研究也表明，前者较少出现因生活应激而产生痛苦的心身症状。其原因可能在于具有感觉寻求人格的人格倾向于降低生活事件的应激含义，他们将许多生活事件评价为"良性的"或"无关的"，或者是一种"挑战"。虽然高感觉寻求人格的个体能够更好地面对应激，但是这种人格倾向也会使个体容易冒险冲动，甚至会藐视社会权威。虽然他们比较有创造力，但有时会表现出暴力倾向。

3. **乐观主义人格（optimism personality）**　Tiger（1979）最先对乐观主义做出界定，他认为乐观主义是个体期望社会或事物能给自己带来社会利益或愉悦感时所伴随的心境和态度。Scheier 和 Carver（1985）提出，乐观主义就是人们对将来积极事件发生的一般期望。

目前心理学界普遍认为，乐观主义是一种对未来发生事件的正性预期的倾向，也是一种对人对事的态度。如果个体对事物抱有乐观主义态度，表明他对未来发生的事件做积极和正向的预测，相信未来有好结果产生。这种态度可以泛化到他生活中的各个方面和任何一种具体的场合，并对其认知和行为产生相应的影响。

当面对应激性生活事件时，乐观主义者会采用更加积极的态度进行认知评价，在初级评价时倾向于将该事件评价为"良性的"、"无关的"或"具有挑战的"；在次级评价时则倾向于看到事物有利的一面，认为自己所拥有的资源足以应对应激性事件。此外，乐观主义者会更多地采取积极的应对方式，例如着重于问题解决的应对，更多地寻求社会支持，更有效地利用自己所拥有的资源来处理应激性事件。

4. **幸存者人格（survivor personality）**　美国心理学家 Siebert 最早对这类人格特征进行研究，他认为幸存者具有强烈的生存愿望，能接受危险情境并乐观和创造性地解决问题。同时指出，这种人格特征并非与生俱来的，而是通过后天的学习和实践获得的。因此，如果人们通过训练获得幸存者人格，就能从火灾、地震等众多威胁生活的重大应激性事件中得以幸存。

（二）应激中不利于适应的人格特征

1. A型人格（type A personality） A型人格者具有强烈的进取心、侵略性、自信心、成就感，并且容易紧张。A型人格者总愿意从事高强度的竞争活动，不断驱动自己要在最短的时间里干最多的事，并对阻碍自己努力的其他人或其他事表现出攻击性。在应激中，A型人格者表现出高反应状态，中枢神经系统唤醒水平增高，心血管系统反应性增强。因此，这种人格类型被认为是冠心病的易感人格。

2. C型人格（type C personality） C型性格的主要特征为：童年形成压抑，如幼年丧失父母，缺乏双亲的抚爱。行为特征表现为过分合作，过分忍耐，回避矛盾，自生闷气，过分焦虑，忍气吞声，逆来顺受，往往过度克制自己，压抑自己的悲伤、愤怒、苦闷等情绪。C型人格属于应激易感人格，为癌症易感性行为模式。

三、社 会 支 持

（一）社会支持的概念

社会支持（social support）是指个体与社会各方面包括亲友、同事、伙伴等个体以及家庭、单位、党团、工会等群体所产生的精神上和物质上的联系程度。

社会支持可以分为客观支持、主观支持和支持的利用度。客观支持是指一个人与社会所发生的客观的或实际的联系程度，包括获得的物质援助和社会网络关系。这里的社会网络是指稳定的（如家庭、婚姻、朋友、同事等）或不稳定的（非正式团体、暂时性的交际等）社会联系的大小和获得程度。主观支持是指个体体验到在社会中被尊重、被支持和被理解的满意程度。此外，还可将社会支持分为家庭内支持和家庭外支持；社会支持的数量和质量（个人领悟的支持水平）等。

（二）社会支持在应激中的作用

社会支持具有减轻应激的作用，是应激过程中个体"可利用的外部资源"。即社会支持越高，个体抗应激能力越强，社会支持对应激的缓冲和保护作用机制有两种理论解释：

1. 缓冲作用假说 该假说认为，社会支持并非直接对健康产生影响，而是通过提高个体对现实刺激的应对能力和顺应性，从而缓冲生活事件对健康的损害。

Nuckolls等（1972）研究了孕期妇女的生活事件的量、社会支持水平与妊娠并发症的关系。结果表明，生活事件得分高、社会支持水平亦高的妇女发生并发症的机会仅为社会支持水平低、生活事件得分高的妇女的三分之一，他们认为社会支持缓冲了生活事件对健康的损害作用。需要注意的是，社会支持只有在个体处于应激情境时，才能发挥缓冲应激的作用。

2. 独立作用假说 该假说认为社会支持不一定要在应激情境下才发挥作用，而是通过社会支持本身的作用以维持个体良好的情绪，进而促进健康。情感性支持可以维护个体自尊并增强归属感。自尊感可以增进个体的自我效能感并提高自我防御能力，从而有效地缓解应激反应的强度。归属感能提高个体的应对能力，有助于改善消极情绪体验，提高心理健康水平。

Berkman（1979）等发现，与世隔绝的老年人较那些与社会有密切联系的老年人死亡率高，其原因在于社会支持低下可导致个体产生不良心理体验，如孤独感、无助感，从而使心理健康水平降低。

第3节 应激反应

一、应激的生理反应

应激的生理反应是通过神经、内分泌和免疫系统的中介作用，从而对躯体各器官产生影响。

（一）心理－神经中介机制

该途径主要通过交感神经-肾上腺髓质轴发挥作用。应激刺激被中枢神经接收、加工和整合，后者将冲动传递到杏仁核，通过第四脑室底的蓝斑，使交感神经-肾上腺髓质轴被激活，释放大量儿茶酚胺，引起肾上腺素和去甲肾上腺素的大量分泌导致中枢兴奋性增高，非特应性系统（ergotropic system）功能增高，营养性系统（trophotropic system）功能降低，从而导致心理的、躯体的和内脏的功能改变。其结果是，网状结构的兴奋增强了心理警觉性和敏感性；骨骼肌系统的兴奋导致躯体张力增强；交感神经的激活，会引起一系列内脏生理变化，如心率、心肌收缩力和心排血量增加，血压升高，瞳孔扩大，汗腺分泌增多，血液重新分配，脾缩小，皮肤和内脏血流量减少，心、脑和肌肉获得充足的血液，分解代谢加速、肝糖原分解、血糖升高、脂类分解加强、血中游离脂肪酸增多，其原始生物学功能是为机体适应环境提供充足的功能和能量准备。如果应激源刺激过强或时间太久，也可造成副交感神经活动相对增强或紊乱，从而表现出心率变缓，心排血量和血压下降，血糖降低造成眩晕或休克等。以上神经中介途径所产生的效应，其原始生物学功能是适应恶劣的环境，但在现代人类身上，则可成为心身疾病的病因学机制。

（二）心理－神经－内分泌中介机制

该中介机制主要通过下丘脑-腺垂体-靶腺轴发挥作用。腺垂体是人体内最重要的内分泌腺，而肾上腺皮质是腺垂体的重要靶腺之一。Selye曾用全身适应综合征（general adaptation syndrome, GAS）来概括下丘脑-腺垂体-肾上腺皮质轴被激活所引起的生理反应，并描述了GAS 3个不同阶段的生理变化的特点。当应激源作用强烈或持久时，冲动传递到下丘脑引起促肾上腺皮质激素释放因子分泌，通过脑垂体门脉系统作用于腺垂体，促使腺垂体释放ACTH，进而促进肾上腺皮质激素特别是糖皮质激素氢化可的松的合成与分泌，从而引起一系列生理变化，包括血内促肾上腺皮质激素和皮质醇、尿中17-OHCS增多；血糖上升，抑制炎症，蛋白质分解，增加抗体等。此外，心理社会应激刺激还可以通过下丘脑-垂体系统激活甲状腺和性腺等激素系统。

（三）心理－神经－免疫中介机制

免疫系统并非一个功能自主的单位，在应激反应过程中，免疫系统与中枢神经系统进行着双向性调节。一般认为，短暂而不太强烈的应激不影响或略增强免疫功能。但是，长期强烈的应激会损害下丘脑，造成皮质激素分泌过多，使内环境严重紊乱，从而导致胸腺和淋巴组织退化或萎缩，抗体反应抑制，巨噬细胞活动能力下降，嗜酸性细胞减少和阻滞中性白细胞向炎症部位移动等一系列变化，从而造成免疫功能抑制，降低机体对抗感染、变态反应和自身免疫的能力。

二、应激的心理反应

（一）情绪反应

应激状态下的情绪反应主要表现为焦虑、恐惧、愤怒、抑郁等，有人将这些情绪反应称为"情绪应激"（emotional stress）。

1. 焦虑（anxiety） 焦虑是人们预期将要发生危险或不良后果时所表现出的紧张、恐惧和担心等综合性情绪，是应激反应中最常见的情绪反应。适度的焦虑可以提高个体的警觉水平，促使其投入行为，以适当的方式应对应激源。但是，过度的焦虑则妨碍个体做出符合理性的判断和决定。焦虑状态通常伴有生理变化，因为自主神经功能亢进而表现为心跳加速、血压上升、口干舌燥、呼吸变深、皮肤苍白、手心出汗、尿频、尿急，恶心、呕吐或腹泻，严重焦虑时可表现为肌张力增高、食欲减退和睡眠障碍。

2. 恐惧（dread） 恐惧是一种企图摆脱、逃避某种危险情境时的情绪体验，轻度的恐惧具有一定积极意义，例如，司机在盘山公路上行驶，由于害怕发生意外，特别注意行车安全。严重的恐惧则具有消极意义，如一些重症患者因极度担心生命受到威胁，而不利于治疗和康复。

3. 愤怒（anger） 愤怒是由于外界的干扰使目的和愿望不能达到，造成紧张积累所产生的情绪体验。此时交感神经兴奋，肾上腺分泌增加，因而心率加快，心排血量增加，血液重新分配，支气管扩张，肝糖原分解，并多伴有攻击性行为。

4. 抑郁（depression） 抑郁可表现为悲观、失望、孤独、寂寞、厌世等综合性消极情绪。引起抑郁的应激源多是在个体评估后，自认为缺乏应对能力，而对前途丧失信心。

（二）行为反应

应激情境下的行为反应是指个体为了缓冲应激对自身的影响，摆脱心身紧张状态而采取的行为策略。

1. 逃避（escape）与回避（avoidance） 逃避是指个体遭遇应激源后采取的远离应激源的行为。回避是指个体预知应激源将会出现，所以在尚未遭遇应激源之前采取措施以避免接触应激源。二者的目的都是为了摆脱应激给自己带来的紧张烦恼，避免受到更大的心身伤害。

2. 敌对（hostility）与攻击（attack） 敌对是指内心有攻击的欲望，所以表现出对抗、憎恨、谩骂等。攻击则是指个体在应激情境下将愤怒等情绪指向其他人或物，经常伴有相应的行为。攻击的对象可以是引发愤怒情绪的人或物，也可以是替代者；攻击既可以指向外部，也可以指向自身。

3. 退化（regression）与依赖（dependence） 退化是指个体在遭遇应激时，通过使用儿童期幼稚的、不成熟的方式来应对环境变化或满足自己的欲望，获得他人的同情、保护或关注，从而继发性获益，借以减轻内心的痛苦和压力。退化常伴随依赖心理和行为，即个体解除意志和努力放弃自己的责任与义务，完全依靠他人关照。

4. 固着（fixation）与僵化（rigidity） 固着是指个体反复进行某些无效的动作和尝试。僵化是指个体采取某种无意义的刻板、重复行为，如搓手、挠头等行为。

5. **物质滥用（substance abuse）**　物质滥用是指个体在应激状态下，通过饮酒、吸烟、滥用毒品和药物的方式来缓解紧张压力，以此逃避现实的应对方式。

（三）认知反应

应激性生活事件除了引发个体的情绪反应和行为反应以外，还会干扰个体的注意力、记忆、思维、感知等认知过程。认知能力的下降又促使个体产生动机冲突，激发不良情绪，形成消极情绪与认知功能下降的恶性循环。个体往往表现为自卑、自我评价下降、自我价值感降低，忧虑多疑，缺乏自我控制与自我调节，出现认知歪曲。

第4节　应　对

一、应对的概念

Folkman 和 Lazarus 最早提出了"应对（coping）"的概念，他们认为："应对是个体处理使自身资源负担沉重或不堪重负的各种需求的过程"，并进一步指出"应对由各种努力组成，即个体通过行动和内心思索去处理环境中和心理内部的各种需求，以及各种需求之间的冲突"。

Folkman 和 Lazarus 强调应对是一个动态的过程，并非个体所采取的某个动作，而是连续发生的一整套反应。同时，他们认为个体的应对方式会随着应激源的不同而表现出差异性，个体对每一种应激源都有其独特的、合适的应对方式，即个体的应对方式缺少跨情境的一致性。Scheier 和 Carver 则提出应对风格（coping style）的概念，即个体在应激过程中会采取自己偏爱的某种应对策略，该策略会受到个体人格特质的影响，因此也叫作特质应对。

目前，国内心理学界将应对普遍定义为：个体对应激性事件及由其所引发的自身不平衡状态所采取的认知和行为策略。

专栏 4-3　"应对"的心理学解释

1. 应对是针对应激性事件所采取的一切认知和行为策略，从面临或预期将要面临应激性事件开始，个体已经在进行应对了。

2. 应对是一个宽泛的概念。从应对与应激过程的关系看，应对涉及应激中的各个环节，包括应激源、认知评价、社会支持、应激反应等。

3. 应对往往朝两个方向努力，一是改变环境，二是改变自身。

4. 应对可以是有意识的，比如采取各种应对策略；也可以是无意识的，比如运用心理防御机制。

5. 应对方式可能是健康的，比如休闲、锻炼、寻求社会支持；也可能是不健康的，比如吸烟、饮酒等。

6. 应对的目标是使心身重新达到平衡，即重新适应环境并尽量减少痛苦和烦恼。

7. 应对策略是可以通过学习习得的，因此可以通过应对策略指导帮助个体学习如何在应激状态下运用有效的应对策略。

二、应对的分类

应对活动涉及应激过程的各个环节，包括应激源、认知评价、社会支持、应激反应等，因此，可以从不同角度对应对策略进行分类。

（一）问题关注应对与情绪关注应对

Folkman 和 Lazarus 根据应对目的不同，将应对分为问题关注应对（problem-focused coping）与情绪关注应对（emotional-focused coping）。问题关注应对的目的是改变引发应激的事件，针对伤害性的、威胁性的或挑战性的应激性情境，努力尝试做一些富有建设性的事情。情绪关注应对的目的是控制应激性事件所引起的情绪反应，努力对体验到的情绪进行调节。

现实生活中，当人们遇到应激性事件时，通常既会采用问题关注应对，又会采用情绪关注应对。个体对具体应对方式的选择往往取决于他对事件性质以及应对资源的认知评价。当个体认为自己无法改变应激性情境时，就会倾向于采用情绪关注应对，例如当亲人去世时，会找人倾诉或通过宗教信仰获得慰藉。此外，当个体认为自己可利用的资源不足以满足应激性情境的需求时，也会倾向于采用情绪关注应对，例如在恋爱中屡次失败，会借酒消愁。当个体相信自己具备的资源足以应对应激性情境的需求时，则会倾向于采用问题关注应对，例如在重大考试之前制订复习计划等。

> **拓展阅读**
>
> ### 4-2 问题关注应对与情绪关注应对的具体策略
>
> Folkman 和 Lazarus 进一步区分了以下 8 种具体的应对策略：
>
> 1. **面对应对（问题关注应对）** 个体坚定而自信地采取行动，通过积极主动的努力来改变应激情境。
>
> 2. **有计划地解决问题（问题关注应对）** 个体分析情境，找到解决问题的办法，直接采取行动解决问题。
>
> 3. **寻求社会支持（问题关注或情绪关注）** 个体努力获得信息或情感支持。
>
> 4. **自我控制（情绪关注）** 个体努力调节与问题有关的情感。
>
> 5. **保持距离（情绪关注）** 个体做出努力让自己远离应激性情境，通过调整认知把自己和情境分开或采用积极的观点看待。
>
> 6. **承担责任（情绪关注）** 个体接受自己在困境中的角色并承担自己在问题中的责任。
>
> 7. **积极重新评价（情绪关注）** 个体努力寻找应激性情境对于个人成长的积极意义。
>
> 8. **逃跑／回避（情绪关注）** 个体通过幻想、酗酒、吸烟、暴饮暴食等方法来逃避或回避困境。

（二）认知应对与行为应对

Allen 根据应对活动的性质，将应对分为认知应对（cognitive coping）和行为应对（behavior coping）。

认知应对包括问题解决、自我对话和重新评价。问题解决是指对应激的情境进行分析，对可采取的行动的有效性进行评估并选择一个有效的行动计划。自我对话是指那些能够指导个体努力应对应激性事件及其相关情绪的陈述或想法。重新评价是指为了减少应激性事件的影响而对事件的重要性和意义进行重新认识和考量。

在重新评价的过程中，人们常常会采取以下方式：

1. 赋予或发现事件新的意义　即赋予事件一个自己希望的意义或挖掘出一个新的意义。例如，当一个人得知自己身患癌症时，他可能会为疾病赋予一个新意义：患癌让我对生命的意义有了新的认识，让我和家庭的关系更为紧密。

2. 改变事件的意义　是指根据收集到的新信息，将消极的事件变为积极的事件，或将伤害和威胁变为挑战。例如，塞翁失马，焉知非福。

3. 降低事件的重要性　即降低原有消极性事件对于自身的重要性。例如，一次考试失败，刚开始很受打击，但后来觉得没什么大不了的，于是应激反应随之降低。

行为应对包括四种行为反应：寻求信息、直接行动、抑制行动和转向他人。例如，当一个人被诊断为高血压，他的行为应对可能表现为：向医生咨询控制血压的方法（寻求信息）；每日监测血压（直接行动）；戒除高钠饮食（抑制行动）；向家人和朋友诉说自己的病情，寻求社会支持（转向他人）。

（三）面对应对与回避应对

Roth 和 Cohen 根据个体对应激性事件的态度，将应对分为面对应对（approach coping）和回避应对（avoidant coping）。

面对应对是指个体面对问题、收集信息并直接采取行动；回避应对则指淡化事件的重要性或远离应急情境。这两种应对方式的利弊取决于个体所处的具体情境以及应激性事件的持续时间。当个体需要关注情境的信息时，面对应对更有效；而当个体需要处理自己的负性情绪时，回避应对更有效。当应激性事件的持续时间较短时，回避应对更有效；而当应激性事件的持续时间较长时，采用面对应对的方式会让个体更好地认识问题、调整情绪，从而更为有效地处理应激。

（四）预防应对与战斗应对

Matheny 等根据应激性事件发生与否，将个体的应对方式分为战斗应对（combative coping）和预防应对（preventive coping）。

战斗应对是指当应激源已经存在时个体试图通过某种方式以征服或击败应激源，这种应对方式更侧重行为，在相对较短的时间内就可以学会。预防应对是指试图通过认知重构来改变需要，或通过增加应激承受力来预防应激源的出现，这种应对方式更侧重认知，需要长时间的学习和培养。

三、应对中的心理防御机制

心理防御机制（psychological defense mechanism）是指当个体面临挫折或冲突的紧张情境时，在其内部心理活动中具有的自觉或不自觉地解脱烦恼，减轻内心不安，以恢复心理平衡与稳定的一种适应性倾向。

心理防御机制的概念最早由 Freud 所提出，他认为人有一种内在的自我调节的能力，用以对付那些使人感到烦恼的威胁和危险，使自己的心理保持平衡，这就是心理防御机制。心理防御机制主要存在于潜意识层面，一般说来并不为"自我"所意识。心理防御机制的积极作用在于能够使主体在遭受困难与挫折后减轻或免除精神压力，恢复心理平衡，甚至激发主体的主观能动性，激励主体以顽强的毅力克服困难，战胜挫折。但是，心理防御机制也可能产生消极的作用，个体可能因压力的缓解而自足，或出现退缩甚至恐惧而导致心理问题。

专栏 4-4　常见的心理防御机制

1. 压抑（repression） 压抑是最基本的一种心理防御机制，指个体把意识所不能接受的、使人感到痛苦的冲动、欲望、思想或经验驱逐到潜意识中，从而表现为不能觉察或回忆。例如，人们在经历战争、天灾人祸等创伤性事件后，往往会忘记某些重要的片段或者事件本身，通过失去记忆的方式来消除痛苦和悲伤，这就是心理防御机制中的压抑。但是，那些被压抑在潜意识中的冲动、欲望和创伤性体验并未真正消失，如若有机会仍然会活动起来，影响个体的行为，如出现笔误、口误，甚至影响心身健康。

2. 否认（denial） 否认是一种比较原始而简单的心理防御机制，是指个体否认那些已经发生的令人痛苦的事情或否认其重要性，以避免心理上的不安和痛苦。例如，许多人面对绝症或亲人的死亡，常常会说"这不是真的"，用否认来逃避巨大的伤痛。否认和压抑极为相似，区别在于否认不是有目的地忘却，而是把不愉快的事情加以否定。

心理学家拉扎鲁斯（Lazarus）在对即将动手术的患者所做的研究中发现，使用否认并坚持一些错觉的人，会比那些坚持知道手术一切实情，精确估算愈后情形的人复原得好。因此，拉扎鲁斯认为否认（拒绝面对现实）和错觉（对现象有错误的信念）对某些人在某些情况下是有益健康的。但他同时也指出，否认与错觉并不是适用于每一种情况，例如，有些妇女拒绝承认她们的乳房有硬块可能是癌症的预兆而太迟去就医就诊。

3. 倒退（regression） 倒退是指个体在面对负性生活事件时，心理活动退回到以前的发展阶段，采用以前是符合年龄特征的而现在确实不成熟的、幼稚的行为来应对，以获得他人的同情或照顾，避免面对现实问题或内心痛苦。例如，已养成良好生活习惯的儿童，因母亲生了弟妹或家中突遭变故而表现出尿床、吸吮拇指、好哭、极端依赖等婴幼儿时期的行为。成人也会出现倒退，例如，平常如有重大事情发生时，有些人会大叫一声"妈呀！"，或夫妻吵架时妻子跑回娘家向母亲哭诉，都是属于倒退。

4. 合理化（rationalization） 合理化又称文饰作用，是指当个体的动机未能实现或行为不能符合社会规范时，尽量搜集一些合乎自己内心需要的理由，给自己的行为做出一个合理的解释，以掩饰自己的过失，从而缓解焦虑和维护自尊免受伤害。

合理化通常表现为 3 种方式：一是酸葡萄心理，即当自己所追求的东西因自己能力不够而无法取得时，就加以贬抑和打击。例如，伊索寓言有一段故事，一只狐狸走进葡萄园中，看到架上长满了成熟葡萄，它想吃，但因架子太高，跳了数次都摘不到而无法吃到葡萄，它就说那些葡萄是酸的，它不想吃了。其实葡萄是甜的，它因吃不到，而说葡萄是酸的。二是甜柠檬心理，是指个体企图说服自己和别人，自己所做成或拥有的已是最佳的选择。上述伊索寓言里所说的那只狐狸，后来走到柠檬树旁，因肚子饿了，就摘柠檬充饥，边吃边说柠檬是甜的，其实柠檬味道是酸涩的。三是推诿，是指将个人的缺点或失败，推诿于其他理由，让他人担待其过错，从而使自己的心灵平静。例如，学生考试失败，不愿承认是自己准备不足，反而责怪老师教得不好或是考题超出范围。

5. 投射（projection）　投射是指个体在潜意识中把自己所不喜欢的或无法接受的欲望、态度、思想、感情等转移到别人身上，以避免焦虑，获得内心的安宁。例如，拥有被害妄想的人总是怀疑别人要害自己，实际上是自己内心对他人攻击性的一种投射。

6. 反向形成（reaction formation）　反向形成是指个体为了回避自身无法接受的冲动或欲望，所以表现出与其相反的感情或行为，从而缓解焦虑。例如，当弟弟或妹妹出生时，较大的孩子对婴儿夺走了母亲这一事情感到不满或委屈，继而憎恨婴儿，但在表面上显得很喜欢婴儿。这是因为表现出憎恨婴儿的行为会招致母亲的指责，而表现出喜欢婴儿则会成为好哥哥、好姐姐，能被母亲认可，得到表扬。这种反向形成在本质上源于道德感或良心等超我的影响。

7. 幻想（fantasy）　幻想是指当个体无法处理现实生活中的困难，或是无法忍受一些情绪的困扰时，将自己暂时离开现实，在幻想的世界中得到内心的平静和达到在现实生活中无法经历的满足。很多心理学家认为个体所幻想的内容与学习经验有关（随着学习经验的增加而有不同的内容），例如，儿童时期的幻想偏向于玩具的获得与游戏的满足，而青春期少年则偏向英雄式的崇拜。一般而言，凡性情孤僻有退却倾向者，平常少有自我表达机会，易以幻想解除其焦虑与痛苦。

8. 转移（displacement）　转移是指个体原先对某些对象的情感、欲望或态度，因某种原因（如不合社会规范或具有危险性或不为自我意识所允许等）无法向该对象直接表现，所以把它转移到一个较安全、较为大家所接受的对象身上，以减轻自己心理上的焦虑。例如，有位被上司责备的先生回家后因情绪不佳，就借题发挥骂了太太一顿，而做太太的莫名其妙挨了丈夫骂，心里不愉快，刚好孩子在旁边吵，就顺手给了他一巴掌，儿子平白无故挨了巴掌，满腔怒火地走开，正好遇上家中小猫冲他走来，就顺势踢了小猫一脚，这就是典型的转移。

9. 仪式与抵消（ritual and undoing）　抵消是指个体用某种象征性的活动来抵消不能被意识接受的欲望、冲动、观念或行为，以减少负罪感和焦虑。例如，一位工作繁忙无暇陪孩子的父亲，通过给孩子提供最好的物质来消除心中的愧疚感，并以此来证明他是照顾孩子的。

10. 补偿（compensation）　补偿是指个体企图用种种方法来弥补其因生理或心理缺陷而产生的不适感，从而减轻其不适感。这种引起心理上产生不适感的缺陷可能是事实，也可能仅仅是想象而存在的。例如，有些人觉得自己的身体素质欠佳，不能在运动场上骁勇称霸，于是在学习上拼命用功，在考场上夺冠摘桂，即所谓的"失之东隅，收之桑榆"。

11. 升华（sublimation）　升华是指个体把被压抑的不符合社会要求的原始冲动或欲望，用符合社会要求的建设性方式表达出来。例如，当某人恋爱受挫时，他可以转向写诗、写小说、绘画、弹琴或雕塑等，通过这些方式来抒发自己被压抑的情感。升华能使个体原来的动机冲突得到宣泄，消除焦虑情绪，保持心理上的安定与平衡，还能满足个体的创作与成就需要。

12. **幽默（humor）**　幽默是一种积极、成熟的心理防御机制，是指个体通过幽默的语言或行为来化解困境，维持自己的心理平衡。例如，大哲学家苏格拉底有一位脾气暴躁的夫人，有一次，当他和一群学生谈论学术问题时，他的妻子对他破口大骂，之后还把一桶水浇在他的身上，在场的人都很尴尬，但是苏格拉底只是一笑，继而幽默地说："我就知道雷电过后必有暴雨。"本来是件令人难堪的事情，经此幽默，也就把事情化解了。

以上几种是常见的心理防御机制。需要注意的是，心理防御机制是正常人或精神障碍患者都会采用的方式。如果防御机制运用得当，确实能够缓解焦虑，减轻心理痛苦，但如若运用不当，反而会引发心理问题。

复习与思考题

1. 从应激源到应激反应的过程中，哪些因素起到中介的作用？
2. 应激可能引发的心理反应有哪些？
3. 当个体面对应激源时，通常会采取哪些应对策略？

（郑　铮）

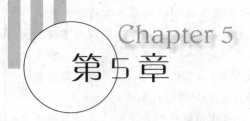

Chapter 5

第5章

心身疾病

本章导读： 心身疾病是一组与心理社会因素密切相关，以躯体症状表现为主的疾病。随着社会的进步，心身疾病的发病和对个体健康的影响已越来越受到人们的重视。本章主要介绍心身疾病的概念、分类，心身疾病的发病机制，以及临床上常见的心身疾病。

第1节 心身疾病概述

一、心身疾病的概念及分类

（一）心身疾病的概念

心身疾病（psychosomatic disease）又称为心理生理疾患（psychophysiological disease），是介于精神疾病和躯体疾病之间，其发生、发展、转归和防治方面都与心理社会因素密切相关的一组疾病。

目前，对心身疾病的认识一般有狭义和广义两种理解。狭义的心身疾病是指心理社会因素在疾病的发生和发展过程中起重要作用的躯体器质性疾病，如消化性溃疡、冠心病、原发性高血压等。广义的心身疾病则是指心理社会因素在疾病的发生和发展过程中起重要作用的躯体器质性疾病和躯体功能性障碍（如偏头痛）。在不同的著作中关于心身疾病讨论的侧重不一，有的侧重于广义的心身疾病，有的主要指狭义的心身疾病。

心身相关研究由来已久，过去人们将心身关系分为3类。① 心身反应（psychosomatic reactions）：指机体处于应激状态下出现的一系列短暂的生理反应，如心率加快、呼吸急促、血压上升、颜面潮红或苍白，当应激反应消失后也就恢复。② 心身障碍（psychosomatic disorder）：指心理应激持久而强烈，机体适应困难并出现了一系列自主神经功能、内分泌功能的紊乱但无器质性变化，是一种暂时性可逆性功能性变化。③ 心身疾病（psychosomatic diseases）：指应激源强而持久导致机体功能持续性偏移组织损害和结构改变的器质性疾病。

在目前的一些文献中，经常混合使用心身疾病和心身障碍，因为这种区分在理论上容易理解，但在临床实践中难以界定。多年来，在人们的心目中疾病有两大类，一类是躯体疾病，另一类是精神疾病。随着心身关系的深入研究和不断实践，已经确认心理社会因素在某些躯体疾病的发生、发展过程中起了重要作用。美国心身医学研究所于1980年将这类躯体疾病正式命名为心身疾病。从此之后，心身疾病作为第三类疾病并列于躯体疾病和精神疾病（包括神经症和精神病）。图5-1可以帮助我们

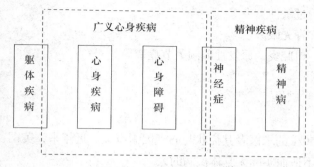

图 5-1 心身疾病定位

理解以上概念。

心身疾病的概念在临床疾病诊断中一直在变化，权威的美国精神疾病诊断治疗手册（DSM-Ⅳ）和世界卫生组织（WHO）制定的《国际疾病分类第十版》（ICD-10）的分类对经典的"心身疾病"名称已不再使用。《中华医学会精神病分类-1981》将"心身疾病"列为第十三类。1995 年的《中国精神疾病分类第二版修订版》（CCMD-2-R）取消了心身疾病的分类但把相关内容放进其他分类之中，到 CCMD-3 也是这样。德国、日本等国仍存在心身疾病的分类，日本心身医学会（1992）经过修订把心身疾病定义为"在躯体疾病中其发病及经过是与心理社会因素密切相关的有器质或功能障碍的病理过程。神经症（如抑郁症）等其他精神障碍伴随的躯体症状除外"。

总之，心身疾病概念在目前的权威性心理障碍分类体系中已经消失，并被其他概念所取代。然而，心身疾病的精髓却已融入整个临床医学。人们开始从更广泛的角度去理解心与身的关系，心身疾病涵盖的范围日益扩大，已不再拘泥于传统心身疾病的理解，而是扩展到心理社会因素与各种躯体疾病发生发展过程中的相互作用问题，以及心理社会因素与临床各种疾病的相关性问题。

（二）心身疾病的分类

心身疾病的分类在早期仅指为数不多的几种疾病，即所谓经典的心身疾病，是由亚历山大（Alexander）等人提出的 7 种心身疾病，包括消化性溃疡、支气管哮喘、溃疡性结肠炎、类风湿关节炎、甲状腺功能亢进、神经性皮炎、原发性高血压。随着人们对心身疾病的认识，发现心身疾病见于临床各个科室。本教材将心身疾病按器官系统分类如下：

1. **循环系统** 包括原发性高血压、原发性低血压、冠心病、冠状动脉痉挛、神经性心绞痛、阵发性心动过速、心脏神经症、功能性期前收缩、雷诺病、二尖瓣脱垂、原发性心动过缓等。

2. **呼吸系统** 包括支气管哮喘、过度换气综合征、神经性咳嗽、心因性呼吸困难、喉头痉挛等。

3. **消化系统** 包括消化性溃疡、溃疡性结肠炎、肠道易激惹综合征、贲门痉挛、慢性胰腺炎、神经性厌食、神经性呕吐、习惯性便秘等。

4. **内分泌代谢系统** 包括肥胖症、糖尿病、甲状腺功能亢进等。

5. **泌尿生殖系统** 包括夜尿症、过敏性膀胱炎、阳痿、早泄、性欲低下、慢性前列腺炎等。

6. **骨骼肌肉系统** 包括类风湿关节炎、痉挛性斜颈、全身肌痛等。

7. **神经系统** 包括偏头痛、紧张性头痛、慢性疲劳等。

8. **妇产科** 包括痛经、闭经、经前紧张症、月经失调症、功能性子宫出血等。

9. **外科** 包括手术后神经症、器官移植后综合征、整形术后综合征、肠粘连等。

10. **儿科** 包括哮喘、遗尿症、夜尿症、口吃等。

11. **皮肤科** 包括神经性皮炎、皮肤瘙痒症、银屑病、斑秃、荨麻疹、过敏性皮炎、慢性湿疹、酒渣鼻等。

12. **耳鼻喉科**　包括咽喉异感症、失声、过敏性鼻炎等。

13. **眼科**　包括中心性视网膜病、原发性青光眼。

14. **口腔科**　包括口臭、口腔黏膜溃疡、口腔炎、原发性颞颌关节痉挛等。

15. **其他**　胃癌、食管癌、乳腺癌等。

（三）心身疾病的患病率

美国学者克鲁帕通过临床观察发现，约50%的求医者其症状与心理因素有关。近年来，美国要求治疗的患者中约60%是那些声称有躯体不适而实际无躯体疾病的人。

上海医科大学徐俊冕等专家曾对上海中山医院心血管内科、肺科和上海华山医院内分泌科、皮肤科的1108例门诊患者做了心身疾病调查，结果发现心身疾病患者有368例，占门诊初诊患者的33.2%，其中肺科心身疾病患者占该科门诊的55.6%；心血管科心身疾病患者占该科门诊的60.3%；内分泌科心身疾病患者高达该调查人数的75.4%。

苏州大学医学院附属一院于1996年进行了门诊和病房的一日调查，结果显示：门诊数为2690人，其中心身疾病患者占22.8%；当天住院人数为533人，心身疾病患者占27.1%。

综合国内外其他有关心身疾病的流行病学资料来看，临床各科心身疾病占22%～35%，与上述结果相似。这表明，心身疾病的患病率约占疾病总数的三分之一。

（四）心身疾病的特征

本章所讨论的心身疾病，主要是指广义的心身疾病。根据此定义，归纳起来心身疾病主要有以下特征：

（1）疾病的发生和发展与心理社会因素有关，通过认知评价和社会支持、应对方式、个性特征等作用而发病。

（2）必须有明确的器质性病变或躯体功能性障碍的症状。

（3）心身疾病通常发生在自主神经支配的系统或器官。

（4）生物或躯体因素是某些心身疾病的发病基础，心理社会因素往往起"扳机"作用。

（5）排除精神病和神经症。

（6）心身综合治疗比单用生物学治疗效果好。

二、心身疾病的致病因素

大量医学研究表明，心身疾病的病因与发病过程的病理基础相当复杂。心身疾病的致病因素很多，心身疾病是社会、文化、心理以及遗传、代谢等多种因素共同作用的结果。

（一）社会文化因素

社会文化因素对个体的健康和疾病有着重要的影响。人们总是根据从社会获得的信息来不断调整自己的心理和生理功能，从而调节自己的行为去适应社会的要求。然而，适应性行为一旦失败，必然造成人们心理上的冲突和困扰，进而引发机体的应激反应，破坏机体的稳态平衡，最终导致疾病的发生。

　　流行病学调查结果显示，不同的社会文化环境造成的心身疾病患病率有很大的差异。以冠心病为例，竞争激烈的美国冠心病患病率全球最高，每年死于冠心病的人数占总人口的 2.5%；而生活在相对简单、安定的尼日利亚人患病率很低，仅为 0.75%。

　　流行病学调查还发现，即使同一社会不同时期心身疾病的患病率也不相同。20 世纪 50 年代以前，溃疡病和高血压患病率男女比例约为 4：1。然而，近年溃疡病患病率男女比例已逐渐接近 3：2；但高血压无明显性别差异。研究者认为，这是因为大多数妇女参加工作和社会活动，承受了比以前更多的心理社会刺激。另外，移民也是研究社会文化因素影响的理想群体，因为移民到一个完全不同的社会文化环境将遭遇很多困难，会产生许多心理冲突。研究证实，移民患心身疾病的比例高于当地居民，但他们在当地出生的后代，其心身疾病的患病率则与当地居民相仿。

（二）心理因素

　　心身疾病发病的心理因素极为复杂的，它与个人的认知、情绪、意志、人格等心理特征有关，尤其是消极情绪和不良人格因素对心身疾病的发病有着极其重要的影响。

　　1. 消极情绪的致病作用　情绪活动总伴有体内的生理生化反应，特别是自主神经系统的功能改变。良好的刺激产生愉快的情绪体验，适度的愉快情绪对身心健康有利。不良的刺激产生消极的情绪体验，如果只是短暂的，机体通过自我调节会很快恢复正常。如果消极的情绪体验过强或持续时间过长，超过了机体的适应能力就会造成生理功能紊乱，进而导致心身疾病。如愤怒、焦虑、恐惧等消极情绪持续作用会导致心血管系统的功能紊乱，会出现心律不齐、高血压、冠心病等；而长期处在严重的忧愁、悲伤等情绪状态下会影响胃肠功能，也会引起胃、十二指肠溃疡和癌症的发生。另外，愤怒、抑郁、惊恐等消极情绪与荨麻疹、神经性皮炎等皮肤病有密切的关系。恩格尔对 170 例猝死患者资料的研究发现猝死的诱因与情绪活动有关，其中不仅有由于失败而极度悲伤，也有由于得胜、亲友团聚高兴过度而死亡的。

专栏 5-1：恐惧的羔羊

　　古代阿拉伯学者阿维森纳，曾把一胎所生的两只羊置于不同的外界环境中生活，一只小羊羔随羊群在水草地快乐地生活，而另外一只羊羔旁边拴了一只狼，这只羊羔总是看到自己前面那只狼，在极度的恐惧的状态下，不久因为惊慌而死去（图 5-2）。

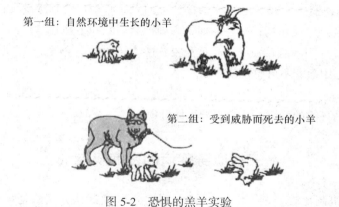

第一组：自然环境中生长的小羊

第二组：受到威胁而死去的小羊

图 5-2　恐惧的羔羊实验

2. **人格特征与疾病**　同样的心理社会因素作用于具有不同人格特征的人可导致不同的生理生化改变，引起不同的心身疾病，这在人格心理一章中，我们已有所论述。人格特征之所以能对心身疾病的发病产生影响，是因为患者的人格特征既可以作为许多疾病的发病基础，又可以影响许多疾病的发展过程。同样的疾病发生在具有不同人格特征的人身上，其症状表现、病程长短和转归可能不同。

近年来，关于疾病和个性有大量的研究，已成为该领域的一个重要研究课题。1959 年，美国心脏病学家 Friedman 和 Rosenman 在对冠心病的前瞻性研究和回顾性研究基础上提出了"A型行为类型"，认为这种人格类型与冠心病的发病有密切联系，故称之为"冠心病易患模式"。1978 年，世界心肺及血液研究协会确认：A 型行为是引发冠心病的一个重要危险因素，与高血压、高血脂和吸烟等危险因素具有同等重要的意义。英国学者 Career 等人经过大量研究提出"C 型行为类型"为癌症易患人格，这种人格类型主要表现为过分压抑、经常克制自己的情绪、有不安全感、过分合作、长期处于孤独、矛盾、抑郁和失望的情绪状态。C 型行为的人癌症发生率比非 C 型行为的人高 3 倍以上。

此外很多学者也研究了其他心身疾病与人格特征的关系（表 5-1）。

表 5-1　人格特征与心身疾病

疾　病	人格特征
哮喘	过分依赖、幼稚、希望被照顾
结肠炎	听话带有强迫性、抑郁、心情矛盾、吝啬
心脏病	忙碌、好胜、好争、急躁、善于把握环境
麻疹	渴望得到情感、烦恼、抑郁
高血压	好强、愤怒被压抑、听话
偏头痛	追求尽善尽美、死板、好争、嫉妒
溃疡病	依赖、敌意被压抑、感情受挫、有雄心

（三）生理因素

在心身疾病的病因学和发病过程的研究中，人们早已发现在同样的心理社会刺激下，只有一部分人患心身疾病且心身疾病的类型不同。这是因为他们原先的生理特点（生理始基）各不相同，即他们对不同心身疾病的易患性不同。例如：在溃疡病的发病中，胃蛋白酶原的增高（生理始基）起重要作用。研究发现：社会生活事件在心身疾病的发病中起"扳机"的作用。只有胃蛋白酶原的增高没有心理社会刺激，一般不会发生溃疡病；而只有心理社会刺激没有胃蛋白酶原的增高这一生理始基，也不会导致溃疡病；另外，如果心理社会刺激和生理始基都具备但缺乏特异的心理学特征，即个体对各种刺激有较强的"心理免疫"能力，同样不会发生溃疡病。因此，生理始基在心身疾病发病过程中起着不可忽视的作用。

总之，心身疾病的产生是多种因素相互作用的结果，社会因素、心理因素、生理因素交织在一起共同影响机体内环境的稳定，从而影响机体健康。

三、心身疾病的发病机制

心身疾病发病机制比较复杂，生物 - 心理 - 社会医学模式认为疾病是多种因素复合形成的，心身疾病也不例外。不同的心身疾病及其不同阶段的各种因素所起的作用不同。尽管许多研究已证明心理社会因素与心身疾病的发病有着密切的联系，但其发病机制仍是目前医学心理学亟待深入研究的中心课题之一。关于心身疾病的发病机制，目前主要有以下几种理论观点。

（一）心理动力学理论

心理动力学理论主要是以精神分析学说为基础的，代表人物有亚历山大和 Dunbar。心理动力学理论强调潜意识心理冲突在心身疾病发生中的作用，认为个体特异性的潜意识特征决定了心理冲突，引发特定的心身疾病。心身疾病发病有 3 个要素：① 未解决的心理冲突；② 身体器官的脆弱易感倾向；③ 自主神经系统过度活动性。心理冲突多出现于童年时代，常常被压抑到潜意识之中，在个体成长过程中受到许多生活变故或社会因素的刺激，这种冲突会重新出现。如果这些重新复现的心理冲突找不到恰当的途径疏泄，就会通过过度活动的自主神经系统引起相应的功能障碍，从而造成所支配的脆弱器官的损伤。

早期亚历山大认为，个体特异的潜意识动力特征决定了心理冲突引起特定的心身疾病（冲突特异理论）。他把心身疾病的产生解释为：潜意识冲突导致精神紧张，改变交感或副交感神经系统的功能，扰乱了神经内分泌系统，从而出现相应的症状。例如：哮喘的发作被解释成是试图消除被压抑的矛盾情绪（如与母亲隔离引起的焦虑）或避开危险物，此时患者不是以有意识的行为而是以躯体症状——哮喘来表达；溃疡病被解释成患者企图得到他人喂食与款待的潜意识欲望被压抑；原发性高血压是由于患者对自己攻击性决断的潜意识压抑等。因此，亚历山大认为根据一个人的心理冲突性质可以预测他将会患何种心理疾病。

目前，学者们认为潜意识心理冲突是通过自主性神经系统功能活动的改变造成某些脆弱器官的病变。例如心理冲突在交感神经亢进基础上可造成原发性高血压、甲状腺功能亢进等；在迷走神经功能亢进的基础上则可造成哮喘、溃疡病等。只要查明致病的潜意识心理冲突，即可弄清发病机制。心理动力学理论对于心身疾病发病机制认识上的缺陷，在于夸大了潜意识的作用，且这种作用尚未能得到实验的证实。

（二）心理生理学理论

心理生理学研究是目前心身相关研究中的最前沿部分，也是今后医学心理学研究的一个重要方向。心理生理学理论认为心理神经中介途径、心理神经内分泌途径和心理神经免疫学途径是心身疾病发病的重要机制。

心理神经中介途径认为心理社会因素作为一种刺激，传入大脑就会产生一定的情绪反应和生理变化，可直接影响中枢神经系统、下丘脑和大脑皮质，而这些中枢又控制自主神经和内脏活动，强度大而持久的不良情绪状态，可使自主神经系统功能紊乱产生一系列病理生理变化而引起疾病。

心理行为与神经内分泌调节之间的关系非常密切，其中下丘脑 - 垂体 - 肾上腺（HPA 轴）、下丘脑 - 垂体 - 甲状腺（HPT）轴、下丘脑 - 垂体 - 性腺轴起了重要的作用。例如 HPA 轴由下丘脑所释放的促肾上腺皮质激素释放激素（CRH）、垂体所释放的促肾上腺皮质激素（ACTH）和外周器官肾上腺皮质释放的皮质醇等都与应激调节有关。现代医学研究已经证明，处于紧急状态时，血中ACTH 的升高主要由下丘脑室旁核释放的 CRH 引起。脑对应激的调节主要通过：① 激活脑干青斑核交感神经 - 肾上腺髓质轴而释放儿茶酚胺；② 兴奋下丘脑 - 腺垂体 - 肾上腺皮质轴而增加糖皮质激素的合成和分泌；③大脑边缘系统如海马、内嗅皮质、扁桃体等也参与了应激的调节。

近代心理神经免疫学的研究结果表明，应激状态下机体会发生免疫系统的变化。持久的应激会导致皮质醇水平增高，通过以下途径降低机体免疫功能：①抑制免疫细胞，包括淋巴细胞、巨噬细胞、中性粒细胞和肥大细胞等；②导致胸腺和淋巴组织退化或萎缩影响 T 细胞的成熟；③抑制 IL-1 和 IL-2 的释放引起血清免疫球蛋白降低。另外神经内分泌系统在应激状态下释放的激素或神经递质如 ACTH、去甲肾上腺素、5- 羟色胺等，可直接作用于淋巴细胞受体对淋巴细胞转化、自然杀伤细胞的活性、多形核白细胞及巨噬细胞功能、干扰素（INF）的生成等都具有下调作用。

（三）行为学习理论

行为学习理论的基础是条件反射学说或学习理论，主要代表人物有米勒（Miller NE）等心理学家。行为学习理论认为：某些社会环境刺激引发个体习得性心理和生理反应，表现为情绪紧张、呼吸加快、血压升高等。由于个体素质上的问题、特殊环境因素的强化、通过泛化作用使这些习得性心理和生理反应可被固定下来，继而演变成为症状和疾病，例如紧张性头痛、过度换气综合征、高血压等。

传统的学习理论仅指条件反射学习，不论是巴甫洛夫的经典条件反射还是斯金纳的操作条件反射，都将强化作为学习过程的一个要素来说明。心身疾病中的一部分可以用条件反射学习加以解释，如儿童哮喘的发作可因获得父母的额外照顾而被强化。米勒等关于"植物性反应的操作条件反射性控制"的实验说明，人类的某些具有方向性改变的疾病可以通过学习而获得，例如血压升高或降低、腺体分泌能力的增强或减弱、肌肉的舒缩等。基于此原理提出的生物反馈疗法和其他行为治疗技术，已被广泛地应用于心身疾病的治疗中。然而，人类心身疾病的形成并非都能用条件反射来进行解释，以班杜拉为代表的社会学习理论学派提出，在人类心身疾病中，观察学习及模仿可能起着重要的作用，如儿童的有些习惯可能是对大人习惯的模仿，因为这些习惯的养成中并无强化的影响。

（四）综合的心身疾病发病机制

目前，对心身疾病研究不再拘泥于某一学派，而是综合心理动力学、心理生理学和行为学等理论相互补充形成综合的心身疾病发病机制理论。其主要内容可概括如下：

1. **心理社会刺激物传入大脑** 心理社会刺激因素通过认知评价、人格特征、社会支持、应对资源等中介因素的作用传到大脑皮质，被接受并得到加工处理和储存，使现实刺激加工，转换成抽象观念。

2. **大脑皮质联合区的信息加工** 联合区将传入信息通过与边缘系统的联络转化成带有情绪色彩的内脏活动，通过与运动前区的联络构成随意行动的传出。

3. **传出信息促发应激系统引起生理反应** 包括皮质素释放激素的释放、蓝斑 - 去甲肾上腺素 / 自主神经系统变化进而影响垂体 - 肾上腺皮质轴及自主神经支配的组织，表现为神经 - 内分泌 - 免疫的整体变化。

4. **心身疾病的发生** 身体器官的脆弱易感倾向由遗传和环境因素决定，机体适应应激需求的能量有限，过度使用就会导致耗竭强烈、持久的心理社会刺激物的作用，从而产生心身疾病。

四、心身疾病的预防

心身疾病是心理社会因素和生物因素综合作用的结果，因而心身疾病的预防也应同时兼顾心、身两方面，心理社会因素大多需要相当长的时间作用才会引起心身疾病（也有例外），故心身疾病的心理学预防应从早做起。

具体的预防工作包括：① 对那些具有明显心理素质上弱点的人，如有易暴怒、抑郁、孤僻及多疑倾向者，应及早通过心理指导加强其健全个性的培养；② 对于那些有明显行为问题者，如吸烟、酗酒、多食、缺少运动及 A 型行为等，应利用心理学技术指导其进行矫正；③ 对于那些工作和生活环境里存在明显应激源的人，应及时帮助其进行适当的调整以减少不必要的心理刺激；④ 对那些出现情绪危机的正常人应及时帮助加以疏导。至于某些具有心身疾病遗传倾向，如高血压家族史或已经有心身疾病的先兆征象（如血压偏高）等情况者，则更应注意加强心理预防工作。

总之，心身疾病的心理社会方面的预防工作是多层次、多侧面的，这也是心理卫生工作的重要内容。

五、心身疾病的心理护理原则

由于心身疾病的发生与环境因素、人格、情绪等心理社会因素关系密切，而且这些社会心理因素在疾病的发生、转归过程起着重要的作用，所以心身疾病的心理护理应该从以下几个方面着手。

（一）缓解心理应激源

社会环境、生活事件及心理状态等各种应激源均可诱发或加重心身疾病，影响到心身疾病的转归，心理护理的目的就是针对社会环境、生活事件及患者的消极心理状态等心理应激源采取有针对性的措施，打破"应激源—心身疾病—负性情绪—加重心身疾病"的恶性循环。

（1）综合运用观察法和调查法，评估患者的心理状态，了解近期内生活事件对患者的影响。

（2）在了解患者心理状态及生活事件的基础上，运用沟通技巧，有效缓解患者的心理压力，稳定患者的情绪。

（3）帮助患者理清思路，正确认识生活事件对自己的影响，恰当评价自己的能力，调节患者的期望值，减少社会环境及生活事件的负性影响。

（二）疏导负性情绪

负性情绪是诱发和加重心身疾病的一个非常重要的因素，严重影响心身疾病的转归，负性情绪的改善是心身疾病护理的一个很重要的环节。

（1）帮助患者了解情绪在心身疾病中所发挥的作用，让患者对自己的疾病有客观的认识，意识到改善负性情绪的重要性。

（2）帮助患者客观地了解自己的境况，了解自己的处境和所承受的压力，以及内心的需求，分析自己产生紧张的原因是否与自己的期望值过高有关，提醒其正确认识自己，按照自己的想法适应客观要求，把期望值调整到与自己能力相当的程度。

（3）鼓励患者建立适当的心理宣泄途径。每个个体能够承受的心理压力是有限的，过高的压力不仅导致人情绪、行为的改变，严重时可导致人格解体和精神崩溃，帮助患者建立适合自己的心理宣泄途径。

（4）引导患者的能动性。鼓励患者增强同疾病做斗争的勇气和信心，激发患者自我领悟、自我认识和自我矫正的能力，充分调动起治疗的主观能动性，从根本上改善负性情绪。

（三）实施行为矫正

很多心身疾病有其特有的行为特征，矫正这些特有的行为特征是改善心身疾病预后的重要策略。

（1）评估患者的行为是否属于该心身疾病特有的行为类型，比如说冠心病的"A"型行为、癌症的"C"型行为。

（2）让患者意识到自己的行为类型与所患疾病的关系，激发患者改变其行为类型的动机。

（3）帮助患者根据自己的实际情况制订具体的、可行性的行为矫正计划和目标。

（4）督促患者实施自己制订的行为矫正计划。

第2节　临床常见心身疾病

心身疾病包括的范围很广，可涉及躯体各系统及临床各科。本节重点介绍一些常见的、国内外公认的、典型的心身疾病，如原发性高血压、冠心病、消化性溃疡、支气管哮喘、糖尿病、癌症。

一、原发性高血压

高血压是指体循环动脉收缩压和（或）舒张压的持续升高。我国采用国际上的统一标准，即收缩压≥140mmHg（18.7kPa）和（或）舒张压≥90mmHg（12.0kPa）即诊断为高血压。原发性高血压是以慢性血压升高为特征的临床综合征。患者除了可引起高血压本身有关的症状以外，长期高血压还可成为多种心血管疾病的重要危险因素，并影响重要器官如心、脑、肾的功能，最终可导致这些器官的功能衰竭。原发性高血压是最早被确认的心身疾病之一，也是危害人类健康最为严重的心身疾病之一。据统计，全世界成人中10%患有此疾病，美国为17.5%，日本为15.2%，新加坡为14.1%。不同地区、不同文化背景发病率有所不同，一般来说工业化国家高于发展中国家，城市高于农村，男性高于女性，脑力劳动者高于体力劳动者，患病率随年龄增长呈增高的趋势。我国因经济的迅速发展、竞争日趋激烈以及生活方式的明显转变，高血压发病率总体趋势已与发达国家相似。高血压的特点是三高（患病率高、死亡率高、致残率高）和三低（知晓率低、控制率低、治疗率低）。原发性高血压由综合因素所致，心理社会因素与其发生有密切关系，患高血压的个体易出现心理反应，对高血压患者，尤其是早期高血压患者进行心理社会干预效果较好。

（一）原发性高血压的心理社会危险因素

1. **社会环境与文化因素**　战争、社会动荡、自然灾害与持续性高血压及该疾病的转归密切相关。第二次世界大战期间，被围困在列宁格勒达3年之久的居民高血压患病率从战前的4%上升到了64%；即使在战争结束以后大多数人的血压仍不能恢复正常，结果造成许多人的过早死亡。

早期跨文化研究表明，原发性高血压多见于应激和冲突明显的社会。在城市高应激区及低应激区（按社会经济状况、犯罪率、暴力行为的发生、人口密度、迁居率、离婚率等因素来区分）流行病学调查发现，高应激区的居民高血压发病率高；而血压较低的人群多半保持着较为稳定的、传统的社会生活。移民带来的不安全感、再适应困难也会促使高血压的发生。

Theorell 和 Lind（1973）研究了瑞典中年人的工作压力与高血压的关系。他们分析了职位高低、工作责任大小和教育水平因素，计算了工作要求与员工能力间的不和谐程度。结果表明，随着不和谐分数增加，员工的平均收缩压水平从 130mmHg（17.3kPa）上升到 144.0mmHg（19.2kPa），不适感和疾病也随之增多。空中交通管制人员工作异常繁忙、紧张、责任重大，所受压力要远远高于其他空勤人员。Cobb 和 Ross（1973）发现空中交通管制人员很容易引起严重、持久的应激反应，他们的原发性高血压患病率比其他空勤人员高 4 倍，发病年龄从 48 岁降至 41 岁，提前了 7 岁。大城市电话局长途交换台的话务员（单位时间内接线频率高）患高血压病者多，说明精神紧张、责任过重与高血压病有关。

2. 情绪因素 人们很早就知道情绪与血压之间的关系。在英汉词典 "Sisyphus" 词条中指出："西西弗斯（Sisyphus）是古代希腊的一位暴君，死后坠入地狱被罚推巨石上山，当巨石在接近山顶时又被踢下被迫重新再推，如此循环不息。"Sisyphus 反应是指奋力拼搏接近成功时，遭到失败而且是屡战屡败时的心态。Sisyphus 反应几乎都会引起高血压以及多种心脑血管问题。

1711 年当 Hales 将动脉套管插入马的股动脉时，动物因为害怕而有明显的反应，待动物平静时血压又回落。在人类身上也存在同样的现象，如在医院里测量患者的血压往往要比在家里测得的数值高，原因就是患者心情紧张造成血压的异常变化，这就是所谓的"白大衣综合征"（white coat syndrome）现象。

Henry 等人（1971—1976）用大鼠完成了压力情景与高血压关系的研究。他们把出生不久的鼠随机地分成两组，实验鼠在隔离中长大，对照组在通常条件下群养，待它们长大后将它们放入相互交往箱中饲养，结果发现实验鼠普遍发生了慢性高血压，而对照组仍保持正常血压。组织学检查表明实验鼠也出现了间质性肾炎、主动脉粥样硬化、冠状动脉硬化和心肌纤维变性等改变。

3. 人格特征 Dunbar（1938）提出"人格特异理论"认为：高血压患者的人格特征是怕羞、完美、沉默和自我控制，但当与权威发生冲突时也会出现"火山爆发式"的情感。Harris 及 Singer（1967）报道一批在应激环境中引起高血压的妇女，其个性特点是有敌意、凶狠、好斗。Cottier 等人（1987）认为，敌意、A 型行为、神经质、焦虑及抑郁，缺乏应付能力可能与高血压的发病有关，但尚不能证实存在因果关系。国内孙丽娟（1998）对高血压患者进行卡特尔 16 种人格因素量表测试，并与正常人对照比较，结果显示高血压组的稳定性、恃强性、紧张性三因素偏离正常，表明高血压患者反应性、应激性高于正常人，情绪多不稳定，缺乏耐心、易激动，但这些也是冠心病患者人格因素的特征。换言之，原发性高血压患者的人格特征不是特异的，但多数学者认为经常焦虑和容易发生心理冲突的人易发生高血压。

（二）高血压患者的心理反应

由于原发性高血压常常隐匿起病、病程较长、早期血压波动在正常和异常之间，患者在刚发现高血压时常紧张、焦虑，随后常见的反应是忽视疾病。这与人们对疾病的认识不足、症状轻、疾病初期对患者社会功能的影响小和身体对高血压状态的代偿性适应有关。当疾病导致机体代偿能力下降而再次产生症状时，则会再度出现紧张焦虑。近几年，国内学者用症状自评量表（SCL-90）调查后发现：原发性高血压患者躯体化、抑郁、焦虑等因子分比正常人群高。

二、冠状动脉粥样硬化性心脏病

冠状动脉粥样硬化性心脏病（coronary atherosclerotic heart disease，CAHD），是指冠状动脉粥样硬化使血管腔狭窄或阻塞和（或）因冠状动脉痉挛导致心肌缺血、缺氧或坏死而引起的心脏病，统称冠状动脉性心脏病（coronary heart disease，CHD），简称冠心病，亦称缺血性心脏病（ischemic heart disease，IHD）。

冠心病是一种常见的心身疾病，其发生发展与生物、心理和社会多种因素有关，病情的严重性和病程长短与患者紧张等情绪状态密切相关。该病多发生于四五十岁以后，男性多于女性，城市居民高于农村，脑力劳动者高于体力劳动者。在不同国家、地区，冠心病的发病率很不一致。虽然目前冠心病在我国的发病率和死亡率仍未超过世界平均水平，但有逐年增多的趋势。1998—2008 年间中国男性冠心病发病率较以往同期增加了 26.1%，女性增加了 19.0%。冠心病死亡率极高，目前已成为成年人的第一大死因。

（一）冠心病的心理社会危险因素

1. **A 型行为**　1950 年美国两位心脏病专家 Friedman 和 Rosenman 发现冠心病患者的行为特征与正常健康人有很大差异，冠心病患者多具有雄心勃勃、竞争性强、易于激动、好争执、不耐烦、有时间紧迫感等性格特点，容易发生恼火（aggravation）、激动（irritation）、发怒（anger）和不耐烦（impatience），Friedman 称之为"AIAI"反应，这种行为特征称之为 A 型行为类型（type A behavior pattern, TABP）。相对缺乏这些特点的行为则被称为 B 型行为类型（type B behavior pattern, TBBP），表现有耐心的、谦虚的、放松的、有安全感的、有适当自尊的心理特征。为了证实 A 型行为与冠心病之间的关系，他们随后进行了大量的流行病学研究。

1960 年"西部协作研究组"（western collaborative group study, WCGS）对 3524 名年龄在 36～59 岁的健康男性进行了长达 8 年半（1960—1969）的追踪观察，发现 A 型行为者患冠心病的危险性约为 B 型行为的 2 倍（1.9：1）。这一结果提示，A 型行为确实是冠心病的致病危险因素。随后的许多流行病学研究，进一步证实了这种危险关系的存在。1978 年，世界心肺和血液研究学会对 TABP 与冠心病有关的结论给予确认，结论是：A 型行为类型与美国中年雇员冠心病的发病危险有关，这种危险比年龄、收缩压升高、血清胆固醇或吸烟等因素的危害还要大，相当于后面三者相加的强度级别。

然而，自 20 世纪 80 年代以来，A 型行为与冠心病关系的结论受到质疑。由于在有些研究中，人们并没有发现 A 型行为与冠心病之间的关系，因而对二者的相关性提出了异议。这种矛盾的结果可能与研究中人们对 A 型行为概念尚未形成统一的看法，或许与研究中使用的心理测验工具差异有关。

因此，目前的研究转向分析 A 型行为概念下的具体行为特点与冠心病的关系，并取得了一定的进展。构成 A 型行为的某些成分可能与冠心病的发生有一定关系，其中过度敌意和时间紧迫感可能与冠心病的发生、发展有关。有研究结果提示，对环境和其他人保持敌视态度的 A 型行为者发生冠心病的危险性增加，而适应并享受生活的 A 型行为者，危险性并不增加。但目前尚未得到肯定性结论，仍有待进一步深入研究。

5-1 A型行为模式的特征

从 Friedman 和 Rosenman 开始，学者们对 A 型行为模式的描述并不一致。

Glass(1977) 年认为，A 型行为的人具有下列特征：① 觉得时间过得相当快；② 在需要延宕反应的作业上表现不佳；③ 近乎最大极限地工作；④ 赴约会提前到达；⑤ 受到挫折会变得具有攻击性和敌意；⑥ 较少报告疲劳；⑦ 强烈的欲望，想主宰自己的身体和社会环境，并维护控制权。

Price(1982) 认为 A 型行为模式具有 3 个核心概念：① 必须不断地证实自己——A 型人的自我价值是不稳定的，甚至担心自我的价值，因而必须通过实质性的成就不断地加以证明；② 没有全人类的道德原则——错误的道德行为必将偿还，而正确的行为则不要偿还，因而激起敌意行为；③ 所有的资源都是不足的——争分夺秒，一切从零开始，因而激起竞争行为。

Wright(1988) 认为 A 型行为模式基本成分是：① 时间紧迫感——做事快，感觉时间不够；② 长时间亢奋状态——每天大部分时间处于紧张状态；③ 多面出击——总想同时做一项以上的事。

A 型行为模式到底是一组外显行为还是一种稳定的人格特质，抑或是人格类型或认知动机，目前仍缺乏明确统一的认识。不过一般都用 A 型人格或 A 型行为模式来概括上述所描述的这一类人。

2. D 型行为 1998 年荷兰学者 Denollet 首先报道 D 型行为易患心脏病，D 型行为的特征是孤僻、沉默、冷漠、消极、固执、不合群，并容易焦虑和冲动。2006 年 Denollet 等对 337 例冠心病患者观察 D 型行为促发心血管事件的发生率，平均观察了 5 年，共发生了 46 例（13.6%）心血管事件（其中包括 4 例心源性猝死），D 型行为促使冠心病患者发生心血管事件的风险增加 4 倍以上。

3. 社会心理因素 我国有学者报道 239 例冠心病患者中有明确社会、心理因素者 84 例（35.15%），主要表现在夫妻关系不和睦、工作不愉快、与儿女关系不佳、离婚或丧偶等。目前，认为与本病关系密切的社会心理因素有如下方面：① 生活事件：一般认为经历的事件越多，冠心病的发生和复发及死亡率越高，例如丧偶、车祸、疾病等。② 婚姻感情问题：外遇困扰、房事过度、夫妻感情不和等。③ 情绪问题：过分紧张、惊恐发作、屡遭惨败、焦虑或敌意、重度抑郁等。④ 社会经济地位：高收入、高阶层、脑力劳动、高教育水平、高竞争环境。

虽然社会心理因素对冠心病的促发作用已为大量的研究所证实，但社会心理因素并非冠心病发病的决定因素，冠心病是社会心理因素与其他因素如家庭遗传、饮食习惯、器官病理改变、生活方式等共同作用的结果。

专栏 5-2：愤怒的狒狒

狒狒是猴类中体型最大的种属，跟绝大多数动物种群一样，每个狒狒群里都有一个首领，它的地位最高，享有很多在种群里至高无上的特权。比如，它们中的母狒狒，别的公狒狒是不能碰的；吃东西的时候，它要先吃，吃剩下的东西其他狒狒才可以吃。

有一个以狒狒为研究对象的实验，实验者将狒狒首领和一只小狒狒分别关在两个铁笼子里，吃东西的时候先不给这两只狒狒吃，只让它们看着铁笼子外面的狒狒吃。结果，狒狒首领异常生气，它跳跃、咆哮，甚至还试图咬破铁笼子。不久，这只狒狒首领就患上了高血压、动脉硬化等疾病，一年后就因心肌梗死而死亡。而那只小狒狒却没有任何异常的表现。

问题：狒狒首领的高血压、动脉硬化是什么因素导致的？

4. 损害健康行为　吸烟、缺乏运动、过度饮食与肥胖、对社会压力的适应不良等是冠心病重要的危险因素，它们往往是在特定社会环境和心理环境条件下形成的，例如特定的工作条件和技术的进步常造成运动的缺乏；一定的经济条件、饮食习惯、文化背景易造成肥胖，从而通过一系列病理生理作用促进冠心病的形成。饮食与冠心病的关系，主要集中在脂肪这个关键连接点上，它决定了血液中胆固醇的水平，后者是冠心病发生的重要危险因素。由 7 个国家介入的国际性冠心病前瞻性研究观察了 12529 例男性，证实血液胆固醇水平可能是冠心病的重要预测指标，血液胆固醇水平在 4.68mmol/L（180mg/dl）以上者患冠心病的危险性明显增加。

（二）冠心病患者的心理反应

1. 患病后的心理反应　许多患者常常在不知不觉中患上了冠心病，一旦被诊断为冠心病后，患者的反应与其病前的人格特征和对疾病的认识，以及有关事件影响有关。倾向于悲观归因思维模式的患者常常紧张焦虑不安，甚至出现惊恐发作，如果近期有因冠心病死亡事件发生，会加重此种焦虑情绪；有些患者出现继发性抑郁，整个生活方式则会发生重大改变，疾病行为成为他们生活中的主要行为，这样就加重冠心病，诱发心肌梗死。由于患者恐惧冠心病、希望自己不得这种病，因而常采用"否认"和"合理化"的心理防御机制，如将胸痛说成胃部不适，竭力寻找自己不可能患冠心病的理由，这样患者经常延缓求医或拒绝就诊。

2. 急性心肌梗死患者的心理反应　Cromwell 及 Levenkron（1985 年）综述了以前有关心肌梗死（AMI）心理学后遗症的研究，发现早期研究认为大部分 AMI 住院患者都发生抑郁。国外学者曾对冠心病监护病房 445 名患者进行调查，有 33% 患者请过精神科会诊，其原因有焦虑、抑郁、敌意、谵妄、家庭干扰、睡眠障碍、征求用药意见等。通常第 1 天为焦虑；第 2 天有部分患者呈现"否认"的心理反应；第 3 天以后主要为抑郁，其持续时间比焦虑长。这些心理问题影响着疾病的发展和进程。

三、消化性溃疡

有一位某外企销售部经理，男性，29 岁。他进取心强，工作认真负责，但性格较内向，遇到不如意的事情时，容易出现焦虑、紧张甚至愤怒的情绪，而且总喜欢自己憋着，几乎从不对外发泄。一年半前，患者遭受失恋事件后情绪低落、意志消沉，工作时心不在焉，结果在公司人事调整时被辞退。被辞退后不久，他母亲又患上了重病。他半年前开始出现泛酸、嗳气、胃部不适等症状，经医院诊断为消化性溃疡。

消化性溃疡（pepticulcer）是一种典型的消化系统心身疾病，溃疡主要发生于胃和十二指肠部位，故又称为胃、十二指肠溃疡。人群中约有 10% 的人在其一生中患过本病。其发病涉及幽门螺旋杆菌、胃酸和胃蛋白酶等因素的侵袭作用，与十二指肠、胃黏膜屏障防御之间的平衡失调有关。心理、社会因素造成的应激会刺激胃酸分泌加剧平衡失调，特别是十二指肠溃疡，与心理社会因素的作用关系密切。

（一）消化性溃疡病的心理社会危险因素

1. 人格特征　国内外相关学者认为，人格特征与溃疡病的发生有一定的关系。社会生活事件的刺激只有在一定的人格特征的基础上才能起到致病的作用，这种人格特征是溃疡病形成的易感素质，它既可作为溃疡病的发病基础，也可改变疾病过程而影响疾病的转归。Dunbar 认为溃疡病的人格特征表现为对工作认真负责，有较强的进取心和强烈的依赖愿望，易怨恨不满，常常压抑愤怒等特点。精神分析学派强调儿童早期母子关系作用，认为如果婴儿"口部需要"过于强烈而母亲又难于满足，从而产生挫折使胃酸和胃蛋白酶原分泌增加，导致溃疡病的发生，但这一观点一直未能被实验性研究结果所证实。国内肖水源等的研究显示，消化性溃疡患者的艾森克个性测验中神经质分数高于对照组，说明消化性溃疡患者的个性倾向于情绪不稳定、焦虑、紧张，对外界刺激反应强烈。

但近年来，国内外研究结果发现具有任何人格特征者均可发生溃疡病，因而溃疡病很可能无特异性的人格特征。

2. 社会生活事件　严重的负性生活事件和重大的社会变革，如亲人丧亡、离异、自然灾害、战争、社会动乱等造成的心理应激，可促使溃疡病的发生。研究发现消化性溃疡患者的各种负性生活事件明显高于正常人群。肖水源、杨德森等对消化性溃疡和正常成年人各 100 例进行 Holmes 生活事件量表调查，发现溃疡组病前 1 年的生活事件数、生活事件紧张总值高于对照组。Peters 和 Richardson（1983）曾报道 2 例由于生活环境在短期内剧烈变动而患了溃疡的案例，他们在 6 个月内家庭中有 6 位亲人相继故去，本人还遭受诬告、解雇、被捕入狱，随后出现消化道症状，经检查证实患消化性溃疡。

3. 职业及环境因素　精神高度紧张、责任过重的职业，如司机、医生、领航员、工程技术人员、企业管理人员等，溃疡病发生率高；不同国家和地区发病率有显著差异，如英、美和我国十二指肠溃疡病多，日本胃溃疡多，说明环境因素在消化性溃疡多因素发病中有重要地位。Rose 等人经过 5 年以上的前瞻性研究发现，空中交通管制员的溃疡病发生率比其他人群高 2～3 倍。Brodsky 的研究发现，监狱看守及教师都有工作负担过重、恐惧、角色模糊等应激体验，由于监狱行政长官与学校校长在管理方面没有稳定的政策，所以在多变的环境中，监狱看守及教师由于恐惧心理，造成的应激导致溃疡病的发生。

4. 情绪　消化性溃疡患者常存在情绪障碍，不良情绪与溃疡病的发病或复发有密切关系。如愤怒、焦虑、紧张与消化性溃疡发病相关，这些情绪可导致胃酸分泌增加，胃蛋白酶原含量升高，胃黏膜自行消化产生溃疡；长期处在无助、失望、抑郁的情绪状态时，可引起胃黏膜供血减少，极易导致溃疡的产生。应激时的抑郁情绪也很容易促使溃疡病的发生。Reies 等人发现，用抗抑郁药治疗消化性溃疡，4 周有效率达到 46%～86%，有些顽固、难愈性溃疡也有所好转，其药理作用除与三环类阻断 H_2 受体及抗胆碱能功能有关外，很可能与缓解或消除了抑郁情绪有一定的联系，提示改善消极情绪有助于溃疡愈合。

（二）消化性溃疡患者的心理反应

消化性溃疡患者伴抑郁障碍较为常见，但临床上常与其他情绪障碍并存。唐艳萍等通过症状自评量表（SCL-90）、焦虑自评量表（SAS）及抑郁自评量表（SDS）对消化性溃疡患者进行调查，发现本症患者 SCL-90 的总分及因子分均高于正常对照组，特别是躯体化、人际关系敏感、抑郁、焦虑等尤为突出，SAS 及 SDS 测定表明患者存在明显的焦虑、抑郁情绪障碍。金雁报道十二指肠溃疡的溃疡面积、病程、严重程度与抑郁情绪呈正相关。张玫（1993）对北京地区 3440 名 60 岁以上老年人调查指出老年人溃疡病的患病率在 4.1%，抑郁是老年溃疡病的危险因素之一。

四、支气管哮喘

支气管哮喘（bronchial asthma，简称哮喘）是典型的心身疾病，是由嗜酸性粒细胞、肥大细胞和 T 淋巴细胞等多种炎症细胞参与的气道慢性炎症。这种炎症使易感者对各种激发因子具有气道高反应性并引起气道缩窄。临床上表现为反复发作性的喘息、呼气性呼吸困难、胸闷或咳嗽等症状，常在夜间和（或）清晨发作、加剧，与常常出现广泛多变的可逆性气流有关，多数患者自行缓解或经治疗缓解。支气管哮喘的病因较复杂，除了过敏源、特异性体质、感染外，心理社会因素也是主要的触发因素。由于气候环境、生活条件和职业等因素的不同，各地患病率不一致，在 0.5%～5.29% 之间，近年来有增加的趋势。本病可发生于任何年龄，50% 小于 12 岁，在哮喘患儿中 70% 起病于 3 岁前。

（一）支气管哮喘的心理社会危险因素

1. 人格特征　Creer（1978）提出哮喘患者过度依赖、敏感和过于被动，有些人表现为神经质人格。但以后的研究一直未发现有特异性人格类型特征。精神分析学家发现约 1/3 哮喘患者具有强烈地乞求母亲或替代者保护的潜意识愿望，这种愿望使患者对母子分离特别敏感，患者的母亲常表现出过分牵挂的、审美的、统治的、助人的人格特征，因此认为患者的乞求保护的愿望是由母亲人格特点所引起，一旦患者的需求得不到及时满足时就有可能出现哮喘发作。精神分析学家这一观点尚需进一步研究结果证实。

2. 负性生活事件　负性生活事件可诱发或加重哮喘，如亲人死亡、母子关系冲突、家庭不和、意外事件、个人欲望未满足、生活环境改变、过度紧张和疲劳等负性生活事件引起的心理应激，可以导致强烈的情绪反应和神经内分泌反应，从而影响免疫机制及呼吸道生理功能，致使哮喘发作。哮喘长期反复发作会使患者产生焦虑、沮丧等消极情绪，这些消极情绪与哮喘发作互为因果，形成恶性循环。

3. 不良情绪　目前认为，情绪是触发支气管哮喘发病的因素之一，尤其是剧烈的情绪反应是触发哮喘的重要因素，5%～20% 的哮喘发作是情绪因素引起的。全球哮喘防治战略（Global Initiative For Asthma，GINA）制定的手册特别说明剧烈的情绪反应（如大哭、大笑）会触发或加重哮喘。区分支气管哮喘患者的发作是与特殊的过敏原有关还是与情绪因素有关相当困难，多数患者是在具有明显的过敏或感染基础上，当发生强烈的情绪或其他精神刺激时引起发作。美国哮喘研究中心多次证实焦虑在哮喘的发病中有着重要作用，人际关系冲突、社会变动、战争、自然灾害等都可造成焦虑，从而导致哮喘发作。

4. **亲子关系**　在哮喘患者的亲子关系研究中发现，亲子关系紊乱所造成的紧张或不良情绪会诱发哮喘发作。母亲的过分溺爱与哮喘发作有关。Schobinger 等（1992）研究发现，与健康儿童比较，哮喘儿童的父亲在 5 分钟谈话示范中，表现出更强的批评态度和更多的消极言语交流量。

（二）支气管哮喘患者的心理反应

支气管哮喘患者可出现较多的心理行为异常反应，如抑郁、情绪不安、害羞、失望、脆弱、易于冲动、过于敏感和关注自己等，这些反应会进一步阻碍哮喘患者的人际交往与社会适应，不利于病情好转。支气管哮喘发作时的呼吸困难使患者产生濒死感，使患者处于恐惧和焦虑的情绪状态，这种情绪状态又加重了哮喘发作，从而形成"发作 - 恐惧 - 发作"的恶性循环。Gieben 及 Kerekjaalo 指出，与其他人群相比，哮喘患者面对心理冲突时所表现出的沮丧、受强制、多疑、戒备、消极和缺乏情感更为严重。

五、糖　尿　病

糖尿病（diabetes mellitus）是由多种病因引起、以慢性高血糖为特征的代谢紊乱性疾病。高血糖是由于胰岛素分泌不足，或胰岛素作用的缺陷，或者两者同时存在而引起，除糖类以外尚有蛋白质、脂肪代谢异常，晚期常伴有感染和酮症酸中毒昏迷而危及生命。WHO（1997）报告全世界约有 1.35 亿糖尿病患者，预测到 2025 年将上升到 3 亿，其中 2.3 亿在发展中国家。但在第 4 个"联合国糖尿病日"（2010 年 11 月 14 日）国际糖尿病联盟（IDF）估计，全球糖尿病患者已超过3 亿，将世界卫生组织的预测提前了 15 年，不仅在发达国家，而且在中国、印度等经济快速发展的发展中国家也在急剧增加。尽管糖尿病的发生和遗传因素密切相关，但肥胖、都市化的生活方式、应激性生活事件也与糖尿病的发生、发展和预后关系密切。

（一）糖尿病的心理社会危险因素

1. **人格特征**　Dunbar（1936）认为：大多数糖尿病患者性格不成熟，具有被动依赖、做事优柔寡断、缺乏自信、常有不安全感。这些人格特点被称为"糖尿病人格"。黄列军（1998）用艾森克人格问卷对糖尿病患者进行调查，发现糖尿病患者具有内倾、不稳定、掩饰性人格特征。梁瑞琼（2005）研究后认为 2 型糖尿病患者具有 C 型人格、情绪反应和行为模式。但目前缺乏前瞻性研究来证实糖尿病患者是否有特异性人格特征。

2. **负性生活事件**　糖尿病的发生与应激性生活事件有一定关系，生活环境的突然改变、亲人患病或亡故、无辜的冤枉、突发性灾难事件、人口膨胀、交通拥挤、人际关系复杂等各种原因，可造成全身处于心理应激状态，通过内分泌途径介导，致使血糖升高诱发糖尿病。Coetsch 等（1990）对 6 例 2 型糖尿病患者在自然生活环境中给予实验性应激事件（心算）结果显示在心算期间患者的血糖水平显著升高而且应激强度越大血糖升高越明显。了解糖尿病患者的病史，常常会发现糖尿病发作前有灾难性生活事件发生过。回顾性和前瞻性研究发现，在一定时间内累计的生活变化单位与糖尿病的发作和严重程度有关，并得到进一步的证实。大量临床资料表明，生活事件与糖尿病的代谢控制有密切关系，一些糖尿病患者在饮食和药物治疗不变的情况下，由于突发的生活事件，病情迅速恶化，甚至出现严重并发症。

3. 情绪　人们很早就已经观察到，情绪因素与糖尿病发病和加剧有关，抑郁、焦虑等情绪可导致病情加剧或恶化。Hirsch（1992）研究提示糖尿病患者的抑郁症状最常见，特别是反应性负性情绪体验最突出。北京医科大学 1996 年对糖尿病患者的对照研究也发现，糖尿病组有明显的焦虑、抑郁情绪，女性比男性更明显。因此，有不少学者建议应在药物治疗的同时加强对糖尿病患者的情绪进行调节。

（二）糖尿病患者的心理反应

糖尿病是一种慢性疾病，长期的治疗任务有赖于患者的密切配合，常常需要患者改变多年来养成的生活习惯和行为模式。患病初期，患者常表现为心理上的否认。随着病情的进展，易产生紧张、恐惧、忧郁或焦虑情绪，而且由于糖尿病的病情易于发生波动，患者的应对努力和预防措施并非总能奏效，一旦发生这种情况，患者就可能会感到失望、无所适从、悲哀、苦闷，对生活和未来失去信心，从而导致应对外界挑战和适应性生活的能力下降，甚至产生自杀的意念和行为。另外，有报道指出心境恶劣的糖尿病患者自控能力较差，血糖控制不理想，糖化血红蛋白（HbA1C）上升，睡眠差生活质量下降；伴有抑郁症的糖尿病患者语言表达能力下降，认知缺陷增多，注意力不集中，处理问题速度减慢（45%），口头记忆减退（35%）。

糖尿病患者心理反应的性质、强度和持久性取决于多种因素，如病情的严重程度、既往的健康状况、生活经历、社会支持、对疾病的认识和对预后的评估以及应对能力和性格等。

（三）糖尿病与抑郁

糖尿病与抑郁共患是临床上常见的重要问题。Lustman 等（2000）综合了数十个研究结果后认为糖尿病患者抑郁发生率>25%，并发现抑郁和高血糖有关。在新近被诊断为糖尿病的患者中发现 30% 左右曾患过抑郁症，而在非糖尿病人群中抑郁症的发生率仅为 3.8%。美国疾病预防控制中心（Center for Disease Control，CDC）在对 1 万例糖尿病患者进行调查之后发现，情绪低落为主的患者心理障碍的发生率要比非糖尿病人增加 2 倍以上。多数专家认为糖尿病之间的相关性要比糖尿病症状与血糖控制以及与并发症之间的相关性还要密切。糖尿病发生抑郁的机制可能与神经内分泌功能改变有关。Lustmen 等（1992）的实验表明高血糖与血浆皮质醇增多有关，他认为高血糖可引起血浆皮质醇、高血糖素、生长激素的增多，长期高血糖可能引发皮质醇活性改变，从而导致抑郁。有研究表明糖尿病和抑郁症都有生长激素过度分泌以及下丘脑 - 垂体 - 肾上腺（HPA）轴的功能失调，皮质醇分泌紊乱、胰岛素抵抗。皮质醇分泌紊乱可引起脑内高亲和性盐皮质激素受体和低亲和性糖皮质激素受体间激素作用失衡，致使 5- 羟色胺（5-HT）系统功能障碍，从而发生情绪障碍。另一个方面，抑郁可增加患糖尿病的风险和影响治疗效果。Eatona（1995）对患抑郁症但无糖尿病的人群随访 13 年，认为重度抑郁增加了发生 2 型糖尿病的危险性，抑郁心理状态可影响体内糖代谢，使机体对糖代谢的调节能力降低，他还证实了 2 型糖尿病的临床抑郁的发生早于糖尿病的发生。有研究表明，抑郁可使空腹血中胰岛素水平降低血糖升高，但目前抑郁导致糖尿病机制不详。

六、癌 症

癌症是一种严重危害人类健康和生命的常见病、多发病，其发病率与死亡率正在逐年上升，已成为当前人类最主要的死因之一。国家卫生和计划生育委员会卫生统计信息发布中心报告 1991 年我国城市居民总死因中恶性肿瘤居第一，占 21.88%；农村居民总死因中恶性肿瘤居第二位，占 17.47%。人体各部位均可发生恶性肿瘤，男性以消化道癌最多，呼吸道癌次之，女性除上消化道癌和呼吸道癌多见外，子宫颈癌和乳腺癌亦很多见。癌症的病因十分复杂，许多发病机制还不十分清楚。有关的研究提示心理社会因素和癌症的发生发展密切相关，而且癌症患者的不良心理反应和应对方式对其病情的发展和生存期有显著的影响。

（一）癌症的心理社会危险因素

1. 人格特征 关于个性特征与癌症的关系古代就有记载。中国医书《外科正宗》里就有：乳癌是由于"忧思郁结、精想在心、所愿不遂、肝脾进气以至经络阻塞结聚成结"。公元前 2 世纪的古罗马时代盖伦（Galen）就发现黑胆汁（抑郁）气质类型的妇女患乳腺癌的较多。目前很多研究也认为癌症患者存在着易感性行为特征模式称之为"C 型行为模式"（type C behavior pattern）。这种行为模式的人不善于表达自己的感受，高度地顺从社会，它们一般过分谨慎忍让、追求完美、情绪不稳而又不善于疏泄自己的负性情绪，常常有沮丧、无助、悲伤等负性情绪体验。美国学者对 182 名被试者（按人格特征分 A、B、C 三类）随访观察了 16 年，发现具有 C 型行为模式的人患病率最高，癌症发生率比非 C 型行为模式的人高 3 倍以上。

2. 生活事件 生活事件是一个人产生应激行为的主要来源，与癌症关系密切。在中国大庆对胃癌的调查中，发现胃癌患者在被确诊前的 8 年内有 76% 的患者报告遇到过生活事件，在被确诊前的 3 年内有 62% 的患者报告遇到过生活事件（一般来说当胃癌被确诊时其癌的发展已过了 3～8 年）。越来越多的证据表明，经受高度压力体验的人更容易患癌症。持续的压力从免疫系统中调用我们的精力，使我们更易于感染或患上恶性疾病（Cohen 2002）。心理学家对各种癌症患者的病前生活事件量化分析，证明绝大多数癌症患者的生活变化单位（LCU）在 200 分以上。

癌症患者所遭遇到的生活事件主要与一种我们称之为"重要情感的丧失"有关，如离婚、丧偶、亲人死亡等。所谓重要情感是指对一个人来说很重要的情感，主要指对爱人、对子女及对其他有亲密关系的人的情感，这些情感的丧失可能是由于这些人的去世，也可能是由于这些人的永久离去。美国约翰斯·霍普金斯大学医学院的 Thomas 博士对该校 13 000 多名毕业生进行了长期的追踪，观察到 1978 年其中已有 48 人患癌症，他分析了这些癌症患者的心理测查记录，结果发现大多数曾叙述有过不良的生活经历，尤其在双亲和家庭关系的问题上。

3. 不良行为方式 许多癌症的发生与行为危险因素有关，如长期大量吸烟者患呼吸系统癌症、胰腺癌和膀胱癌的相对危险度增加；不良饮食习惯如暴饮暴食、喜欢吃粗、硬、热、快的食物，吃饭时生闷气等是消化道癌的促发因素；性生活紊乱与性器官肿瘤的发生有关等。当然这些行为危险因素与心理社会因素直接相关，是心理社会因素造成了行为问题。

（二）癌症患者的心理反应

1. 确诊前的心理反应 确诊前疑为癌症时，患者可能会因潜在的"恐癌"意识而回避事实，就诊时避重就轻，不积极检查，将病情合理化，这些均对早期诊断不利。同时患者对诊断结果表现出期待性焦虑、伴坐卧不安、失眠、食欲下降。

2. 确诊后的心理反应 当患者得知癌症的诊断消息后其心理反应大致可分为 4 期。

（1）休克 - 恐惧期：当患者突然得知自己患癌症后心理受到极大的冲击反应强烈，可表现为惊恐、绝望、眩晕、心慌有时出现木僵状态，逐渐意识到自己是患癌症的患者主要表现出恐惧的心理反应。

（2）否认 - 怀疑期：当患者从剧烈的情绪震荡中冷静下来后便开始怀疑诊断的正确性，并在潜意识中使用否认的心理防御机制来减轻内心的痛苦与紧张，同时开始四处求医，期望得到否定癌症的诊断。

（3）愤怒 - 沮丧期：当确认癌症不可更改的事实后，患者会表现出激动、愤怒、暴躁、爱发脾气，有时会出现攻击性行为。同时患者又会表现出沮丧、悲哀、抑郁，甚至感到绝望，可出现自杀倾向或行为。

（4）接受 - 适应期：患者最终不得不接受和适应患癌的事实，情绪也会逐渐平静，但多数患者难以恢复到病前的心理状态，而陷入长期的抑郁和痛苦之中。

复习与思考题

1. 什么是心身疾病、心身障碍、心身反应、身心疾病？
2. 心身疾病的特征是什么？
3. 心身疾病的发病因素有哪些？
4. 心身疾病的发病机制有哪些？
5. 试述心身疾病的心理护理原则。
6. 简述冠心病、高血压、消化性溃疡、糖尿病、哮喘、癌症的心理社会危险因素。
7. 试述糖尿病与抑郁的关系。
8. 试述癌症患者的心理反应。

（宋玉萍）

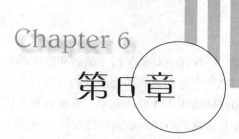

Chapter 6

第6章

心 理 评 估

本章导读： 护理心理学是重视客观描述和量化研究的学科，对护理对象进行心理护理、心理干预是在心理评估的基础上进行的，心理评估是当代护理工作者实施心理护理和干预时需掌握的重要技能，同时也是检测心理干预效果的常用手段。要做好心理评估，需要理解心理评估、心理测验、行为观察、临床访谈等基本概念；知晓心理评估常用的方法及分类，领会临床访谈的策略、技巧。学习本章知识后能够了解受访者对人、事、物及周围环境的反应，存在的心理问题与疾病的关联程度等，为制订及实施护理计划，进行心理干预提供客观的依据和方向。

第1节　心理评估概述

一、心理评估的概念

应用多种心理评价方法，对某个群体或个体的心理现象作全面、系统和深入、客观地描述的过程称为心理评估（psychological assessment），是运用心理学的理论和方法对人的心理品质及心理健康水平所做出的综合评定。

心理评估在心理学、医学、教育、人力资源、军事、司法等诸多领域有着广泛的用途，专门应用在临床医学、护理等领域则称为临床心理评估（clinical psychological assessment）。临床心理评估是心理评估在临床上的具体应用，本章侧重讲解临床医学领域的心理评估。

专栏6-1：心理评估与心理测量、心理测验的关系如何？三者有何区别？

心理评估强调的重点是搜集资料、整合资料并解释资料的方法、过程并做出结论。它可以通过观察、访谈、调查等方法收集评估对象的所有相关资料，包括定性或定量的，现在的或过去的资料。心理评估涉及的内容比心理测量更宽广。

心理测验是心理测量的一种具体方法和手段，是结合行为科学和数学方法对某一个特定的个体或群体进行测量的手段。

心理测量的重点是收集资料，特别是量化资料。心理测量具有标准化、数量化、客观化的特点。它借助标准化的测量工具将人的心理现象或行为进行量化，心理测量是心理评估非常重要的技术，在心理评估中占重要位置，但无法全部代替心理评估中其他的方法。

二、心理评估的目的和任务

心理评估对象包括了患者和健康的人，故评估的范围涉及疾病和健康两大范畴及相互间的影响这三个方面，目前按照生物心理社会医学模式，对健康范畴的评估更加重视，不同的评估对象和具体临床工作或研究中，常常各有不同侧重点，分析评判结果时应全面考虑评估对象多方面的相互影响。心理评估的目的及任务包括以下几个方面。

（1）描述个体或人群有关疾病的特征，主要是从疾病的行为表现或精神病学的角度进行评估，协助心理诊断、临床诊断以及分类，如评定和筛查其心理、行为是否正常；有无现存或潜在的心理健康问题以及与疾病的关系；智力落后与行为问题的鉴别；精神疾病的鉴别等。

（2）描述个体或人群的健康状况，全面地从生理、心理、社会等方面对构成健康的诸要素进行评估，为研究增进各种人群的健康机制和方法提供依据。

（3）评估日常健康行为习惯和日常功能的有效水平。

（4）评估疾病发展中的心理过程，包括认知、行为、社会、情感等诸多心理过程。

（5）评估心理社会因素在疾病自然愈合过程中的作用。

（6）评估个体对不同应激刺激的反应，主要指在实验室控制条件下，观察个体对各种应激事件的心身反应性质和程度。

（7）评估疾病康复过程中的各种治疗方法的效果及其与心理社会影响因素的相互作用。

（8）评估生活方式对防治疾病和增进健康的影响。

（9）评估个体或人群的社会经济状况对健康的影响。

（10）评估各种生态学有害因素对健康的影响，既包括了噪声、环境污染、建筑风格等自然环境因素，也包括人际关系、群体气氛、家庭结构和关系、人口流动、城市化等社会环境因素。

（11）评估卫生保健的有效性，主要是指各种卫生保健设施和方法对提高人群健康的作用。

（12）评估执行医嘱的依从性对疾病和健康的影响。

（13）评估个性心理特征、性格，为护理工作者选择适合的沟通模式和增进不同人群的健康机制及方法提供依据。如评估受访者的压力源、压力反应及其应对方式，有助于制订有针对性的减压护理措施。

三、临床心理评估的过程

心理评估是系统收集评估对象的相关信息以描述和鉴定其心理过程，是一种有目的有计划的过程，用途不同，评估的具体步骤、方法就不同。大体而言，心理评估过程包括准备、资料收集、分析总结三大阶段，每一个阶段可分解为若干小步骤。

1. **评估准备**　该阶段主要包括确定评估的内容、评估的目的、选择决策的标准、拟定评估计划。

2. **收集资料**　确定收集资料的内容，明确资料的来源，评估收集资料的方法。

3. **总结和报告**　分析好资料，不仅要得出评估结论，有时还需要提出建议，并写出评估报告，与有关人员交流评估结果，必要时进行追踪性评估。

第2节　临床护理心理评估的基本方法

系统的心理评估体现以患者为中心的新型护理理念，能更完整、准确地评估个体、人群的整体健康状况，并实施富有成效的护理计划。在人的整个健康评估内容中占有重要地位。心理评估的基本方法包括观察法（observational method）、访谈法（interview method）、心理测量法（psychological test）和护理心理学常用的心理测量量表等。

一、行为观察法

（一）行为观察法的概念

行为观察法指通过直接的（视觉）或间接的（摄像等）方式，对被评估者的行为进行有目的、有计划的观察。观察法是由评估者直接或间接（通过摄影、录像）观察、观测，记录下受访者的行为活动，通过比较、分析作出判断的心理评估方法。目的是描述临床现象、评估心理活动、监测行为变化和提供客观依据。行为观察是临床心理学评估最常用的方法之一，人的心理反应通过行为显现，因此，护理工作者对受访者的行为进行客观的观察，可以对受访者的心理状况进行初步判断，有针对性地对受访者的心理问题进行有效的干预。根据情境的不同，可分为自然观察法和控制观察法。

1. **自然观察法**　是在自然的条件下（如家庭、学校、幼儿园或工作环境），对受访者表现心理现象的外部活动进行观察的方法。受访者的行为不受观察者干扰，可观察到的行为范围广且易于操作，需要观察者具有敏锐的观察和分析、判断的综合能力。

2. **控制观察法**　又称实验观察法，是在特殊的实验条件环境下，观察个体对特定刺激的反应的方法。其结果具有一定规律性、倾向性和必然性，但可观察到的行为范围有限，应避免实验条件对受访者产生影响造成的偏差。

（二）行为观察的内容

行为观察的具体内容因目的而异，一般包括以下几个方面。

1. **仪表**　穿戴、举止、表情。

2. **身体外观**　胖瘦、高矮、畸形以及其他特殊体型。

3. **人际沟通的风格**　大方或胆怯、主动或被动、易接触还是不易接触。

4. **言语和动作**　语言的表述是否流畅或中肯，语言是否简洁或累赘，行为动作是适度、过多或过少，有无怪异或刻板动作等。

5. **态度和应对方式**　在交往中表现的兴趣爱好和对人、对事的态度，对困难情景的应对方式等。

6. **行为产生的情景条件**　包括受访者活动的自然环境和社会背景。

（三）行为观察的步骤

1. **确定目标行为**　如对常有焦虑行为的受访者，观察的目标行为就是焦虑反应方式及程度。同时需要对目标进行精确的定义，否则不同的观察者得到的结果差异很大，难以解释结果。

2. **选择记录数据的方法**　观察者不可能对所有情景下的一切行为都进行全程观察，必须采取恰当的策略，常用的方法有间隔记录、事件记录、频率记录、持续时间和潜伏期记录。

3. **确定实施观察的方式**　在明确了目标行为和选择适合的观察记录方法以后，应确定观察者、实施的时机、地点及每次观察持续的时间。

（四）行为观察的注意事项

（1）注意遵循伦理道德的原则，获受访者知情同意后才能对个体实施行为观察，受访者有犯罪嫌疑或无自知力则须获得监护人或家属的同意。

（2）注意行为观察的信度和效度，前者是指行为观察的准确性或可信度，后者指行为观察的有效性。信度和效度与观察者掌握的专业知识高低有关，护理工作者应提高专业水平，减少观察的误差。

（3）注意受访者的行为如何被他人的语言和周围环境所影响或改变。

（4）注意客观、完整、准确地观察事件和目标行为，记录使用日常用语。

（5）注意观察者应察觉自己在受访者心中的印象以及对观察结果所产生的影响，对此有正确的认知和判断。

（五）行为观察法的优缺点

1. **结果比较客观和真实**　与受访者接触过程中，护理工作者观察到的结果比较真实，有利于准确判断和推测受访者的心理活动。

2. **应用范围广泛**　可在生活环境和就医环境等自然状态下随时观察受访者的行为方式，对其家属和其他人提供的受访者的心理特征和行为状态进行客观验证。

3. **简便、易于操作**　只要护理工作者掌握一定原则和技巧即可进行行为观察，它是一种不受时间、地点、仪器设备限制和制约的方法，对普通受访者或语言障碍、发育迟缓、盲聋哑残等特殊群体均适用。

4. **受观察者能力、经验的制约**　行为观察结果的客观性、准确程度受护理工作者的临床经验和观察能力的制约，护理工作者对受访者行为的敏感程度、观察视野、认知评价、临床经验等因素的理解不同，其行为观察结果有差异。

5. **观察指标不易定量**　行为观察的结果不易定量，标准难以统一，不同观察者得到的结果差异较大，故观察的结果具有表面性。

二、临 床 访 谈

临床访谈是心理评估收集资料的重要技术，也是护患沟通必备的护理技能，通过访谈了解受访者的概况，初步建立融洽的护患关系，同时访谈可以获得其他途径无法获得的信息。

（一）临床访谈的定义

临床访谈也称临床晤谈或临床会谈等，是收集信息、护理评估和护理干预的重要方法。是访谈者与受访者之间有目的进行信息沟通的方法之一，是心理评估的重要手段，也是护理工作者应具备的基本技能之一。访谈可提供更多的其他方法所无法获得的信息。访谈是访谈者（临床工作者）与受访者（患者）沟通的一个重要过程。作为临床沟通的专门技术，临床访谈与日常交谈有本质的差别。访谈内容和方法都是为达到明确目标而组织的，在评估性访谈中访谈者常会与受访者讨论他们不愉快的事情和体验，故访谈者须掌握一定的访谈技术和预先准备访谈内容。

（二）临床访谈的目的

（1）收集其他方法难以获得的信息。

（2）与受访者建立良好的关系，以便获得更多、更准确的信息。

（3）在访谈过程中，双方对受访者存在的问题及行为达成一致的理解和看法。

（4）帮助受访者认识自身的问题和行为，并为解决这些问题提出恰当的指导意见、给予充分支持。

（三）临床访谈的分类

访谈分为正式交谈和非正式交谈。

（1）正式交谈是预先通知约定受访者，根据既定的目标，按照问题提纲，有目的、有计划、有步骤地交谈。谈话目的明确，但缺乏灵活性。

（2）非正式交谈是在生活或工作环境中进行开放式的自由交谈。内容灵活、谈话轻松自然。但可能偏离主题、耗时较长。

（四）临床访谈的内容

根据观察者需要达到的目的而有所不同，有以下三类。

1. 资料收集访谈 访谈内容根据受访者的不同有所选择和侧重，访谈目的在于获得受访者的病史资料和相关资料，访谈内容通常包括以下几点。

（1）一般性资料：年龄、职业、受教育程度、经济状况、宗教信仰等；个人嗜好（烟、酒）等。

（2）日常活动情况：饮食、睡眠、精神状况等。

（3）健康情况：既往和现在的健康状况，如是否患病，有无外伤等。躯体方面的主观症状应重点评估躯体症状对患者心理的影响；出生成长情况，如是否顺产、发育如何。

（4）现实生活状况：近期生活境遇、家庭生活状况、婚姻状况。

（5）心理社会方面情况：个人成长和发展中的问题；自我概念；生活态度；情绪体验；社会压力；社会角色及职业适应；人际关系和社会支持，如与家人、同事、朋友的关系等。

拓展阅读

6-1 为了解受访者"自我概念"的心理状态应询问和观察哪些方面？

（1）外表是否整洁，穿着打扮是否得体？身体哪些部位有改变？

（2）是否与评估者有目光交流？面部表情如何，是否与其主诉一致？

（3）是否有不愿见人、想隐退、不愿照镜子、不愿与他人交往、不愿看体貌有改变的部位、不愿与别人讨论伤残或不愿听到这方面谈论等行为表现？

（4）是否有"我真没用"等语言流露？

（5）希望解决的问题：心身问题产生的时间和困扰的程度以及诱发的因素，对生活、工作和人际关系的影响。

2. 心理诊断性访谈　主要围绕病史采集和精神状况检查的内容和诊断需要的资料进行访谈。通常根据精神障碍的常见症状群系统地展开询问。

拓展阅读

6-2　心理诊断性访谈应如何进行询问?

（1）询问"有没有出现平时没有的特殊感觉?"借此了解受访者是否感知觉方面出现症状。

（2）询问"一个人的时候,会听到有人说话的声音吗?"以了解是否有幻觉出现,如果受访者肯定的话,可继续问"声音从哪里来?知道是什么人吗?讲些什么内容?出现有多久了?"等。

（3）询问"你觉得周围的人（同事或亲友）对你的态度怎样?""有没有人对你不友好或针对你暗中使坏的?""外界有没有什么东西能影响或控制你的思维或行动?"借此了解受访者是否在思维方面出现异常症状。

（4）询问"现是何时?在何地?""能集中精力做事或学习吗?""记得住事情吗或容易忘事吗?"借此了解受访者是否在意识、注意、记忆和智力方面有异常。

（5）临床上常采用简单测试方法来评判记忆和智力是否受损,如请受试者心算 $100-7=?$,说出正确答案 93 后,要求他连续递减,$93-7=?$ ……直至最终答案是 2 为止。

（6）询问"近来你的心情如何?""感到生活有意义吗?"借此了解受访者是否存在情绪方面的异常。

（7）询问"你对自己目前的状况是如何看的?""你认为自己有问题（病）吗?"若回答有问题,应继续询问"是什么样的问题?有什么和别人不一样的地方?"可借此判断是否有自知力受损以及受损程度。

3. 心理治疗性访谈　是针对被访者的问题进行心理干预或心理治疗的专业性谈话,在第 7章有专章讲授。

（五）临床访谈的过程

Shea 五分法临床访谈对于初学者较适用,五分法的主要特点在于通用性,可指导初学者明确在适当的时间采取适当的步骤,Shea 将临床访谈分为 5 个阶段。

1. **介绍阶段**　适当称呼,表示关注。
2. **开始阶段**　初步询问,建立关系。
3. **主体阶段**　深入交流,评估问题。
4. **结束阶段**　总结问题,给予指导。
5. **终止阶段**　明确约定,友好告别。

（六）临床访谈的技巧

日常生活中谈话是简单的事情,但熟练运用临床访谈技术是最难掌握也是最难做好的一件事情,成功的访谈依赖于访谈者能否有效沟通以及其他诸多因素,访谈的基本技巧有以下几点。

1. **建立良好的信任合作关系**　是访谈的基础。在建立关系过程中访谈者应把握 4 个关键词,尊重、温暖、真诚、同理心。访谈是否成功很大程度上取决于双方是否建立良好的关系。方法和技巧是：① 在一个放松、温馨的氛围下交谈，使被访者感觉安全和被人理解是非常重要。② 访谈者应对被访者投与关注的目光，并对被访者的言语和非言语行为及时做出适当的言语反应。③ 维持自然、放松姿势，讲话的声调保持温和平静、友好、富有感染力，表达清楚，从容不迫地交谈。④ 努力使访谈成为双方都积极参与的活动。⑤ 避免用裁决式的口吻，不要随意中断被访者的谈话。⑥ 细心观察，察觉被访者对访谈产生的担忧、焦虑情绪，鼓励他们说出来，并进行适当的解释，打消被访者的顾虑。

2. 倾听比说更重要 访谈包括听和说两个方面，善于倾听比能说会道更加重要。安慰和鼓励是每位护理工作者普遍运用的技术。耐心细致地听受访者诉说自己的苦恼和问题的过程本身就是很好的支持性心理护理，诚恳地、全神贯注地倾听，对被访者的谈话表示兴趣，使他们感到访问者能理解和接纳他们的内心世界和感受，受访者才有兴趣讲述自己生活中的重要事件和感受，才能获得完整、准确的信息，并全面、客观地评估其存在的问题。倾听是访谈者的基本功。"倾听"不仅仅是被动地听，还要善于引导被访者说出所述的事件及体验到情感、所持有的观点和理念。

言语引导的倾听要注意：① 适时应用开放式提问和封闭式提问。② 适时鼓励和重复。鼓励被访者表达想法和感受，复述被访者吐露的重点内容，强调主要观点和感受。③ 适时释义或说明。把被访者的主要言谈、思想加以综合整理后，再反馈给对方。

3. 非评判性态度 与受访者会谈时，应持非评判性态度，对人对事件不要抱着不对就错、非黑即白的态度，就好像看待我们周围的世界，春天和秋天无所谓好坏一样。非评判性态度可以创造一个和谐的气氛，是使受访者感到轻松、愉快的重要因素，受访者不担心受到责备，可以无所顾忌，畅所欲言，从而把自己的内心世界展现在访谈者面前，使收集到的信息更全面。受访者同时也受益于支持性的心理护理和干预治疗。

专栏6-2：持非评判性态度是会谈时应恪守的重要的原则

非评判性态度指在交流沟通过程中，采取不批评、非歧视的态度，设身处地站在对方的角度看待事物并充分理解对方，包括接受对方的优缺点、积极的和消极的情绪、建设性的和破坏性的态度及行为。非评判性态度为双方的会谈创造了一个心理自由和安全的空间环境。满足了人们渴望被别人理解的心情。心理自由的环境是指创设一种不受传统束缚，敢想、敢说、敢做，不屈从于权威的气氛。心理安全的环境指的是建立一种没有威胁、批评，且不同意见、想法均能受到重视、尊重、赞扬与鼓励的环境。

著名心理学家罗杰斯对此有一个生动形象的比喻，"当看着日落时我们不会想着去控制日落，不会命令太阳右侧的天空呈橘黄色，也不会命令云朵的粉红色更浓些，我们只能满怀敬畏地望着而已。他认为，人的本性是善良的，只要有自由发展的条件，同时不受到来自他人的威胁和自己内部的心理挫折，他就会成为一个积极向上，锐意进取，对社会和他人抱建设性态度，适应社会变化的人。

---

4. 把握提问的技术 访谈中必须预先设计恰当的提问，才能获得足够正确的信息。访谈者在提问时，要使用受访者易于理解的语言，询问时表述的语言应清晰、准确、简洁、易懂，谈话要遵循共同的标准程序，避免主观印象。

　　5. 不要偏离主题　访谈时注意围绕主题展开，避免漫无边际的交谈，出现偏题内容时应及时巧妙地引导其回到主题话题上。

　　6. 善于总结　把访谈所讲的事实、信息、情感、行为反应等分析综合后以概括的形式表述出来。总结是访谈中访谈者倾听活动的结晶。总结并非只有在访谈结束时才用，在访谈中可以随时运用。

　　7. 影响被访者的技巧　访谈者通过自己的专业理论知识、临床心理应用技术、人生感悟以及对被访者特有的理解和接纳，影响或改变被访者的思想并使其受益。

　　影响对方的技巧包括解释、指导、提供信息或忠告、自我暴露等。

　　（1）解释：使被访者从一个新的、更全面的角度来重新认识自己的困扰和周围环境。解释常用于综合和分析刚刚获取的资料，并改变被访者自身的观察方式。

　　（2）指导性建议：指导常用于访谈时的引导。指导的内容包括提出意见、给予提示、提供反馈或再保证。指导内容是访谈者看法的要点。

　　（3）提供信息或忠告：给予被访者指导性的信息或为其提供具有指导意义的思想观点等。对被访者的思维和行动具有潜在的影响力。提供忠告时应注意两点，一是措辞要委婉，如少用"你不应该经常生气，否则高血压会加重"，改成"如果您能时常保持心平气和的状态，对您控制血压更容易"；二是不应主动提出过多的建议。

　　（4）自我暴露：适当自我暴露包括情感表达和提供个人信息，使被访者分享个人体验和情感。访谈者可适当利用个人情感和信息的透露来帮助建立协调信任关系，得到被访者更多的信息。访谈者的自我暴露在访谈中起着非常积极的作用，提高了被访者参与访谈的兴趣。

　　临床访谈是获取第一手资料的重要途径，可以提供许多通过其他方法无法获得的信息。观察到被访者具有特殊意义的行为、自我的特征以及他们对目前所处生理状况的反应和态度，可以同被访者建立起协调的关系，保证心理测验的顺利进行。

　　运用得当，可发挥访谈法的各项优点，扩展资料的层面和加深资料分析的深度，弥补问卷法的不足，如果访谈者缺乏必要专业知识和心理访谈技能，某种程度上会因无效的沟通而获得无效信息。谈话中的安排设计和引导，访谈者起着至关重要的作用，访谈者态度是否客观、眼光是否敏锐、是否有真知灼见等因素，都会对访谈的结果及后续的评价产生直接的影响。

三、调　查　法

　　调查法包括历史调查和现状调查。历史调查主要包括查阅档案和文献资料，向了解评估对象经历的人调查等内容。现状调查主要围绕与当前问题有关的内容进行。调查对象为受访者本人及知情人，如配偶、父母、兄弟姐妹、亲友、同学、同事、老师、领导等。调查方式有一般询问、调查表（问卷）等形式。调查法的优点是内容较广泛、全面，可结合纵向和横向两个方面进行。缺点是调查多为间接性评估，材料的真实性受到受访者主观因素的影响。

四、作品分析法

　　作品分析法也称产品分析法。所谓"作品"指受访者的日记、书信、图画、工艺品等文化性创作作品，也包括了他（她）生活和劳动过程中所做的事和东西。通过分析这些作品（产品）可以有效地评估其心理水平和心理状态，并且可以作为一个客观依据留存。

五、心理测验

（一）心理测验的概念

心理测验（psychological test）是心理测量的一种具体方法和手段，心理测量是用来检测人们的能力、行为和个性特质的特殊的测验程序。心理测验通常遵循标准化、数量化的原则。

心理测验法是在标准情形下，用统一的测量手段，本着标准化、数量化的原则对个体进行量化分析，间接地反映个体心理现象的规律和特征，并对测试者的心理品质进行鉴别，是心理评估最常用的标准化手段之一，在心理评估中占有十分重要的地位。心理测验可以对受访者心理现象的某些特定方面进行系统评定，对受访者的心理测验所得到的结果可以参照常模进行比较分析，避免了各种主观因素干扰影响。

（二）心理测验的分类

1. 按测验的组织方式分类　个别测验和团体测验。

2. 按测验的目的分类

（1）描述性测验：心理测验目的是用以描述个体当前的某种心理状态。如智力剖析图、兴趣结构或焦虑水平测试，某些心理特征测试，如气质、性格、价值观、知识水平等的测试。

（2）诊断性测验：对个人或团体的某种行为问题、心理健康情况的诊断、预测和治疗。常使用许多问卷和评定量表，对其受试者的各种问题进行快速评定。

（3）预测性测验：通过分析心理测验结果，解释受访者现存的心理状态或受访者在未来不同时间、不同条件下会怎样行动，在一定程度上预示受访者将来的表现和所能达到的水平。如抑郁或焦虑状态会如何发展，职业指导预测在哪一领域学习更容易获得成功，或者选择哪一种职业会感到最大满足，应该选择哪一个学科领域使学习更符合自己的个人兴趣。大多数教育、临床和职业评估是为预测和决策的目标服务的。智力测验、人格测验、神经心理测验、特殊能力测验和症状评定等属于此类。

3. 按测验材料的性质分类　文字测验和非文字测验。

4. 按测验的方法分类　问卷测验、投射测验、操作测验等。

（三）常见心理测量方法

1. 客观性测验　主要有智力、学习成绩以及工作绩效等客观行为的测验，其中最常用的智力测验是韦克斯勒量表（Wechsler scale，WS）和比奈量表（BS），韦克斯勒量表有韦克斯勒学龄儿童智力量表（WISC）（1949）及其修订本（WISC-R）（1974）、韦克斯勒成人智力量表（WAIS）（1955）及其修订本（WAIS-R）（1981）、韦克斯勒学前和初小儿童智力量表（WPPSI）（1967）等。国内对部分量表进行了修订，使其更能适于我国人群应用。

2. 心理评定量表（ating scale）　主要用于检查求助者某方面心理障碍存在与否或其程度如何，是用来量化观察中所得印象的一种测量工具，是收集资料的重要手段之一，是自然观察法的延伸，有主观量表和客观量表之分，前者是他评量表，后者为自评量表。临床评定量表在精神科使用广泛，后来在其他临床应用和研究中得到推广。如精神病评定量表（BPRS，SANS，SAPS，PANSS）；躁狂状态评定量表（BRMS）；抑郁量表（HAMD）；焦虑量表（HAMA）；自评量表（SCL-90，SAS，SDS）等。（本章第 3 节有具体介绍）

3. **投射技术**（projective techniques） 是人格测验的一种。投射技术认为个体内在的想法会通过其所关注的事物、讲述或者编写的故事、表述的语言或绘制的图画等不同形式间接或隐晦地表达出来。

专栏 6-3：生活中到处存在投射效应

某出版社要求编辑把他们认为最重要的出版作品选题列出来，结果有趣的现象出现了，

编辑 A 选题是《怎样写毕业论文》：他正在参加成人教育以攻读第二学位。

编辑 B 选题是《学龄前儿童教育丛书》：她的女儿正在上幼儿园。

编辑 C 的选题是《聂卫平棋路分析》：他是一个围棋迷。

投射这一概念最早由弗洛伊德提出。在弗洛伊德看来，自我会将不能接受的冲动、欲望和观念转移到别人身上。像那些不能宽恕自己内心敌意的神经症和精神分裂症患者，就常常以迫害妄想的方式将自己的敌意转嫁于别人。投射作用是一种防御机制，一个人真正的动机、欲望以及其他心理活动，可以通过此人的其他心理过程或心理活动产品间接地表现、反映亦即投射出来。投射技术可以诱导一个人表现出他对模棱两可的刺激物的知觉，自愿或不自愿地表露出他的个人特征，甚至包括那些连他们自己也未意识到的动机和情绪等。

心理学研究发现，人们在日常生活中常常不自觉地把自己的心理特征（如个性、好恶、欲望、观念、情绪等）归属到别人身上，认为别人也具有同样的特征，如自己喜欢说谎，就认为别人也总是在骗自己；自我感觉良好者常认为别人也都认为自己很出色，心理学家们称这种心理现象为"投射效应"。应用投射效应，我们可从一个人对别人的看法中来推测这个人的真正意图和人格特质。常用的投射技术包括罗夏墨迹技术（inkblot technique）、主题统觉测验（thematic apperception test, TAT）、填句测验（sentence completion test）、自由联想测验（free association test）和画人测验（draw-a-person test）等。投射技术在 20 世纪 40 年代至 60 年代处于鼎盛时期，70 年代后心理学领域由重诊断变为重治疗的格局后，对其重视程度下降，但它的临床应用价值仍得到肯定，在进一步改良完善后，未来将有复兴的希望。

4. **心理生理评估** 近年来，心理生理评估的方法也逐渐受到重视，心理研究发现人的行为和意识中的所有变量都与神经系统、内分泌系统及免疫系统有关联，通过监控与特定行为变量相关的心理生理系统参数，可以评估个体的心理生理差异。这些心理生理变量检测包括：① 大脑的功能及其活动状况，如脑电图、功能性磁共振成像技术、脑磁图等检查。② 激素和免疫系统参数及反应形式，如血液的相关项目检测。③ 通过自主神经系统调控的一系列心理生理反应，如通过心电图了解心血管系统反应模式；通过呼吸描计器了解呼吸相关的参数；通过皮肤电活动了解汗腺的活动变量；通过肌电图（EMG）了解肌肉紧张情况；检测眼球活动和用瞳孔计了解瞳孔的变化等。

（四）心理测验的使用原则

1. 标准化的原则 标准化心理测验在使用范围和方法上均有严格规定。应优先选用标准化程度高的测验及有结构的测验。一个测量工具无论制作多么精良、标准，如果不按标准化方法使用，可影响结果的准确性。心理测验作为一种测量工具，测量者的资质及道德准则都有明文规定。条例规定测验的使用者必须具备一定资格，心理测验的选择、施测、记分、解释等方面必须由专业人员完成。通常个别施测的智力测验和大部分人格测验对使用者的要求较高，而学绩测验的使用者只需受过初步训练即可。阅读心理测验报告的临床工作者也要学习心理学和心理测验知识，提高自己综合分析资料的能力，对心理测验结果做出符合实际情况的判断。

2. 保密的原则 许多心理测验的内容涉及个人隐私，这些隐私问题是受试者不愿暴露的，因此，心理测验工作者应尊重被试者，对个人信息加以保密，除非对他人或社会可能造成危害时，才能告知有关方面。心理测验工作者必须严格遵守职业道德准则。

3. 客观性原则 在使用心理测验时，应严格遵守业内的规定，不能利用职业之便或业务关系妨碍测验功能的正常发挥。心理评估易受评估者个人的主观意识影响，应注意察觉自身的偏见会影响评估的客观性、准确性。

4. 审慎的原则 负性的评估结论应非常慎重或不轻易做出，避免对受试者造成再次的心理伤害和造成不良后果。

5. 其他原则及注意要点

（1）不滥用心理测验：心理测验的方法至今一直在不断改进完善中，只有在临床诊断、治疗或做出决策方面确有需要时，才进行心理测验。

（2）选择适合受试者的常模样本：常模能代表被试条件的心理测验，比如被试年龄、教育程度、心理特点、居住区域等必须符合该测验者的常模样本的要求。选择经过我国修订和再标准化的测验，不少测试证明国外引进的原版心理测验不一定适用国内人群。

（3）根据目的选择心理测验的种类或多种测验组合来满足不同的要求：如根据心理诊断、协助疾病诊断、疗效比较、预后评价、心理能力鉴定等不同目的来选择。

（4）选择测验的时机：主试者需要较快地与受试者建立协调合作关系，维持测验的环境气氛友好，让受试者对测验活动有兴趣、觉得有意义，主试者恰当的鼓励受试者。未能建立良好协调关系时，暂时不要进行测查，更不宜强行进行测验。

（5）充分尊重受试者：以平等地位对待受试者，避免损害受试者的自尊心。

（6）选用主试熟悉和具有使用经验的心理测验为宜。

（7）应较熟练掌握测验方法、记录回答和记分方法：熟悉测验指导语、提问等，严格按照测验的操作规定实施测验，并及时观察受试者在测试中的行为，准确地和有针对性地撰写测验报告等。

（五）标准化心理测验

有效、可信的心理测量结果是建立在测验信度、效度、常模及实施三方面均能达到标准化要求的基础上。标准化的特征包括以下几点。

1. 标准化的信度 信度指测量结果的可靠性、一致性或可信性程度，即同一被试者在不同时间内用同一测验重复测量，所得结果的一致程度。测量工具是否可信，与测量对象是否保持一致有关。好的心理测验，结果必须可靠。

2. 标准化的效度　效度指测量的有效性，效度是科学测量工具最重要的必备条件。选用标准化测验或自行设计编制测量工具，必须首先确定其效度，没有效度的资料，测验是不能选用的。

3. 标准化的常模和实施方法　标准化是指测验的编制、实施、记分以及测验分数解释程序的一致性；常模即指某人群中检测某项目的特性，其表现出的普遍水平或水平分布状况。常模是一种供比较的标准量数，由标准化样本测试结果计算而来，即某一标准化样本的平均数和标准差。它是心理测评用于比较和解释测验结果时的参照分数标准。常模团体是由具有某种共同特征的人所组成的一个群体，或者是该群体的一个样本。为了保证常模样本的代表性，取样时通常需考虑影响该测验结果的主要因素，如样本的年龄范围、性别、地区、民族、教育程度、职业等，再根据人口资料中这些因素的构成比情况，采用随机抽样方法来获得常模样本。如果样本代表全国的，可制定全国常模；代表某一地区的则建立区域性常模。如果是临床评定量表，常模取样还应考虑疾病诊断、病程及治疗相关因素。

第 3 节　临床心理护理常用量表

一、临床常用的心理评估量表分类

1. 人格量表　明尼苏达多相人格调查表（Minnesota Multiphasic personality inventory, MMPI），16 种人格因素问卷（sixteen personality factor questionnaire, 16PF），儿童行为量表（CBCL），儿童行为评定量表（BRS），艾森克人格问卷（Eysenck personality questionnaire, EPQ），A 型行为问卷。

2. 智力量表　简易智力状态检查（MMSE），智商测试（IQ TEST），痴呆简易筛查量表（BSSD），瑞文测验联合型（CRT），中国成人智力量表。

3. 婚姻家庭量表　婚姻质量问卷（OLSON）。

4. 儿童青少年量表　婴儿—初中生社会生活能力量表，3～7 岁儿童气质问卷（NYLS），多动指数（CIH），Conners 儿童行为问卷（父母用），Conners 儿童行为问卷（教师用），儿童孤独症评定量表，儿童孤独症诊断量表，考试焦虑自评量表。

5. 常用临床评定量表　SCL～90 项症状清单，抑郁自评量表（self-rating depressive scale, SDS），焦虑自评量表（SAS），状态焦虑量表（S-AI），特质焦虑量表（T-AI），临床疗效总评量表（CGI），日常生活能力量表（ADI）。

6. 其他量表　家庭环境量表（FES），生活事件量表（life event scale, LES），流调用自评量表（CES-D），职业个性自测，性格内外向调查表，狂躁量表（BRMS），汉密尔顿抑郁量表（Hamilton depressive scale, HDS），汉密尔顿焦虑量表（Hamilton anxiety scale, HAS），医院焦虑抑郁量表（HAD），阿森斯失眠量表，匹兹堡睡眠质量指数，爱泼沃斯思睡量表，阴性症状量表（SANS），阳性症状量表（SAPS），阳性症状和阴性症状量表（PANSS），简明精神病量表（BPRS），慢性精神病患者标准化精神评定量表，精神病患者护理观察量表（NORS），酒精依赖筛查表（MAST），锥体外系副反应量表（RSESE），护士用住院患者观察量表（NOSIE）。

二、临床常用的心理评估量表

（一）症状自评量表（SCL-90）（表6-1，表6-2）

表 6-1 症状自评量表（SCL—90）

指导语：以下表格中列出了有些人可能有的病痛或问题，请仔细阅读每一条，然后根据最近一星期以内（或过去）下列问题影响你或使你感到苦恼的程度，在方框内选择最合适的一项，画一个钩，请不要漏掉问题。

	从无 0	轻度 1	中度 2	偏重 3	严重 4
1. 头痛	□	□	□	□	□
2. 神经过敏，感到不踏实	□	□	□	□	□
3. 头脑中有不必要的想法或字句盘旋	□	□	□	□	□
4. 头晕或昏倒	□	□	□	□	□
5. 对异性的兴趣减退	□	□	□	□	□
6. 对旁人求全责备	□	□	□	□	□
7. 感到别人能控制你的思想	□	□	□	□	□
8. 责怪别人制造麻烦	□	□	□	□	□
9. 忘性大	□	□	□	□	□
10. 担心自己的衣饰整齐及仪态的端庄	□	□	□	□	□
11. 容易烦恼和激动	□	□	□	□	□
12. 胸痛	□	□	□	□	□
13. 害怕空旷的场所或街道	□	□	□	□	□
14. 感到自己的精力下降，活动减慢	□	□	□	□	□
15. 想结束自己的生命	□	□	□	□	□
16. 听到旁人听不到的声音	□	□	□	□	□
17. 发抖	□	□	□	□	□
18. 感到大多数人都不可信任	□	□	□	□	□
19. 胃口不好	□	□	□	□	□
20. 容易哭泣	□	□	□	□	□
21. 同异性相处时感到害羞，不自在	□	□	□	□	□
22. 感到受骗、中了圈套或有人想抓住你	□	□	□	□	□
23. 无缘无故地突然感到害怕	□	□	□	□	□
24. 自己不能控制地大发脾气	□	□	□	□	□
25. 怕单独出门	□	□	□	□	□
26. 经常责备自己	□	□	□	□	□
27. 腰痛	□	□	□	□	□
28. 感到难以完成任务	□	□	□	□	□
29. 感到孤独	□	□	□	□	□
30. 感到苦闷	□	□	□	□	□
31. 过分担忧	□	□	□	□	□

续表

	从无 0	轻度 1	中度 2	偏重 3	严重 4
32. 对事物不感兴趣	☐	☐	☐	☐	☐
33. 感到害怕	☐	☐	☐	☐	☐
34. 感情容易受到伤害	☐	☐	☐	☐	☐
35. 旁人能知道你的私下想法	☐	☐	☐	☐	☐
36. 感到别人不理解、不同情你	☐	☐	☐	☐	☐
37. 感到人们对你不友好、不喜欢你	☐	☐	☐	☐	☐
38. 做事必须做得很慢以保证做得正确	☐	☐	☐	☐	☐
39. 心跳得很厉害	☐	☐	☐	☐	☐
40. 恶心或胃部不舒服	☐	☐	☐	☐	☐
41. 感到比不上他人	☐	☐	☐	☐	☐
42. 肌肉酸痛	☐	☐	☐	☐	☐
43. 感到有人在监视你、谈论你	☐	☐	☐	☐	☐
44. 难以入睡	☐	☐	☐	☐	☐
45. 做事必须反复检查	☐	☐	☐	☐	☐
46. 难以做出决定	☐	☐	☐	☐	☐
47. 怕乘坐电车、公共汽车、地铁或火车	☐	☐	☐	☐	☐
48. 呼吸有困难	☐	☐	☐	☐	☐
49. 一阵阵发冷或发热	☐	☐	☐	☐	☐
50. 因为感到害怕而避开某些东西、场合或活动	☐	☐	☐	☐	☐
51. 脑子变空了	☐	☐	☐	☐	☐
52. 身体发麻或刺痛	☐	☐	☐	☐	☐
53. 喉咙有哽塞感	☐	☐	☐	☐	☐
54. 感到前途没有希望	☐	☐	☐	☐	☐
55. 不能集中注意力	☐	☐	☐	☐	☐
56. 感到身体的某一部分软弱无力	☐	☐	☐	☐	☐
57. 感到紧张或容易紧张	☐	☐	☐	☐	☐
58. 感到手或脚发重	☐	☐	☐	☐	☐
59. 想到死亡的事	☐	☐	☐	☐	☐
60. 吃得太多	☐	☐	☐	☐	☐
61. 当别人看着你或谈论你时感到不自在	☐	☐	☐	☐	☐
62. 有一些不属于你自己的想法	☐	☐	☐	☐	☐
63. 有想打人或伤害他人的冲动	☐	☐	☐	☐	☐
64. 醒得太早	☐	☐	☐	☐	☐
65. 必须反复洗手、点数	☐	☐	☐	☐	☐
66. 睡得不稳不深	☐	☐	☐	☐	☐
67. 有想摔坏或破坏东西的冲动	☐	☐	☐	☐	☐
68. 有一些别人没有的想法	☐	☐	☐	☐	☐

续表

	从无 0	轻度 1	中度 2	偏重 3	严重 4
69. 感到对别人神经过敏	☐	☐	☐	☐	☐
70. 在商店或电影院等人多的地方感到不自在	☐	☐	☐	☐	☐
71. 感到任何事情都很困难	☐	☐	☐	☐	☐
72. 一阵阵恐惧或惊恐	☐	☐	☐	☐	☐
73. 感到在公共场合吃东西很不舒服	☐	☐	☐	☐	☐
74. 经常与人争论	☐	☐	☐	☐	☐
75. 单独一人时神经很紧张	☐	☐	☐	☐	☐
76. 别人对你的成绩没有做出恰当的评价	☐	☐	☐	☐	☐
77. 即使和别人在一起也感到孤单	☐	☐	☐	☐	☐
78. 感到坐立不安、心神不安	☐	☐	☐	☐	☐
79. 感到自己没有什么价值	☐	☐	☐	☐	☐
80. 感到熟悉的东西变得陌生或不像是真的了	☐	☐	☐	☐	☐
81. 大叫或摔东西	☐	☐	☐	☐	☐
82. 害怕会在公共场合昏倒	☐	☐	☐	☐	☐
83. 感到别人想占你的便宜	☐	☐	☐	☐	☐
84. 为一些有关"性"的想法而很苦恼	☐	☐	☐	☐	☐
85. 认为应该因自己的过错而受到惩罚	☐	☐	☐	☐	☐
86. 感到要赶快把事情做完	☐	☐	☐	☐	☐
87. 感到自己的身体有严重的问题	☐	☐	☐	☐	☐
88. 从未感到和其他人很亲近	☐	☐	☐	☐	☐
89. 感到自己有罪	☐	☐	☐	☐	☐
90. 感到自己的脑子有毛病	☐	☐	☐	☐	☐

表 6-2　SCL—90 测验结果处理

因　子	因子含义	项　目	T 分＝项目总分／项目数	T 分
F1	躯体化	1、4、12、27、40、42、48、49、52、53、56、58，共 12 项	/12	
F2	强迫	3、9、10、28、38、45、46、51、55、65，共 10 项	/10	
F3	人际关系	6、21、34、36、37、41、61、69、73，共 9 项	/9	
F4	抑郁	5、14、15、20、22、26、29、30、31、32、54、71、79，共 13 项	/13	
F5	焦虑	2、17、23、33、39、57、72、78、80、86，共 10 项	/10	
F6	敌对性	11、24、63、67、74、81，共 6 项	/6	
F7	恐怖	13、25、47、50、70、75、82，共 7 项	/7	
F8	偏执	8、18、43、68、76、83，共 6 项	/6	
F9	精神病性	7、16、35、62、77、84、85、87、88、90，共 10 项	/10	
F10	睡眠及饮食	19、44、59、60、64、66、89，共 7 项	/7	

症状自评量表（self-reporting inventory），又名 90 项症状清单（SCL-90）或 Hopkin's 症状清单，由德若伽提斯（L.R.Derogatis）设计，是世界上最著名的心理健康测试量表，也是使用最为广泛的精神障碍和心理疾病门诊检查量表，从 10 个方面了解受试者的心理健康程度。该量表共有 90 个项目，包含有较广泛的精神病症状学内容，从感觉、情感、思维、意识、行为直至生活习惯、人际关系、饮食睡眠等，均有涉及，并采用 10 个因子分别反映 10 个方面的心理症状情况。

测验对象：16 岁以上成人。

应用范围：在精神科和心理咨询门诊中，作为评定工具常用于了解就诊者或受访者有无心理卫生问题。在综合性医院中常运用 SCL-90 测查，了解躯体疾病患者的精神症状。应用 SCL-90 从不同的侧面，调查各种职业群体中存在的心理卫生问题。

测验目的：从感觉、情感、思维、意识、行为、生活习惯、人际关系、饮食睡眠等多种角度，可以评定一个人是否有某种心理症状，其严重程度如何？它对有心理症状（即有可能处于心理障碍或心理障碍的边缘）的人有良好的区分能力。适用于测查某人群中哪些人可能有心理障碍，有何种心理障碍？严重程度如何？该测验对判断躁狂症和精神分裂症不适用。本测验可以自测或他人测查，如怀疑某人行为异常，有患精神或心理疾病的可能，可用之测查，若测评出的分值较高，应做进一步的筛查。

评定时间：范围是"现在"或"最近一个星期"的实际感觉。

评分要求：评定前应向受测者交代清楚评分方法和要求，作独立的、不受任何人影响的自我评定。要求用铅笔填写，便于修正。每一项目均采用 5 级评分制。① 没有：自觉并无该项问题（症状）。② 很轻：自觉有该问题，但发生得并不频繁、严重。③ 中等：自觉有该项症状，其严重程度为轻到中度。④ 偏重：自觉常有该项症状，其程度为中到严重；⑤ 严重：自觉该症状的频度和强度都十分严重。依次按 1、2、3、4、5 分值计分。测验记分：SCL-90 的结果统计指标包含两项，总分和因子分。

（1）总分：是 90 个项目所得分之和，能反映其病情的严重程度。

总症状指数：总均分＝总分 /90。表示总体看受试者的自我感觉介于 1～5 分的哪一个范围内。

阳性症状均分＝（总分－阴性项目数）或阳性项目数。表示被试者在阳性项目中的平均得分。可看出该人自我感觉不佳的项目的程度介于哪个范围。

阳性项目数：单项分≥2 的项目数。表示受访者在多少项目中呈现"有症状"。

阴性项目数：单项分＝1 的项目数，即 90－阳性项目数。表示受访者"无症状"的项目有多少。

（2）因子分：SCL-90 有 10 个因子，着重反映出受访者某方面症状的痛苦水平。通过因子分可了解症状分布特点，并可以做轮廓图分析，了解各因子的分布趋势和评定结果的特征。

1）躯体化：主要反映身体不适感，包括心血管、胃肠道、呼吸和其他系统的不适和头痛、背痛、肌肉酸痛，以及焦虑情绪等躯体不适表现。该分量表的得分在 0～48 分之间。得分在 24 分以上，表明个体在身体上有较明显的不适感，并常伴有头痛、肌肉酸痛等症状。得分在 12 分以下，躯体症状表现不明显。总的说来，得分越高，躯体的不适感越强；得分越低，症状体验越不明显。

2）强迫症状：主要指那些明知没有必要，但又无法摆脱的无意义的观念、冲动和行为，还有一些比较一般的认知障碍行为征象也在这一因子中反映。该分量表的得分在 0～40 分之间。得分在 20 分以上，强迫症状较明显。得分在 10 分以下，强迫症状不明显。总的来说，得分越高，表明个体越无法摆脱一些无意义的行为、观念和冲动，并可能表现出一些认知障碍的行为征兆。得分越低，表明个体在此种症状上表现越不明显，没有出现强迫行为。

3）人际关系敏感：主要是指某些人际方面的不自在与自卑感，特别是与他人相比时更加突出。在人际交往中的自卑感、心神不安、明显的不自在、人际交流中的不良自我暗示和消极的期待等。该分量表的得分在 0～36 分之间。得分在 18 分以上，表明个体人际关系较为敏感，人际交往中自卑感较强，并伴有行为症状，如坐立不安、退缩等。得分在 9 分以下，表明个体在人际关系上较为正常。总的来说，得分越高，人际交往中表现的问题就越多，自卑、自我为中心越突出，并表现出消极的期待。得分越低，个体在人际关系上越能应付自如，人际交流自信，胸有成竹并抱有积极的期待。

4）抑郁：苦闷的情感与心境为代表性症状，并以生活兴趣的减退、动力缺乏、活力丧失等为特征，伴失望、悲观和与抑郁相关的认知及躯体方面的感受，还有有关死亡的思想和自杀观念。该分量表的得分在 0～52 分之间。得分在 26 分以上，表明个体的抑郁程度较强，生活缺乏足够的兴趣，缺乏运动活力，极端情况下，可能会有想死的念头和自杀观念。

5）焦虑：一般指烦躁、坐立不安、神经过敏、紧张以及由此产生的躯体征象，如震颤等。该分量表的得分在 0～40 分之间。得分在 20 分以上，表明个体较易焦虑，易表现出烦躁、不安静和神经过敏，极端状态时可能导致惊恐发作。得分在 10 分以下，表明个体不易焦虑，易表现出安定的状态。总的来说，得分越高，焦虑表现越明显。得分越低，越不会导致焦虑。

6）敌对：主要从三方面来反映敌对的表现，思想、感情及行为。包括厌烦的感觉、摔物、争论直到不可控制的脾气暴发等方面。该分量表的得分在 0～24 分之间。得分在 12 分以上，表明个体易表现出敌对的思想、情感和行为。得分在 6 分以下，表明个体容易表现出友好的思想、情感和行为。

7）恐怖：包括对外出旅行、空旷场地、密集人群、公共场所、交通工具恐惧和社交恐怖等。该分量表的得分在 0～28 分之间。得分在 14 分以上，表明个体恐怖症状较为明显，常表现出社交、广场和人群恐惧，得分在 7 分以下，表明个体的恐怖症状不明显。

8）偏执：主要指受测者的投射性思维、敌对、猜疑、妄想、被动体验和夸大等。

该分量表的得分在 0～24 分之间。得分在 12 分以上，表明个体的偏执症状明显，较易猜疑和敌对，得分在 6 分以下，表明个体的偏执症状不明显。总的来说，得分越高，个体越易偏执，表现出投射性的思维和妄想，得分越低，个体思维越不易走极端。

9）精神病性：反映各种精神障碍疾病的急性症状和行为，即限定不严的精神病性过程的症状表现。该分量表的得分在 0～40 分之间。得分在 20 分以上，表明个体的精神病性症状较为明显，得分在 10 分以下，表明个体的精神病性症状不明显。

10）其他项目：睡眠、饮食等附加项目或其他未归类项目，作为第 10 个因子来处理，以便使各因子分之和等于总分。

结果解释：该量表的作者未提出分界值，按全国的常模，总分超过 160 分或阳性项目数超过 43 项，或任一因子分超过 2 分，可考虑筛选阳性，需进一步进行检查。

（二）焦虑自评量表（SAS）（表 6-3）

表 6-3　焦虑自评量表（SAS）

指导语：下面有 20 条文字（括号中为症状名称），请仔细阅读每一条，把意思弄明白，每一条文字后有 4 级评分，1 表示没有或偶尔；2 表示有时；3 表示经常；4 表示总是如此。然后根据您最近一星期的实际情况，在分数栏 1～4 分适当的分数下画"√"。

	没有偶尔	有　时	经　常	总是如此
1. 我觉得比平时容易紧张和着急（焦虑）	1	2	3	4
2. 我无缘无故地感到害怕（害怕）	1	2	3	4
3. 我容易心里烦乱或觉得惊恐（惊恐）	1	2	3	4
4. 我觉得我可能将要发疯（发疯感）	1	2	3	4
*5. 我觉得一切都很好，也不会发生什么不幸（不幸预感）	4	3	2	1
6. 我手脚发抖打战（手足颤抖）	1	2	3	4
7. 我因为头痛、颈痛和背痛而苦恼（躯体疼痛）	1	2	3	4
8. 我感觉容易衰弱和疲乏（乏力）	1	2	3	4
*9. 我觉得心平气和，并且容易安静坐着（静坐不能）	4	3	2	1
10. 我觉得心跳得快（心慌）	1	2	3	4
11. 我因为一阵阵头晕而苦恼（头晕）	1	2	3	4
12. 我有晕倒发作，或觉得要晕倒似的（晕厥感）	1	2	3	4
*13. 我呼气吸气都感到很容易（呼吸困难）	4	3	2	1
14. 我手脚麻木和刺痛（手足刺痛）	1	2	3	4
15. 我因胃痛和消化不良而苦恼（胃痛或消化不良）	1	2	3	4
16. 我常常要小便（尿意频数）	1	2	3	4
*17. 我的手常常是干燥温暖的（多汗）	4	3	2	1
18. 我脸红发热（面部潮红）	1	2	3	4
*19. 我容易入睡并且一夜睡得很好（睡眠障碍）	4	3	2	1
20. 我做噩梦	1	2	3	4

焦虑自评量表（SAS）是由（W.K.Zung）于 1971 年编制的，是一种分析受访者主观症状的相当简便的临床工具，适用于具有焦虑症状的成年人，具有广泛的应用性。国外研究认为，SAS 能够较好地反映有焦虑倾向的精神病求助者的主观感受。而焦虑是心理咨询门诊中较常见的一种情绪障碍，所以近年来 SAS 是咨询门诊中了解焦虑症状的常用自评工具。

适用范围：本量表可以评定焦虑症状的轻重程度及其在治疗中的变化。主要用于护理干预的疗效评估，不能作为焦虑症的诊断标准。适用于具有焦虑症状的成年人和下列情况。

（1）反复因头部、颈部、背部、腰部和四肢疼痛在综合医院有关科室就诊，临床查体和实验室检查结果未提示器质性病变者。

（2）因焦虑、恐怖、疑病、抑郁等精神因素所致的慢性疼痛。

（3）各种原因引起的慢性全身疼痛。

（4）紧张性头痛。

（5）偏头痛。

评定时段：时间范围是"现在"或者是"最近一个星期"的实际感觉。

评定步骤：评定前一定要理解整个量表的填写方法和每一个提问的含义，作独立的不受任何人影响的自我评定。评定时，要让自评者知晓、区分反向记分的相关题，并用铅笔填写。SAS有5个反向项目，如理解错误会直接影响统计结果。例如，心情焦虑的患者常常感到心烦意乱，但题目中的问题是感觉心平气和，评分时应注意得分是相反的。这类题目之前有＊号标记，提醒各位检查及被检查者注意。施测时间建议5～10分钟。

测验记分：本量表含有20个反映焦虑主观感受的项目，每个项目按症状出现的频度分为4级评分，其中15个为正向评分，5个为反向评分。若为正向评分题，依次顺序为1、2、3、4分；反向评分题，即提问前标注有＊号者评分顺序为4、3、2、1分。其中5、9、13、17、19项目为反评题，按4～1计分。20个项目相加即得总粗分（X），公式换算方法为：标准分（Y）＝总粗分（X）乘以1.25后所得的整数部分。

结果解释：SAS适用于有焦虑症状的成人。按照中国常模结果，各项目累计即为焦虑粗分。总分超过40分可考虑筛查阳性，即可能有焦虑存在，需进一步检查。分数越高，反映焦虑程度越重。SAS标准分的分界值是50分。

（1）轻度焦虑50～59分。

（2）中度焦虑60～69分。

（3）重度焦虑＞69分。

注意事项：

（1）由于焦虑是神经症的共同症状，故SAS在各类神经症鉴别中作用不大。

（2）关于焦虑症状的临床分级，除参考量表分值外，主要还应根据临床症状，特别是要按症状的程度来划分，量表总分值仅能作为一项参考指标而非绝对标准。

（三）抑郁自评量表（SDS）（表6-4）

表6-4 抑郁自评量表（SDS）

指导语：下面有20条文字（括号中为症状名称），请仔细阅读每一条，把意思弄明白，每一条文字后有4级评分：1表示没有或偶尔；2表示有时；3表示经常；4表示总是如此。然后根据您最近一星期的实际情况，在分数栏1～4分适当的分数下画"√"。

	没有偶尔	有 时	经 常	总是如此
1. 我感到情绪沮丧，郁闷	1	2	3	4
*2. 我感到早晨心情最好	4	3	2	1
3. 我要哭或想哭	1	2	3	4
4. 我夜间睡眠不好	1	2	3	4
*5. 我吃饭像平时一样多	4	3	2	1
*6. 我的性功能正常	4	3	2	1
7. 我感到体重减轻	1	2	3	4
8. 我为便秘苦恼	1	2	3	4

续表

	没有偶尔	有　时	经　常	总是如此
9. 我的心跳比平时快	1	2	3	4
10. 我无故感到疲劳	1	2	3	4
*11. 我的头脑像往常一样清楚	4	3	2	1
*12. 我做事情像平时一样不感到困难	4	3	2	1
13. 我坐卧不安，难以保持平静	1	2	3	4
*14. 我对未来感到有希望	4	3	2	1
15. 我比平时更容易激怒	1	2	3	4
*16. 我觉得决定什么事很容易	4	3	2	1
*17. 我感到自己是有用的和不可缺少的人	4	3	2	1
*18. 我的生活很有意义	4	3	2	1
19. 假若我死了别人会过得更好	1	2	3	4
*20. 我仍旧喜爱自己平时喜爱的东西	4	3	2	1

　　Zung 抑郁自评量表（Zung self-rating depression scale），由美国杜克大学医学院的 Zung WWK 于 1965 年所编制，从量表构造的形式到具体评定的方法，都与 SAS 十分相似。

　　抑郁是个体失去某种他所看重的或追求的人、事、物时产生的情绪体验，常由亲人丧亡、失恋、失学、失业、遭受重大挫折和长期病痛等原因引起。表现为情绪低落、悲哀、寂寞、孤独、丧失感和厌世感等消极情绪状态，多伴有疲劳、失眠、食欲减退、动作迟缓等现象，严重抑郁可能导致自杀。

　　适用范围：本量表可以评定抑郁症状的轻重程度及其在治疗中的变化。特别适用于发现抑郁症的受访者，其评定对象为具有抑郁症状的成年人，也可用于流行病学调查。

　　评定时间：范围是"现在"或者是"最近一个星期"的实际感觉。

　　评定步骤：评定前一定要理解整个量表的填写方法和每一个提问的含义，作独立的不受任何人影响的自我评定。评定时，要让自评者知晓、区分反向记分的相关题，并用铅笔填写。SDS 有 10 个反向项目，如理解错误会直接影响统计结果。例如，心情忧郁的患者常常感到生活没有意思，但题目之中的问题是感觉生活很有意思，那么评分时应注意得分是相反的。这类题目之前加上 * 号，提醒各位检查及被检查者注意。施测时间建议 5～10 分钟。

　　测验记分：每个项目采用 1～4 级计分法，没有或很少时间（过去 1 周内，出现这类情况的日子不超过 1 天）；小部分时间（过去 1 周内，有 1～2 天有过这类情况）；相当多时间（过去 1 周内，3～4 天有过这类情况）；绝大部分或全部时间（过去 1 周内，有 5～7 天有过这类情况）。若为正向评分题，依次顺序为粗分 1、2、3、4 分；反向评分题，即提问前标注有 * 号者评分顺序为 4、3、2、1 分，其中第 2、5、6、11、12、14、16、17、18、20 项目为反评题，按 4～1 计分，20 项目累计相加即得总粗分（X），公式换算方法为：标准分（Y）＝总粗分（X）乘以 1.25 后所得的整数部分。

　　结果解释：分值越低状态越好。总分超过 41 分可考虑筛查阳性，即可能有抑郁存在，需进一步检查。抑郁严重指数＝总分 /80。指数范围为 0.25～1.0，指数越高，反映抑郁程度越重。我国以 SDS 标准分 ≥50，考虑有抑郁症状。

标准分（中国常模）

（1）轻度抑郁 53～62 分。

（2）中度抑郁 63～72 分。

（3）重度抑郁 >72 分。

注意事项：

（1）SDS 主要适用于具有抑郁症状的成年人，它对心理咨询门诊及精神科门诊或住院精神病患者均可使用。对严重阻滞症状的抑郁患者，评定有困难。

（2）关于抑郁症状的分级，除参考量表分值外，还要根据临床症状、特别是症状的程度来划分，量表分值仅能作为一项参考指标而非绝对标准。

（四）状态—特质焦虑问卷（STAI）（表 6-5）

表 6-5 状态—特质焦虑问卷

指导语：下面列出的是一些人们常常用来描述他们自己的陈述，请阅读每一个陈述，然后在右边适当的圈上打钩来表示你现在最恰当的感觉，也就是你此时此刻最恰当的感觉。没有对或错的回答，不要对任何一个陈述花太多的时间去考虑，但所给的回答应该是你现在最恰当的感觉。

上卷：状态焦虑量表（S-AI）	完全没有	有　些	中等程度	非常明显
*1. 我感到心情平静	④	③	②	①
*2. 我感到安全	④	③	②	①
3. 我是紧张的	①	②	③	④
4. 我感到紧张束缚	①	②	③	④
*5. 我感到安逸	④	③	②	①
6. 我感到烦乱	①	②	③	④
7. 我现在正烦恼，感到这种烦恼超过了可能的不幸	①	②	③	④
*8. 我感到满意	④	③	②	①
9. 我感到害怕	①	②	③	④
*10. 我感到舒适	④	③	②	①
*11. 我有自信心	④	③	②	①
12. 我觉得神经过敏	①	②	③	④
13. 我极度紧张不安	①	②	③	④
14. 我优柔寡断	①	②	③	④
*15. 我是轻松的	④	③	②	①
*16. 我感到心满意足	④	③	②	①
17. 我是烦恼的	①	②	③	④
18. 我感到慌乱	①	②	③	④
*19. 我感觉镇定	④	③	②	①
*20. 我感到愉快	④	③	②	①

续表

下卷：特质焦虑量表（S-AI）	完全没有	有　些	中等程度	非常明显
21. 我感到愉快	①	②	③	④
22. 我感到神经过敏和不安	①	②	③	④
*23. 我感到自我满足	④	③	②	①
*24. 我希望能像别人那样高兴	④	③	②	①
25. 我感到我像衰竭一样	①	②	③	④
*26. 我感到很宁静	④	③	②	①
*27. 我是平静的、冷静的和泰然自若的	④	③	②	①
28. 我感到困难——堆集起来，因此无法克服	①	②	③	④
29. 我过分忧虑一些事，实际这些事无关紧要	①	②	③	④
*30. 我是高兴的	④	③	②	①
31. 我的思想处于混乱状态	①	②	③	④
32. 我缺乏自信心	①	②	③	④
*33. 我感到安全	④	③	②	①
*34. 我容易做出决断	④	③	②	①
35. 我感到不合适	①	②	③	④
36. 我是满足的	①	②	③	④
37. 一些不重要的思想总缠绕着我，并打扰我	①	②	③	④
38. 我产生的沮丧是如此强烈，以致我不能从思想中排除它们	①	②	③	④
*39. 我是一个镇定的人	④	③	②	①
40. 当我考虑我目前的事情和利益时，我就陷入紧张状态	①	④	④	④

　　状态-特质焦虑问卷，由 Charles D. Spielberger 等人编制，1981 年译成中文，并于 1983 年修订（Y 版本）。该量表是 40 个项描述题组成的自评量表，有两个分量表组成：① 状态焦虑量表（简称 S-AI），包括第 1～20 题；② 特质焦虑量表（简称 T-AI），包括第 21～40 题。其特点是简便，效度高，易于分析，能相当直观地反映焦虑患者的主观感受，前者描述一种不愉快的短期的情绪体验，如紧张、恐惧、忧虑等，常伴有自主神经系统功能亢进。后者则用来描述相对稳定的，作为一种人格特征且具有个体差异的焦虑倾向。可将短暂（当前）的情绪焦虑状态和一贯的人格特质性焦虑倾向区分开来。为不同的研究目的和临床实践服务。状态焦虑描述一种通常为短暂性的不愉快的情绪体验，如紧张、恐惧、忧虑和神经质，伴有自主神经系统的功能亢进。特质焦虑是描述一类相对稳定的焦虑倾向的人格特质。

　　适用范围：临床对各类疾病患者、心身疾病患者以及心理和精神障碍受访者的焦虑情绪进行评价；各类学校学生、军人和各种职业人群与焦虑相关的问题筛查；评价心理治疗及药物治疗的效果。

　　评定步骤：该量表用于个人或集体测试，受试者一般需具有初中文化水平。

　　测查时间：一般 10～20 分钟可完成。

　　在评定前，一定要把整个量表填写方法及每条问题的含义都弄明白，然后作独立的不受任何人影响的自我评定。评定时，提醒自评者理解反向记分的各题，STAI 有 20 个反向项目，如未正确理解会直接影响统计结果。特别要提醒被试注意，该量表分两部分，S-AI 的 20 项应按"此时此刻"的感觉来评定，而 T-AI 的 20 项则应按"一贯的"或"平时"的感觉情况来评定。

测验记分：

（1）第 1~20 题为状态焦虑量表，主要用于反映即刻的或最近某一特定时间的恐惧、紧张、忧虑和神经质的体验或感受，可以用来评价应激情况下的焦虑水平。量表分为 1~4 级评分（状态焦虑：1—完全没有，2—有些，3—中等程度，4—非常明显）。

（2）第 21~40 题为特质焦虑量表，用于评定人们经常的情绪体验。量表进行 1~4 级评分（特质焦虑：1—几乎没有，2—有些，3—经常，4—几乎总是如此）。

由受试者根据自己的体验选最择合适的等级。分别计算出状态焦虑和特质焦虑量表的累加分值，附表中带 * 的项目即正性情绪，其计分按反序进行。

结果解释：最小值为 20 分，最大值为 80 分，某量表上的得分越高，反映了受试者该方面的焦虑水平越高。

该量表国内尚无常模，美国的常模如下。

（1）状态焦虑量表：① 19~39 岁：男性 56 分，女性 57 分；② 40~49 岁：男性 55 分，女性 58 分；③ 50~69 岁：男性 52 分，女性 47 分。

（2）特质焦虑量表：① 19~39 岁：男性 53 分，女性 58 分；② 40~49 岁：男性 51 分，女性 53 分；③ 50~69 岁：男性 50 分，女性 43 分。

（五）A 型行为类型问卷（TABP）（表 6-6）

表 6-6　A 型行为问卷

指导语：请回答下列问题，凡是符合您的情况的就在"是"字上打"√"；凡是不符合你的要求的在"否"字打"√"。每个问题必须回答，答案无所谓对与不对，好与不好。请尽快回答，不要在每个问题上太多思索。回答时不要考虑应该怎样，只回答平时是怎样就行了。

项　　目	是	否
1. 我觉得自己是一个无忧无虑、悠闲自在的人	□	□
2. 即使没有什么要紧事，我走路也很快	□	□
3. 我经常感到应该做的事很多，有压力	□	□
4. 我自己决定的事，别人很难让我改变主意	□	□
5. 有些人和事常常使我十分恼火	□	□
6. 我急需买东西但又要排长队时，我宁愿不买	□	□
7. 有些工作我根本安排不过来，只能临时挤时间去做	□	□
8. 我上班或赴约时，从来不迟到	□	□
9. 当我正在做事，谁要打扰我，不管有意无意，我都非常恼火	□	□
10. 我总看不惯那些慢条斯理、不紧不慢的人	□	□
11. 有时我简直忙得透不过气来，因为该做的事情太多了	□	□
12. 即使跟别人合作，我也总想单独完成一些更重要的部分	□	□
13. 有时我真想骂人	□	□
14. 我做事喜欢慢慢来，而且总是思前想后，拿不定主意	□	□

项 目	是	否
15. 排队买东西，要是有人插队，我就忍不住要指责他或出来干涉	☐	☐
16. 我总是力图说服别人同意我的观点	☐	☐
17. 有时连我自己都晓得，我所操心的事，远超出我应该操心的范围	☐	☐
18. 无论做什么事，即使比别人差，我也无所谓	☐	☐
19. 做什么事我也不着急，着急也没有用，不着急也误不了事	☐	☐
20. 我从来没想过要按照自己的想法办事	☐	☐
21. 每天的事情都使我的神经十分紧张	☐	☐
22. 就是去玩，如逛公园等，我总是先看完，等着同来的人	☐	☐
23. 我常常不能宽容别人的缺点和毛病	☐	☐
24. 在我所认识的人里，个个我都喜欢	☐	☐
25. 听到别人发表不正确的见解，我总想立即去纠正他	☐	☐
26. 无论做什么事，我都比别人快一些	☐	☐
27. 人们认为我是一个干脆、利落、高效率的人	☐	☐
28. 我觉得我有能力把一切事情办好	☐	☐
29. 聊天时，我也总是急于说出自己的想法，甚至打断别人的话	☐	☐
30. 人们认为我是一个安静、沉着、有耐性的人	☐	☐
31. 我觉得在我认识的人之中值得我信任和佩服的人实在不多	☐	☐
32. 对未来我有许多想法和打算，并总想一下子都能实现	☐	☐
33. 有时我也会说人家的闲话	☐	☐
34. 尽管时间很宽裕，我吃饭也快	☐	☐
35. 听人讲话或报告如讲得不好时，我就非常着急，总想还不如我来讲哩	☐	☐
36. 即使有人欺侮了我，我也不在乎	☐	☐
37. 我有时会把今天该做的事拖到明天去做	☐	☐
38. 当别人对我无礼时，我对他也不客气	☐	☐
39. 有人对我或我的工作吹毛求疵，很容易挫伤我的积极性	☐	☐
40. 我常常感到时间晚了，可一看表还早呢	☐	☐
41. 我觉得我是一个非常敏感的人	☐	☐
42. 我做事总是匆匆忙忙的、力图用最少的时间办尽量多的事情	☐	☐
43. 如果犯了错误，不管大小，我全都主动承认	☐	☐
44. 坐公共汽车时，尽管车开得快我也常常感到车开得太慢	☐	☐
45. 无论做什么事，即使看着别人做不好，我也不想拿来替他做	☐	☐
46. 我常常为工作没做完，一天又过去了而感到忧虑	☐	☐
47. 很多事情如果由我来负责，情况要比现在好得多	☐	☐
48. 有时我会想到一些说不出口的坏念头	☐	☐
49. 即使领导我的人能力差、水平低，不怎么样，我也能服从和合作	☐	☐
50. 必须等待什么的时候，我总心急如焚，缺乏耐心	☐	☐
51. 我常常感到自己能力不够，所以在做事遇到不顺利时就想放弃不干了	☐	☐

项　目	是	否
52. 我每天都看电视，同时也看电影，不然心里就不舒服	□	□
53. 别人托我办的事，只要答应了，我从不拖延	□	□
54. 人们认为我做事很有耐性，干什么都不会着急	□	□
55. 外出乘车、船或跟人约定时间办事时，我很少迟到，如果对方耽误我就恼火	□	□
56. 偶尔我也会说一两句假话	□	□
57. 许多事情本来可以大家分担，可我喜欢一个人去干	□	□
58. 我觉得别人对我的话理解太慢，甚至理解不了我的意思似的	□	□
59. 我是一个性子暴躁的人	□	□
60. 我常常容易看到别人的短处而忽视别人的长处	□	□

　　A 型行为类型问卷采用 1983 年由张伯源主持全国性的协作组，研究参考美国的 A 型行为测查量表内容，并根据中国人的自身特点，经过 3 次测试和修订完成，属信度效度较高的 A 型行为类型问卷。

　　问卷内容：包含有 60 个题目，分成 3 个部分。

　　（1）TH：共有 25 个项目，表示时间匆忙感，时间紧迫感和做事快节奏等特点。

　　（2）CH：共有 25 个项目，表示竞争性、缺乏耐性和敌意情绪等特征。

　　（3）L：共有 10 个项目，作为测谎题，考查被试回答量表时是否诚实、认真。

　　适用范围：本量表主要用于评估成人的行为模式，以了解受试者对冠状动脉硬化性心脏病的易患性。在 20 世纪 50 年代，美国著名心脏病学家弗里德曼和罗森曼首次提出了 A 型行为类型的概念，他们发现许多冠心病受访者都表现出一些典型而共同的特点，即一种具有过强的竞争性以及高度的时间紧迫感的人格类型，称为 A 型性格，是冠心病的主要危害因素之一。而相对缺乏这类特点的行为称之为 B 型行为（TBBP）。

　　评定步骤：在开始评定前，把评分方法和要求给受试者讲清楚，然后作独立的不受任何人影响的自我评定。

　　对于文化低程度低，可由工作人员逐一念给他听，并以中性不带任何暗示和偏向的方式把问题本身的意思告诉他。

　　测验记分：见表 6-7。

表 6-7　A 型行为类型问卷（TABP）

分量表	答"是"的题目	答"否"的题目
TH 量表	2、3、6、7、10、11、19、21、22、26、29、34、38、40、42、44、46、50、53、55、58	14、16、30、54
CH 量表	1、5、9、12、15、17、23、25、27、28、31、32、35、39、41、47、57、59、60	4、18、36、45、49、51
L 量表	8、20、24、43、56	13、33、37、48、52

　　每题回答与以上标准答案相符合的记 1 分。

　　结果解释：首先计算 L 量表，如果积分≥7 者表示该测验的真实性不大，须剔除该无效问卷。

L 量表≤7 分则进一步计算其他两个量表的得分。根据量表的总得分（TH＋CH）来划分 A 型人和 B 型人，其常模均值为 28 分。① 行为总分 50～37 分属于典型 A 型行为特征。② 36～29 分属于中间偏 A 型行为特征。③ 28～27 分之间属于中间型行为特征。④ 26～19 分属于中间偏 B 型行为特征。⑤ 18～1 分属于典型 B 型行为特征。

A 型行为的评估不能只靠问卷答案计算，必须结合临床观察和会谈获得资料做出综合的判断。

（六）其他量表

1. 特质应对方式问卷（trait coping style questionnaire，TCSQ）（表 6-8）

表 6-8　特质应对方式问卷（TCSQ）

指导语：下面列出的是一些人们常常用来描述他们自己的陈述，请阅读每一个陈述，然后在右边适当的框内打钩来表示你现在最恰当的感觉，也就是你此时此刻最恰当的感觉。没有对或错的回答，不要对任何一个陈述花太多的时间去考虑，但所给的回答应该是你现在最恰当的感觉。

	肯定不是				肯 定 是
	1	2	3	4	5
1. 能尽快地将不愉快忘掉	☐	☐	☐	☐	☐
2. 陷入对事件的回忆和幻想之中而不能摆脱	☐	☐	☐	☐	☐
3. 当作事情根本未发生过	☐	☐	☐	☐	☐
4. 易迁怒于别人而经常发脾气	☐	☐	☐	☐	☐
5. 通常向好的方面想，想开些	☐	☐	☐	☐	☐
6. 不愉快的事很容易引起情绪波动	☐	☐	☐	☐	☐
7. 将情绪压在心底里不表现出来，但又忘不掉	☐	☐	☐	☐	☐
8. 通常与类似的人比较，就觉得算不了什么	☐	☐	☐	☐	☐
9. 将消极因素化为积极因素，例如参加活动	☐	☐	☐	☐	☐
10. 遇烦恼的事很容易想悄悄地哭一场	☐	☐	☐	☐	☐
11. 旁人很容易使你重新高兴起来	☐	☐	☐	☐	☐
12. 如果与人发生冲突，宁可长期不理对方	☐	☐	☐	☐	☐
13. 对重大困难往往举棋不定，想不出办法	☐	☐	☐	☐	☐
14. 对困难和痛苦能很快适应	☐	☐	☐	☐	☐
15. 相信困难和挫折可以锻炼人	☐	☐	☐	☐	☐
16. 在很长的时间里回忆所遇到的不愉快事	☐	☐	☐	☐	☐
17. 遇到难题往往责怪自己无能而怨恨自己	☐	☐	☐	☐	☐
18. 认为天底下没有什么大不了的事	☐	☐	☐	☐	☐
19. 遇苦恼事喜欢一人独处	☐	☐	☐	☐	☐
20. 通常以幽默的方式化解尴尬局面	☐	☐	☐	☐	☐

特质应对方式问卷由姜乾金编制，是对应对方式的评估测量。应对是心理应激过程的重要中

介因素，与应激事件性质以及应激结果均有关系。在20世纪80年代国外已有不少应对量表出现，90年代应对的定量研究在国内也开始被重视，近10年来应对方式研究受到广泛的重视。特质应对方式问卷是自评量表，由20条反映应对特点的项目组成，包括两个方面，积极应对与消极应对（各含10个条目），用于反映被试者面对困难挫折时的积极与消极德态度和行为特征。

计分方法：被试根据自己大多数情况时的表现填写，采用1～5五级计分法。各项答案从"肯定不是"定为1级，到"肯定是"定为5级，中间三个不同程度过度级别为2、3、4三个级别答案。从中分别汇总计算出积极应对分（positive coping，PC）和消极应对分（negative coping，NC）。各包含10个条目，消极应对的计分由第2、4、6、7、10、12、13、17、19条目分累计相加；积极应对PC的计分由第1、3、5、8、9、11、14、15、18、20条目分累计相加。

测验结果：分数越高，提示积极应对或消极应对的特征越明显。

2. 领悟社会支持量表（perceived social support scale，PSSS）（表6-9）

表6-9 领悟社会支持量表

指导语：以下12个句子，每一个句子后面各有7个答案。请你根据自己的实际情况在每句后面选择一个答案。如选择①表示您极不同意，即说明您的实际情况与这一句子极不相符。选择⑦表示您极同意，即说明你的实际情况与这一句子极相符。选择②～⑤表示不同程度的中间状态。

1. 在我遇到问题时有些人（领导、亲戚、同事）会出现在我的身旁
① 极不同意 ② 很不同意 ③ 稍不同意 ④ 中立 ⑤ 稍同意 ⑥ 很同意 ⑦ 极同意
2. 我能够与有些人（领导、亲戚、同事）共享快乐与忧伤
① 极不同意 ② 很不同意 ③ 稍不同意 ④ 中立 ⑤ 稍同意 ⑥ 很同意 ⑦ 极同意
3. 我的家庭能够切实具体地给我帮助
① 极不同意 ② 很不同意 ③ 稍不同意 ④ 中立 ⑤ 稍同意 ⑥ 很同意 ⑦ 极同意
4. 在需要时我能够从家庭获得感情上的帮助和支持
① 极不同意 ② 很不同意 ③ 稍不同意 ④ 中立 ⑤ 稍同意 ⑥ 很同意 ⑦ 极同意
5. 当我有困难时有些人（领导、亲戚、同事）是安慰我的真正源泉
① 极不同意 ② 很不同意 ③ 稍不同意 ④ 中立 ⑤ 稍同意 ⑥ 很同意 ⑦ 极同意
6. 我的朋友们能真正地帮助我
① 极不同意 ② 很不同意 ③ 稍不同意 ④ 中立 ⑤ 稍同意 ⑥ 很同意 ⑦ 极同意
7. 在发生困难时我可以依靠我的朋友们
① 极不同意 ② 很不同意 ③ 稍不同意 ④ 中立 ⑤ 稍同意 ⑥ 很同意 ⑦ 极同意
8. 我能与自己的家庭谈论我的难题
① 极不同意 ② 很不同意 ③ 稍不同意 ④ 中立 ⑤ 稍同意 ⑥ 很同意 ⑦ 极同意
9. 我的朋友们能与我分享快乐与忧伤
① 极不同意 ② 很不同意 ③ 稍不同意 ④ 中立 ⑤ 稍同意 ⑥ 很同意 ⑦ 极同意
10. 在我的生活中有些人（领导、亲戚、同事）关心着我的感情
① 极不同意 ② 很不同意 ③ 稍不同意 ④ 中立 ⑤ 稍同意 ⑥ 很同意 ⑦ 极同意
11. 我的家庭能心甘情愿协助我做出各种决定
① 极不同意 ② 很不同意 ③ 稍不同意 ④ 中立 ⑤ 稍同意 ⑥ 很同意 ⑦ 极同意
12. 我能与朋友们讨论自己的难题
① 极不同意 ② 很不同意 ③ 稍不同意 ④ 中立 ⑤ 稍同意 ⑥ 很同意 ⑦ 极同意

领悟社会支持量表由Blumenthal 1987年报告，国内姜乾金等人修订，是对社会支持的评估测量。社会支持被看作是决定心理应激与健康关系的重要中介因素之一。

测验记分：SSS具有简单易用的特点，由12条反映个体对社会支持感受的条目组成，每个条目均采用1～7七级计分法，即分为"极不同意""很不同意""稍不同意""中立""稍同意""很同

意""极同意"七个级别。"家庭支持"分由 3、4、8、11 题累计。"朋友支持"分由 6、7、9、12 题累计,"其他人支持"由 1、2、5、10 题累计。计分:选 1 级记 1 分,选 7 级记 7 分,以此类推。

结果解释:PSSS 测定个体领悟到的来自各种社会支持源,如家庭、朋友和其他人的支持程度,并以总分反映个体感受到的社会支持总程度。所有题累计得分为社会支持总分。总分越高,反映被试感受的社会支持程度越高。

(1)得分小于 32,说明你的社会支持系统存在严重的问题,可能和你的个性有关。

(2)得分小于 50,说明你的社会支持存在一定问题,但不是很严重。

在临床工作中根据需要还会使用其他量表,如护士用住院患者观察量表(NOSIE)、生活事件量表(LES)、社会支持评定量表(SSRS)、现实行为检查表(CBCL)、汉密尔顿焦虑量表(HAMA)等,在此不一一作介绍。

如何选择适合的心理量表很重要,应注意以下事项。

(1)有指向性:在心理评估中使用心理量表,如受访者有明显的焦虑情绪,可选择与情绪有关的量表;若考虑是非情景性因素产生的症状,为了确定是否是人格特质造成的因素,可用人格问卷来探索源头;为寻找早期的原因或查找两年以来是否有重大生活事件发生或是否有应激的叠加效应发生等,可选用病因探索性量表,如 SCL-90 等;当临床表现超出心理问题常规测评量表的表现,怀疑有精神疾病者,可采用 MMPI 等排除精神障碍疾病一类的心理量表;若觉得智力有问题时,可用智力量表。

(2)有针对性:心理量表应围绕已形成的初步印象或受访者的某些特殊表现来选用。通常对受访者建议采用的心理测验量表都是经过世界各国多年的验证、在世界各地的心理咨询中通用的,每一个心理测验量表做完之后都是需要专业的心理咨询人员进行辅助分析,正规专业的心理测验量表是收费的。

复习与思考

1. 简述心理评估、心理测量、心理测验三者的区别和联系。

2. 简述行为观察的优缺点。

3. 临床访谈的基本技巧有哪些?

4. 心理测量的原则有哪些?

5. 吴先生,68 岁,近日与子女吵架,出现心前区疼痛发作入住心血管内科病房。患者老伴 3 个月前去世,家人很少探望,一次老朋友来探望,提起老伴时流泪,提起子女时则情绪烦躁,治疗半个月后心绞痛症状控制不满意,担心病情加重,护士询问其病情和劝其戒烟时经常不耐烦,质疑治疗和护理措施,担心自己发病而不敢入睡。

请思考:

(1)患者的治疗效果不佳有哪些原因?

(2)需要进行心理评估吗?选择哪类心理评估方法比较合适?

(3)选择哪种心理测评量表对患者进行心理评估比较合适?该患者目前治疗效果不好主要与哪些不良情绪和行为有关?

6. 一位 49 岁女性,长期失眠、腹泻伴消瘦住院,身体评估后,给患者做了纤维结肠镜检查并取活检,患者听说检查是为了排除肠癌,为此怀疑自己患肠癌,等待报告期间护士发现其情绪低落、食欲不佳。

请思考：

（1）结果排除肠癌后，情绪无好转，医护工作者对患者进行心理评估，欲做心理测验，应选择哪一种心理测量表？

（2）在心理测量后，两位护士分别与患者对话。你会采纳哪一位护士的谈话？为什么？

护士甲：你有抑郁情绪，是中度！要注意改善你的心情，否则治疗效果不好，你还要瘦下去！

护士乙：心理测量结果分析，你的病除药物治疗外还适合做一些心理调适和放松训练，心情好了会减轻腹泻症状，营养不丢失，体重就会增加。

（3）告知受试者心理测量的结果时应注意什么？

（王昆蓉）

第 7 章

心 理 治 疗

本章导读： 本章主要从护理专业的角度来阐述心理治疗的一般治疗技术，结合传统和现代的治疗方法，并加入适合国情的本土化治疗技术，力求多方位地使护理人员在对患者的心理干预和治疗时能有所帮助。

第 1 节 心理治疗概述

一、心理治疗的概念

心理治疗（psychotherapy）又称精神治疗，是指医务人员运用心理学的理论和技术，与患者确立良好的医患关系，通过其言语、表情、举止行为并结合其他特殊的手段来改变患者不正确的认知活动、情绪障碍和异常行为的一种治疗方法。

过去，由于受生物医学模式教育的影响，除精神科医师外，一般临床各科医师在对患者进行治疗时，只重视药物、手术和理疗等方式，并未认识到心理治疗的重要性和必要性。实际上，医务人员在接触和诊治患者的过程中，其言语、行为都会影响患者的心理活动。如果能因此改善他的心理状态，消除或减轻他心中的痛苦，改变他对人对事的态度和行为方式，就会起到心理治疗的作用。在医疗实践中，心理治疗与药物、手术和理疗一样具有治疗作用。每一位医务人员在与患者的整个交往过程中，总在有意或无意地施加心理影响，并对患者的疾病起到一定的（有时甚至是主要的）治疗作用。

二、心理治疗的分类

（一）基本心理治疗技术

基本心理治疗技术指综合各种心理流派的基本共性特点，在临床工作中对多数患者，尤其是对较轻的心理问题具有普遍实用性的一般性心理治疗技术。主要包括建立治疗联盟的关系技术、用于心理健康教育及解决一般心理问题的支持 - 解释性心理治疗等。属于心理治疗人员必须熟练掌握、运用的通用技术。

（二）专门心理治疗

专门心理治疗指针对有适应证的患者，根据一定的流派理论进行系统性、结构性的特殊心理治疗，包括精神分析及心理动力学治疗、人本主义治疗、认知行为治疗、系统式家庭治疗，以及催眠治疗、危机干预、团体治疗、表达性艺术治疗等。心理治疗师应受过相应技术的专门训练。

（三）其他特殊心理治疗

其他特殊心理治疗指在本土传统文化基础上融合了现代心理学原理和技术，在相应的文化群体中有成功应用经验的某些心理治疗理论和方法，以及一些基于传统的或创新的心理学原理开发的治疗技术。对于这些心理治疗方法，宜进行充分的科学探索，在严格规范管理之下谨慎使用，经充分验证、论证后再加以推广。

第2节　临床护理常用心理治疗技术

一、支 持 疗 法

支持疗法（supportive psychotherapy），全称为支持性心理治疗，由桑代克（Edward Lee Thorndike）于1950年首先提出，是指护士应用心理学理论与技术为患者提供精神支持的心理治疗方法。主要是依靠倾听、安慰、解释、鼓励和暗示等手段去完成对患者的治疗任务，其最基本的前提是护士要与患者建立起融洽的治疗关系。在这种条件下，护士的劝说、安慰、解释与指导才能产生疗效。如何建立起良好的医患关系，从根本上讲，主要是靠护士的真诚、关心和尊重，在方法上主要是使用语言要恰当，要学会和掌握交谈的艺术。

1. **学会与患者交谈**　学会与患者交谈，掌握交谈艺术，是做好支持性心理治疗的前提。第一，护士与患者的谈话中要贯穿积极性的生活态度，多一些乐观的看法，不讲泄气的话语；第二，护士要注意使用积极性的语言，但要注意不要盲目乐观，脱离实际，因而使患者更加失望；第三，护士的语言应该清晰明白，交代清楚，分析透辟；同时要避免使用医学术语，以免引起患者的猜疑；说话要看人物、时间和环境，要诚实而有分寸；第四，表达手段要灵活多样，学会幽默，注意语音和语调。

2. **支持疗法的常用技术**

（1）倾听：指医护人员通过自己的语言和非语言行为向求助者传达一个信息，我正在很有兴趣地听着你的叙述，我表示理解和接纳。

1）倾听的准备。① 做到彻底的清醒、警觉和注意集中；② 不为环境或内心发生的事情而分散对患者的注意；③ 创造一个有助于治疗性交流的环境；④ 足够的自我觉察，能够对患者的表达保持开放；⑤ 通过身势表达专注；⑥ 理解文化和性别差异；⑦ 对个体差异有充分的觉察，以适应每位患者的个人需要及偏好；⑧ 觉察并努力去除妨碍交流的自身方面的障碍。

2）倾听的技术。包括言语与非言语，具体的有关注、重述、重读、询问、情感反应等。① 非言语关注，在倾听的过程中，护士应该用自己的非言语活动来对患者进行关注。如以一定的目光接触、运用恰当的身体语言、与患者保持合适的空间距离，以及适当的沉默来对患者的倾诉进行关注，使患者感觉到自己被关注、被尊重，进而更加开放地向护士敞开自己的心扉。②重述，是指护士全部或部分地对患者所表达的内容进行复述。正确地使用复述，可以使护士验证自己是否已经理解患者所表述的内容，并及时得到修正，增进表达和与患者的沟通；还可以帮助患者理清自己的杂乱的思绪，使谈话内容得到整理和归纳，从而帮助患者对问题进行自我审视。③重读，是指护士对患者所表达的内容中认为重要的字或者词用强调性的语气进行重读。重读的作用主要是引导患者注意其忽略或未说清的部分，促使其对此再做出详细的说明，同时也表明了护士对患者谈话中关键词语的注意，能够使谈话向纵深方向发展。④询问，即提问。护士可使用开放式的询问，如"是什么"、"为什么"、"怎么样"等词向患者询问。开放式询问具有交谈自由、信息量大的特点，而患者也必须以较详细的语言来回答。这种询问方式有利于引导患者对某些内容进行深入表达，迫使患者就某些内容做出进一步思考；也有助于护士深入了解和掌握患者的情况。封闭式提问可以使资料的收集更准确，但是信息量较小。护士可以使用"是不是"、"对不对"、"有没有"等词提问，患者也只需简单地做出肯定或否定的回答。在实际心理护理过程中，护士应该结合这两种询问方式综合运用，并以开放式的询问为主。⑤情感反应。情感反应是对患者信息的情感部分的再解释。在会谈中，患者以言语或非言语的方式表达问题时，总是伴随着一定的情感，并通过一定的线索表现出来。护士在倾听时，需要了解患者情感所包含的意义，并依此做出较为合理的判断。

应用情感反应的步骤是：①倾听患者使用的情感词汇。②注意观察患者的非语言信息，如身体姿势、面部表情和语调特征等。非语言行为比语言行为更难控制，是更可靠的情绪指标。③选择合适的词语将获得的情感再反应给患者，注意情绪类型和强度水平的匹配。有些时候，可以在情感反应前加上情境的内容。④评估情感反应是否有效。确定患者是否认同咨询师的情感反应。

护士在咨询初期需要谨慎使用情感反应，如果过分使用情感反应会导致患者感觉不舒服，从而否定自己的情绪感受。咨询后期，在护士与患者建立良好的护患关系后，关注患者的情感反应则会大大促进咨询和治疗的进程。情感反应的目的是鼓励患者更多地表达感受；帮助患者体验更强烈的感受；让患者意识到去支配自己的情感；帮助患者去认识和管理自己的情绪；帮助患者识别自己情绪。

3）倾听的障碍。

表7-1　倾听的障碍与潜在结果

障碍	定义	潜在的结果
不充分倾听	护士注意力不集中，或为个人的烦恼或需要所占据	患者会感到护士没有在听他讲；护士也会错失许多患者交流的重要信息
评价性倾听	护士对听到的东西进行评判，因此，失去了客观性	患者感到被评判及误解；护士倾向于有优越感以及提建议
选择性倾听	护士根据由偏见或成见形成的先入为主的观念去听他期望或想听的东西	患者感到被误解及歪曲了；护士无法听到患者的真实的信息，并且歪曲（常常病理化）了患者的状态
以事实为中心的倾听	护士只听外显的内容（言语信息）而忽略了潜在及隐藏了的内容（个人的以及情感信息）	患者感到护士有距离，没有共情，带有逼迫性；护士倾向于过多地提问题，追问患者
彩排性倾听	护士只想着如何对患者作出反应，在患者讲话时脑子里在设计如何反应，因此，无法完全集中注意	患者感到被误解以及不被尊重，并且会察觉到护士的焦虑；护士会错失重要的信息，会做出精心组织的但没有切中要害的评论
同情性倾听	护士被患者的故事（内容和情绪）所吸引，过分与患者认同	患者可能感到被理解但最终没有帮助；护士失去了客观性和适当的距离，最后会导致无效和精疲力竭

4）倾听技术的功能。① 有利于护士与患者建立良好的护患关系；② 可因此而鼓励患者更好地开放自己、坦诚表白；③ 有利于护士更好地聆听与观察患者言语与非言语，深入其内心世界。

（2）同感：即共情、通情达理和同理心，是指设身处地以另一个人的思想与情感去感受、体会周围的人和事物，它以真诚与平等待人为先决条件。在护理心理工作中，同感即是能设身处地地感受患者的情绪，理解患者的意图，并以恰当的方式表达自己对对方情绪与意图的感受、理解与尊重，对患者的心理进行有效的干预，满足患者的心理需求，使其负性情绪能尽情地得到宣泄。同感的步骤如下：

1）倾听：护士需要全神贯注、不打断对方的讲话、不作价值判断、努力地去体验患者的感受，并配之以适当的反应，如点头、引人示意及"恩"、"然后"等鼓励性话语。

2）换位思考：即护士转换自己的角度，真正设身处地使自己"变成"来访者（患者）。如用他的眼睛和头脑去感知、去体验、去思维，体验他人的内心世界，就好像那是自己的内心世界一样。"他告诉我什么事情？我要是他我会怎么想？会有怎样的感受？是气愤还是愤怒？是害怕还是恐惧？是烦躁、矛盾、焦虑、担忧还是委屈、伤心、痛苦、自责？"

3）信息整理：在咨询过程中，护士还需要不断地对患者反馈的信息进行整理。信息整理能够使护士适时地回到自己的世界，并借助于知识和经验把从来访者（患者）那里感知到的东西做一般整理并更好地理解他。

4）信息反馈：护士需要把从患者那里收集到的信息用言语和非言语行为做出反应，如"我听到你说……；我感觉到你……"来引导来访者对其感受做出进一步思考。切忌出现"你懂不懂？"、"你明白吗？"、"你就不能（会）……"、"你怎么就……"等话语。应该使用类似"我能感觉到你在努力。"、"我知道你感到为难。"、"我感觉到你很不容易。"、"我很欣赏你的积极态度。"和"其实，我跟你一样感觉很不舒服"等支持性的话语。

5）同感检验：护士在反应的同时要留意患者的反馈信息，必要时应直接询问对方是否感到自己被理解了。如要通过患者的表情看出护士说的话他是不是特别认同，就可以问一问："不知道是不是这样？"

（3）解释、劝导和启发：患者在患病之后由于对疾病缺乏了解和认识，容易产生焦虑、恐惧等心理应激，很需要医护人员给予一定的解释，说明道理，以消除患者的疑虑。护士在解释时，要抓住患者的疑点，针对患者的疑虑，把疾病的情况讲清楚。解释时需要耐心，语言要恰当，言简意赅，通俗易懂。必要时可以动员亲友、单位同事来共同进行解释，或请相似的病友来现身说法，以起到劝解患者、解除疑虑，启发患者发挥主观能动性，树立与疾病作斗争的信心。

（4）鼓励、同情和安慰：护士可以鼓励患者通过自身的努力发挥主观能动性，以极大的同情与安慰来帮助和指导患者分析和认识到他所面临的问题。也可动员医师来给予权威性的支持，使患者增强抵抗力，进而更好的适应环境，达到促进健康的目标。而安慰是让患者放弃某些念头去适应现实，二者是并行不悖的。医护人员的鼓励和同情，可以使患者重新树立生存的信念，乐观地面对现实，有利于病情的恢复。需要强调的是，护士在鼓励的时候还要注意可行性原则，否则一旦实现不了，将会产生不良的后果。

（5）暗示：是指在无对抗的条件下，护士有意识使用积极、肯定的心理暗示，使患者不经思维逻辑思考判断，自觉地接受护士灌输给他的观念和劝告，从而使自己的情绪保持良好的状态。暗示包括言语暗示、操作暗示、药物暗示和自我暗示等。它是指护士在对患者进行护理时，看似不自觉地对患者用言语、用操作或者用药物时单独或综合使用暗示技术，使患者感到心理上的舒缓和情感的舒适，进而保持良好的心态更好地恢复病情。暗示要选准适应证，语言要诚挚、肯定，使用时要随机应变，灵活掌握，临场发挥。

专栏 7-1 心理支持疗法对孕妇分娩过程的影响

心理支持疗法在护理的各个领域中均起着不可忽视的作用，而对孕妇分娩过程配以心理支持技巧的研究，更比较有力地说明孕妇的情绪对分娩过程的影响。

一项研究选取了 90 位初产妇为研究对象，在分娩前 2 周内应用焦虑自评量表（SAS）和抑郁自评量表（SDS）对其进行评定，并分为治疗组和对照组，两组在年龄、文化程度以及胎儿体重上进行严格的筛选，具有可比性。针对治疗组，主要给予心理支持治疗及一般产科处理；而对照组则仅给予一般产科处理。

该研究采取的心理支持治疗的具体方法有解释、鼓励、保证、指导以及改善环境。通过对孕妇细致耐心的解释，使其对分娩产生了正确的认识，消除了孕妇因怕痛、怕自己无自然分娩能力、担心母婴安全等因素引起的焦虑、恐惧等不良的心理；通过对孕妇的鼓励、保证和改善其周围环境，增强了孕妇分娩的自信心、能力感和安全感；通过及时正确地产程指导，保证并增强了孕妇的产力。以上几个方面的心理干预，使孕妇以最佳的心理状态和良好的体能转被动为主动，积极与医护人员配合，使分娩自然、正常、顺利完成，最大限度地减少了心理因素造成的难产。经过对两组的分娩方式、产程时间、新生儿窒息和产后出血比较，治疗组的疗效十分显著。

在人们逐渐认识到心理因素对分娩过程起到重要影响的今天，对孕妇进行心理支持治疗，不但非常必要，而且也是行之有效的。因此，把心理测试、心理治疗与干预纳入产科护理工作之中是当务之急。

二、认 知 疗 法

认知疗法（cognitive therapy）是根据认知过程影响情绪和行为的理论假设，通过认知和行为技术来改变不良认知，进而改善情绪、行为和人格的一类心理治疗方法的总称。认知治疗使用许多来自其他流派的技术，特别是与行为治疗联系紧密，以致二者现在常被相提并论，称为认知行为治疗。认知疗法主要包括理性情绪疗法、贝克认知疗法、自我指导训练，应对技巧训练，隐匿示范，解决问题的技术等。

（一）理性情绪疗法（rational-emotive therapy）

1. 概述 该疗法由美国著名心理学家阿尔波·埃利斯创立，其核心理论为 A-B-C-D-E 理论，A（activating events）指刺激性事件，B（belief system）指个体的信念系统，C（consequence）指个体产生的情绪和行为反应，D（disputing）指对个体的不合理信念进行侦察、辩论，E（effecting）指治疗的效果。该疗法的中心目标是帮助患者认清并改变导致情绪和行为困扰的非理性信念，建立合乎逻辑的理性信念，即引导患者学会接纳现实，不过分苛求自己以及周围的人和事，最终让患者更加积极充分地发展自我、实现自我，获得更快乐的人生。

2. 操作 认知治疗强调发现和解决意识状态下所存在的现实问题，同时针对问题进行定量操作化、制订治疗目标、检验假设、学习解决问题的技术，以及布置家庭作业练习。其治疗过程包括心理诊断、领悟理论、改变认知以及巩固认知。

（1）心理诊断：护士与患者建立相互信任、良好的护患关系后，与患者一起找出他情绪困扰和行为不适的具体表现（C），以及与之相对应的刺激事件（A），并对两者的不合理信念（B）进行初步的分析，找出患者迫切需要解决的问题。

（2）领悟理论：护士使用 A-B-C 理论帮助患者明了他目前的情况，与他一起探讨存在的不合逻辑的思维及非理性信念，并帮助他分析这些非理性信念与其不良情绪和行为困扰之间的关系，从而最终帮助患者理清他的情绪和行为困扰源于自身，鼓励他应该对自己负责，即努力地改变自己的非理性信念。

（3）改变认知：即修通。这是治疗中最为关键和核心的一步。护士综合运用认知、行为和情绪的技术帮助患者寻找并改变非理性信念，调整认知结构，从而使患者的症状得以减轻或消除。较常用的技术有：

1）与不合理的信念辩论：是指护士运用科学的方式向患者所持有的不合理信念进行挑战和质疑，通过发现和解决矛盾来动摇他们的这些信念。辩论提问的技术包括质疑式提问和夸张式提问。质疑式提问是护士直截了当地向患者的不合理信念发问。如"你有什么证据能证明你自己的观点？""请证明你自己的观点！""你能证明人不可能犯错误吗？"。这种挑战式提问将引发患者的主动思考过程，当他感到自己的不合理信念辩护变得理屈词穷时，才有可能放弃不合理的信念，接受合理的信念。有时这种挑战式的提问需要不断重复，才会达到动摇患者不合理信念的目的。夸张式提问是护士针对患者所持有的不合理之处，故意提一些夸张的问题。将问题放大了给患者看，使其认识到自己所持信念的不合理、不现实之处。

与不合理信念辩论的注意事项：第一，准确找到来访者的不合理信念；第二，在客观事实基础上进行提问；第三，保持应有的耐心和毅力；第四，防止产生新的不合理信念。

2）合理情绪想象技术：该技术是使患者在想象性的特殊情境中，控制和改变某种不良情绪。具体步骤是：① 让患者通过想象进入导致其情绪困扰的情境之中，使他重新体验在这一情境中的强烈情绪反应；② 帮助患者改变产生的不良情绪，体验合理适度的情绪反应；③ 停止想象，让患者讲述是怎么样在想象中使自己的情绪发生变化，从而帮助患者引出合理的认知；④ 护士要对患者的所产生的新认知进行强化，使患者形成合理的信念。

3）应对性的自我陈述：患者的情绪或行为困扰常常是由于太多不合理的自我语言暗示造成的，这些语言暗示往往就会成为他的非理性信念。应对性的自我言语练习就是让患者通过积极、合理的自我对话，对抗和破坏那些消极、不合理的自我语言。护士实施该技术的关键是帮助患者找到更多有效和积极的自我对话，并通过监督来帮助他们加强合理信念。

4）认知家庭作业：实际上是护士与患者之间的辩论在一次治疗结束后的延伸，即让患者自己与自己的不合理信念进行辩论，主要有以下两种形式，合理情绪自助表，即 RET 自助表（RET Self-Help Form）和合理自我分析报告，即 RSA（Rational Self-Analysis）。让患者填写合理情绪自助表，在找出 A 和 C 后，然后继续再找 B。自助表中列出有十几种常见的不合理信念，让患者从中找出与自己情况相符的 B 或单独列出。护士进而对其不合理信念进行诘难（D），最后让患者自己评估诘难的效应（E）。这实际上就是患者自己进行 A、B、C、D、E 分析的过程。除认知作业外，还有情绪或行为方面的家庭作业。患者对自己每天的情绪和行为表现加以记录，对积极的、适应性行为和情绪给予自我奖励。

（4）巩固认知：即再教育。护士进一步帮助患者强化在治疗中所建立的理性信念，使之内化为患者的价值观念，重新建立新的反应模式，以减少以后生活中出现的情绪困扰和不良行为。

案例：肮脏的东西会让我患病甚至死亡。

有一位年近 50 岁的强迫症患者，以"反复怕脏、怕白色物品，反复清洗身体和衣物 4 年左右，加重 3 个月"为主诉。给以博乐欣和氯硝西泮后病情稳定。辅以心理治疗。

为了了解该患者的认知模式，进行以下对话。

咨询师（Z）：当你的手碰到诸如垃圾或者钱等，你认为脏的东西的时候，你有什么感受？

患者（P）：我会感到很紧张，甚至很恐惧。要立刻洗手，否则坐立不安。

Z：请你回忆一下，当你碰到那些东西的时候，你联想到了什么？

P：……我会想到那些脏东西里面的细菌开始沿着我的手、胳膊往上爬，最后我的全身都是那些脏东西……

……

Z：你觉得细菌的繁殖速度会有闪电那么快吗？

P：我觉得它们就那么快的弄得我满身都是……

Z：有什么证据能够证明你的观点？

Z：（摇头）

Z：你认为细菌爬行的速度会有多快？

P：不知道，（犹豫）应该不会有我想的那么快吧。

Z：如果真的碰到了肮脏的东西，会发生什么事情呢？

P：脏，我就是觉得自己变脏了，必须得洗干净。

患者此处的错误认知：一旦碰到了肮脏的东西（实际上那些肮脏的东西是她自己定义的）自己就必定会被感染、生病甚至发生更可怕的事情。

采用合理情绪想想技术，引导患者想象自己不小心碰到了垃圾桶。表达当时的感受，并阻止其进行清洗。让其处在被焦虑和烦躁不安的情景中，请患者想办法让自己放松下来，并度过这段焦虑的时间。待其处理好了之后，咨询师询问，你刚才是怎样让自己放松下来的？

P：我就想，既然细菌没有那么快的繁殖速度，也不可能爬得那么快，那我就不会有那么脏了。这样一想，就觉得放松一些了。

本案例通过解释、引导，帮助患者建立合理的认知，从而发展出全新的有建设性的认知模式。

（二）贝克认知疗法（cognitive therapy，CT）

1. 概述　贝克认知疗法是指帮助患者去修正歪曲的信念、假设和自动化思维并且去对抗它，进而采取合理的想法和行动来平衡情绪的一种心理治疗方法。由美国著名心理学家贝克于 20 世纪 70 年代创立。

2. 操作

（1）建立咨访关系：贝克疗法强调，建立良好、融洽的咨访关系是认知治疗成功实施的首要环节和关键。在这个过程中，护士主要是扮演诊断者和教育者双重角色，需对患者的问题及其背后的认知过程有较全面的认识，对其存在的问题要进行诊断；还要引导患者对其问题及其认知过程有一定的思考和认识，并安排特定的学习过程来帮助患者改变其不适应的认知方式。

（2）确定治疗的问题：护士通过逐步深入的会谈引导来访者进行主观描述，并通过患者的描述了解其目前的具体情况，以发现并确定他的问题，即认知歪曲。而且对于所制订的各种具体目标，护士和患者之间应努力保持一致。

（3）检验表层错误观念：所谓表层错误观念或边缘性错误观念又称负性自动想法，是指患者对自己不适应行为的一种直接、具体的解释。例如，一个社交恐惧症患者认为他缺乏跟人沟通的能力。总之，他们会寻找到具体的原因来解释其行为。对于表层错误观念，可以使用以下技术：

1）建议：建议患者进行某一项活动，这一活动与他对自己问题的解释有关，通过这次活动来检验自己原来的解释是否正确。例如，让社交恐惧症患者与自己熟悉的人交流，看他是否存在语言沟通问题。

2）演示：鼓励患者进入一种现实或想象的情境，使他能够对其错误观念的作用方式及过程进行观察。例如，患者怕在会议上面讲话，就让他想象出会议的场景，并开始在会议上发言，从而对自己不适的行为和心理能够加以观察和体验。

3）模仿：就是让患者先观察榜样完成某种活动，然后要求患者通过想象或模仿来完成同样的活动。例如，让电梯恐惧症患者观察别人乘坐电梯的过程然后复制这一过程。

（4）纠正深层错误观念：又称功能失调性假设，往往表现为一些抽象的与自我概念有关的命题，比如"我一无是处"、"我是一个失败的人"等，由于它们并不对应具体的事件与行为，也难以在具体情境中加以检验，因此，常采用语义分析技术来应对。语义分析技术主要针对求助者错误的自我概念，它常表现为一种特殊的"主—谓—表"句式结构，例如，"我永远不可能成功"。纠正错误核心观念，首先，把主语位置的"我"换成与"我"有关的更为具体的事件和行为，如"我上次做的事情不太成功"；其次，表语位置上的词必须能够根据一定的标准进行评价。通过这种语义分析和转换，护士就可以引导患者把代表其深层错误观念的无意义的句子转变成具体的、有特定意义的句子，使他学会把"我"分解为一些特定的事件和行为，并在一定的社会参照下来评价它们。使患者认识到他只是在某些特定的事件和行为上确实有一些问题，但除此之外的其他方面则可能与正常人是一样的。

（5）进一步改变认知：认知过程决定着行为的产生，同时行为的改变也可以引起认知的改变。因此，在认知治疗中，护士需要通过行为的矫正技术来改变患者不合理的认知观念。因此，在认知治疗中，护士需要通过行为矫正技术来改变患者不合理的认知观念。行为技术对患者认知结构的改变可以具体表现在以下两方面，首先，护士可以通过设计特殊的行为模式或情境，帮助患者产生一些通常被他所忽视的情绪体验，这种体验对患者认知观念的改变具有重要作用。另一方面，在行为矫正的特定情境中，患者不仅体验到什么是积极的情绪，什么是成功的行为，而且也学会了如何获得这些体验的方法。这样，在日常生活情境中，他也就能用这些方法去获得积极的体验和成功的行为。

（6）巩固新观念：当治疗达到基本目标时，护士的任务基本上就完成了。一般来说，护士此时应当做到：① 帮助患者复习在治疗中学到的自助技术，并让他知道如何使用这些方法，以巩固治疗的效果，彻底改变其认知歪曲、情绪和行为障碍。② 告诉患者可能出现问题复发的情形，并讨论和帮助他如何成为自己的治疗师，以防止和应对问题的复发。只有当患者在实际生活中能够做到完全依靠自己来调节认知、情绪和行为时，治疗才算达到了目的。

> **拓展阅读**
>
> 7-1　正念疗法：一种新的认知疗法
>
> 　　现代心理治疗技术越来越多地受到中国传统文化的影响。例如，"精神分析疗法"在一定程度上受到中国禅宗思想的影响，"来访者为中心疗法"则受到道家思想的影响。近30年来，心理治疗领域又兴起了一种疗法，它也受到佛教的禅宗思想影响，这就是"正念疗法"。正念疗法越来越成为心理治疗领域的一个新趋势，发展迅速，并成为一种研究热潮。
>
> 　　"正念"这个概念最初源于佛教禅修"四念处"经，从坐禅、冥想、参悟等发展而来，是一种自我调节的方法。卡巴金（J.Kabat-Zinn）是这一技术的创始者。他认为正念训练强调的是有意识地觉察、将注意力集中于当下，以及对当下的一切观念都不作评判。因此，可以认为正念就是有目的的、有意识的，觉察当下发生的一切，而对当下的一切又都不作任何判断、分析和反应，只是单纯地觉察它、注意它。由于正念对人们的心理问题有很好的疏通作用，因此，在现代心理学中，成为了一种系统的心理疗法，即正念疗法。正念疗法被称为是认知行为疗法的第三次浪潮。所谓正念疗法，就是以"正念"为基础的心理疗法。正念疗法并不是一种心理疗法的特称，而是一系列心理疗法的合称，这一系列心理疗法都具有一个共同的特征，那就是以"正念"为方法基础。目前较成熟的正念疗法包括正念减压疗法、正念认知疗法以及辩证行为疗法。

三、行 为 疗 法

（一）概述

　　行为治疗（behavior treatment）又名行为矫正治疗，是采用经典条件反射理论、操作性条件反射理论、社会学习理论和认知行为理论，通过行为分析、情景设计、行为干预等技术，达到改变适应不良行为、减轻和消除症状，并建立起新的适应行为，促进患者社会功能康复的心理治疗方法。

（二）操作方法及程序

　　1. 行为治疗基本原则　建立良好的治疗关系；目标明确、进度适当；赏罚适当；激活并持动机。行为的观测与记录：定义目标行为——准确辨认并客观和明确地描述构成行为过度或行为不足的具体内容。行为功能分析：对来自环境和行为者本身的，影响或控制问题行为的因素作系统分析。以分析为基础，确定靶行为。

　　2. 常用技术

　　（1）放松训练（relaxation training）

　　1）定义：放松训练又名松弛训练，是按一定的练习程序，学习有意识地控制或调节自身的心理生理活动，以达到降低机体唤醒水平，调整那些因紧张刺激而紊乱了的功能。

　　2）分类：放松训练的基本方法有以下两种。

渐进性放松（progressive relaxation）：又名渐进性肌肉松弛疗法。具体措施为：让患者采取舒适体位，循序渐进对各部位的肌肉进行收缩和放松的交替训练，同时深吸气和深呼气、体验紧张与放松的感觉，如此反复进行。练习时间从几分钟到30分钟。此疗法适用于各个年龄的人群，已被广泛应用。

专栏7-2 渐进性肌肉松弛疗法

渐进性肌肉松弛疗法是对抗焦虑的一种常用方法，和系统脱敏疗法相结合，可治疗各种焦虑性神经症、恐怖症，且对各系统的身心疾病都有较好的疗效。

1. 准备工作 安排一间安静整洁、光线柔和、周围无噪声的房间。让来访者舒适地靠坐在沙发或椅子上，闭上眼睛。在实施时，咨询师说话声音要低沉、轻柔、温和。

2. 咨询师介绍 "现在我来教你如何使自己放松。为了让你体验紧张与放松的感觉。你先将你身上的肌肉群紧张起来，再放松。请你用力弯曲你的前臂，同时体验肌肉紧张的感受。（大约10秒钟）。然后，请你放松，一点力也不用，尽量放松，体验紧张、放松感受上的差异。（停顿5秒）这就是紧张和放松。下面我将让你逐个使身上的主要肌肉群紧张和放松。从放松双手开始，然后双脚、下肢、头部，最后是躯干。请根据我的指导语来做。"

3. 基本步骤

（1）深深吸进一口气，保持一会儿。（大约15秒）好，请慢慢把气呼出来，慢慢把气呼出来。（停一停）我们再来做一次，请你深深吸进一口气，保持一会儿。（大约15秒）好，请慢慢把气呼出来，慢慢把气呼出来。（停一停）

（2）伸出你的前臂握紧拳头，用力握紧，注意你手上的感受。（大约15秒）好，然后请放松，彻底放松你的双手，体验放松后的感觉，你可能感到沉重、轻松或者温暖，这些都是放松的标志，请你注意这些感觉。（停一停）我们再做一次。（同上）

（3）现在开始放松你的双臂，先用力弯曲、绷紧双臂肌肉，保持一会儿，感受双臂肌肉的紧张。（大约15秒）好，放松，彻底放松你的双臂，体会放松后的感受。（停一停）我们再做一次。（同上）

（4）现在，开始练习如何放松双脚。好，紧张你的双脚，用脚趾抓紧地面，用力抓紧，用力，保持一会儿。（大约15秒）好，放松，彻底放松你的双脚。（停一停）我们再做一次。（同上）

（5）现在，放松你小腿部位的肌肉。请你将脚尖用力上翘，脚跟向下向后紧压地面，绷紧小腿上的肌肉，保持一会儿，保持一会儿。（大约15秒）好，放松，彻底放松你的双脚。（停一停）我们再做一次。（同上）

（6）放松你大腿的肌肉。请用脚跟向前向下压紧地面，绷紧大腿肌肉，保持一会儿。（大约15秒）好，放松，彻底放松。（停一停）我们再做一次保持约15秒。（同上）

（7）现在我们放松头部肌肉。请皱紧额头的肌肉，皱紧，皱紧，保持一会儿。（大约15秒）好，放松，彻底放松。（停一停）现在，转动你的眼球，从上、至左、至下、至右，加快速度。好，现在朝反方向旋转你的眼球，加快速度，好，停下来，放松，彻底放松。（停一停）现在，咬紧你的牙齿，用力咬紧，保持一会儿。（大约15秒）好，放松，彻底放松。（停一停）现在，用舌头顶住上腭，用劲上顶，保持一会儿。（大约15秒）好，放松，彻底放松。（停一停）现在，收紧你的下巴，用力，保持大约15秒。（同上）

（8）现在，请放松躯干上的肌肉群。好，请你往后扩展你的双肩，用力向后扩展，用力扩展保持15秒（停一停）我们再做一次。（同上）

（9）现在，向上提起你的双肩，尽量使双肩接近你的耳垂。用力上提双肩，保持15秒。（同上）

（10）现在，向内收紧你的双肩，用力收，保持一会儿。（大约15秒）好，放松，彻底放松。（停一停）我们再做一次。（同上）

（11）请抬起你的双腿，向上抬起双腿，弯曲你的腰，用力弯曲腰部，保持一会儿。（同上）

（12）现在，紧张臀部肌肉，会阴用力上提，保持一会儿。（大约15秒）好，放松，彻底放松。（停一停）我们再做一次（同上）（休息3分钟，从头到尾再做一遍放松）。

（13）结束放松，这就是整个放松过程，感受你身上的肌肉群，从下至上，使每组肌肉群都处于放松的状态。（停顿大约20秒）请注意放松时的温暖、愉快、轻松感觉，并将这种感觉尽可能地保持1~2分钟。然后，我数数，数至"5"时，你睁开眼睛，你会感到平静安详，精神焕发。（停1~2分钟）好，我开始数，'1'感到平静，'2'感到非常平静安详，'3'感到精神焕发，'4'感到特别的精神焕发，'5'请睁开眼睛。

自主训练（autogenic training），又称为自律、自生、自发训练；自主训练有6种标准程式：沉重感（伴随肌肉放松）；温暖感（伴随血管扩张）；缓慢的呼吸；心脏慢而有规律的跳动；腹部温暖感；额部清凉舒适感。训练时在指导语的暗示下，缓慢地呼吸，由头到脚逐个部位的去体验沉重和温暖的感觉，即可达到全身放松的效果。除此以外，也可以根据不同病情的患者就某一部位做相对应的训练，如对心动过速者加做心脏训练、对高血压患者加做前额清凉感训练。

3）注意事项

第一次进行放松训练时，作为示范，施治者也应同时做。这样可以减轻求治者的羞涩感，也可以为求治者提供模仿对象。事先得告诉求治者，如果不明白指示语的要求，可以先观察一下施治者的动作，再闭上眼睛继续练。

会谈时进行的放松训练，最好用施治者的口头指示。以便在遇上问题时，能及时停下来。施治者还可以根据情况，主动控制训练的进程，或者有意重复某些放松环节。

在放松过程中，为了帮助求治者体验其身体感受，施治者可以在步与步的间隔时，指示患者，如"注意放松状态的沉重、温暖和轻松的感觉"，"感到你身上的肌肉放松"，或者"注意肌肉放松时与紧张的感觉差异"等。

（2）系统脱敏疗法（systematic desensitization therapy）

1）定义：系统脱敏疗法由交互抑制发展起来的一种心理治疗法，所以又称交互抑制法。是在患者出现焦虑和恐惧刺激的同时，施加与焦虑和恐惧相对立的刺激，从而使患者逐渐消除焦虑与恐惧，不再对有害的刺激发生敏感而产生病理性反应。实际上，"系统脱敏法"就是通过一系列步骤，按照刺激强度由弱到强，由小到大逐渐训练心理的承受力、忍耐力，增强适应力，从而达到最后对真实体验不产生"过敏"反应，保持身心的正常或接近正常状态。

2）原理：系统脱敏疗法是基于交互抑制原理和消退原理而开展。交互抑制原理是指一种反应的出现，抑制了另一种反应出现的可能性，称为交互抑制。如肌肉的放松状况可以拮抗焦虑情绪；消退原理是指机体对某种刺激的过敏性反应可以通过刺激由小到大，由远至近的过程，而使反应逐渐递减直至消除。

3）系统脱敏分类：可分为两种，一种为想象系统脱敏，一种为现实系统脱敏。

想象系统脱敏：护士向患者口头描述其焦虑层级的某一事件，让患者进入想象中的情境并体验焦虑。同时配合全身放松，逐级去抑制由弱到强的不同层级的焦虑，直到最后完全消除焦虑。如口吃者对发言情景的想象；社交恐惧者对交往中难堪情景的想象。

现实系统脱敏：护士让患者直接进入或者接触导致其焦虑的情境或现实刺激，反复多次地去体验焦虑，直到其适应该情境。接着，再将患者引入到下一焦虑层级的现实情境。如此逐渐反复进行，直到每一层级的焦虑都被消除为止。如与幽闭恐惧者一起乘电梯、坐公共汽车进行脱敏。

系统脱敏疗法主要用于治疗恐惧症、焦虑症、强迫症，也可用于癔症、性功能障碍、痛经等心理疾病。脱敏过程需要8～10次，每日1次或隔日一次，每次30～40分钟。

4）基本步骤

放松训练：最常用的方法为循序渐进紧张放松法。护士要让患者学会渐进式紧张—放松法，并带动其进行治疗。一般需要6～10次练习，每次历时半小时，每天1～2次，以全身肌肉能够迅速进入松弛状态为合格。

建立焦虑事件等级：让患者根据自己的实际感受，对每一种刺激因素引起的主观不适进行评分（subjective unit of disturbance，SUD），然后按其分数高低将各种刺激因素排列成表。通常用5分、10分或百分制评定。以5分制为例，心情极度不适时评5分，平静没有不适时评0分，两者之间各种不同程度心情不适可以评为4、3、2、1分，然后按其分数高低将各种刺激因素排列成表。

实施脱敏：由最低层次开始脱敏，即对刺激不再产生紧张反应后，渐次移向对上一层次刺激的放松性适应。在脱敏期间或脱敏之后，将新建立的反应迁移到现实生活中，不断练习，巩固疗效。

表 7-2　一位手术恐惧者的不适等级表

排　　序	事　　件	得　　分
1	得知自己需要手术时	20分
2	手术前几天想到手术时	30分
3	与医师谈论手术注意事项时	35分
4	看见同病房患者将要进行手术	50分
5	看见同病房患者手术后的疼痛情形时	70分
6	看自己的手术知情同意书	75分
7	做术前相关准备时	100分

系统脱敏疗法在护理工作中的应用：① 降低患者的情景性焦虑；② 增强患者的应对能力；③ 心理健康教育与住院期教育有机结合。

5）注意事项：系统脱敏法的关键是确定引起应激反应的事件或物体。通过一系列步骤，按照刺激强度由弱到强，由小到大，逐渐训练心理承受能力、忍耐力，增强适应力，从而达到最后对真实体验不产生"过敏"反应，保持身心的正常状态。

（3）冲击疗法（implosive therapy）

1）定义：冲击疗法又称为满灌疗法、暴露疗法和快速脱敏法，是让患者持续暴露在现实的或者想象的、能够唤起强烈焦虑刺激情景中的治疗方法。它是让患者迅速地、长时间地暴露于患者最感紧张恐惧的刺激情境之中，而不是像系统脱敏疗法那样由轻到重、由弱到强、由小到大渐进性地暴露于恐惧情境中的逐渐适应过程。治疗开始就一下子使其面对极度的恐惧情境，情绪骤然紧张到极点，以这样"满负荷"的状态来帮助其适应不良行为。

2）注意事项：治疗前应向患者介绍原理与过程，如实地告诉患者在治疗中必须付出的痛苦代价，签署治疗协议，进行必要的检查，排除心脑血管疾病、癫痫等重大躯体疾病和严重精神疾病。

治疗次数需视情况而定，一般1~4次，每次30~60分钟。本疗法主要用于治疗恐怖症和某些强迫症患者。同系统脱敏疗法比较，此法虽简单、疗程短、收效快，但患者痛苦大、难实施、不易承受，故应慎用。特别是体质较差、心理承受能力低，或有一些其他躯体疾病者，均不宜施用此疗法。

（4）厌恶疗法（aversion therapy）

1）定义：厌恶疗法是通过轻微的惩罚来消除适应不良行为的一种治疗方法。当患者某种适应不良行为即将出现或正在出现时，立即给予一定的痛苦刺激，使得当事人最终因感到厌恶而放弃这种不良行为。

2）分类：厌恶刺激可分为3种。物理刺激、化学刺激、想象中的厌恶刺激。例如，对酒精依赖的患者的治疗可使用阿扑吗啡（去水吗啡）催吐剂。

3）基本步骤：首先，由护士和患者共同确定需要治疗的靶症状和靶行为，如恋物癖行为；然后，选择合适的厌恶性刺激，确定刺激的强度，给予的途径、方式和持续的时间等。

4）注意事项：① 靶症状必须是单一和具体的。即当患者有多个问题行为时，应确定患者要解决的是哪一个，只能选其一为其治疗，并且护士需把治疗中非靶症状的行为挑出来。如人们在饮酒时常常穿插其他动作，可能会边喝酒边吃菜。所以当一位酗酒成瘾的患者在治疗时应该只让其喝酒，不能让他吃菜，以免让他对吃菜也产生厌恶反应。② 厌恶刺激物的选择必须合适。合适的刺激物需要具备3个特征，即有效、强烈和安全。③ 厌恶刺激的实施必须适时。④ 厌恶疗法应在严格控制下使用。一是在技术层面上要考虑刺激后的可能遗留的健康问题，二是在医学伦理道德上应该严谨执行。

5）厌恶疗法在护理工作中的应用

第一，准备事项。护士应该详细了解患者的病史和原因，在治疗过程配合使用暗示疗法，及时鼓励患者和告知患者其不良习惯对身体的危害。护士在治疗期间应该密切关注患者的身体状况，同时还应该及时处理好患者及其家属的紧张和恐惧心理，做好相应的护理，及时控制要戒断的症状，使患者安全度过戒断期。

第二，过程的心理护理。厌恶疗法在实施过程中，患者会伴随着各种其他的不良心境，甚至对戒断怀有敌对情绪。护士应该积极了解患者的心理状态，与之建立良好的护患关系，关心和尊重患者，激发患者的治疗愿望，鼓励他。出院时做好患者及其家属的健康教育工作，住院后利用传媒方式进行随访，帮助解决心理问题，巩固治疗的效果，减少复发率。

（5）生物反馈疗法（biofeedback therapy）

1）定义：生物反馈疗法是借助现代电子仪器，将个体在通常情况下不能觉察的内脏器官的生理功能予以描记，并转换为数据、图形或声、光等反馈信号，让患者根据反馈信号的变化有意识地进行反复训练和学习，以此来调节和控制内脏功能及其他身体功能，达到防治疾病的目的。

2）分类

① 肌电反馈仪：利用肌肉收缩或松弛的电生理指标，用肌电反馈仪把测得的肌电放大，然后整流、集合变成声光信号，告诉被试者他的肌肉是相对的紧张或是松弛。患者还可在声、光信号的提示下体会自己肌肉的细微变化。通过这种训练，可以使被试者对肌肉活动获得自我控制能力，这种控制能力对于使紧张的肌肉松弛和恢复衰退肌肉的运动功能有特殊的意义。

② 皮电反馈仪：皮肤汗腺经常出汗，相对于皮肤表面来说具有负电势。当出汗增加时，皮肤表面和汗腺之间的电阻下降，会造成皮肤导电性的增加。所以，皮肤导电性直接受汗腺影响，而汗腺又受控于交感神经。在紧张、焦虑、恐惧等情况下，交感神经兴奋，汗液分泌增加，使皮肤导电性能增加。因此，可以将皮电看作是情绪活动的一个重要指标。

③ 脑电反馈仪：大脑活动时会不断地产生一些微弱的电信号，脑电反馈仪可以将个体觉察不到的脑电活动转换成可视信号，并让患者理解这些信号的意义。在患者体验到这些直观信号与各种心理状态之间的关系后，学会改变这些信号，实际上就是随意控制脑电活动。

④ 皮温反馈仪：当交感神经被激活时，接近皮肤表面的血管壁的平滑肌就会收缩，致使血管管腔缩小，血流量减少，因此皮肤表面温度下降。相反，当交感神经的兴奋性下降时，血管壁的平滑肌松弛，血管管腔扩张，血流量增加，皮肤温度上升。在环境因素恒定的情况下，皮肤的变化与交感神经系统的兴奋性密切相关。而交感神经的活动又能特别地反映出与情感有关的高级神经活动。

3）治疗程序：让患者学习肌肉放松术；安装输出电极；调定信号反馈基线；指导患者根据反馈信号用意念调整内脏反应，直至达到治疗目标。

4）适应证：高血压、心律失常、脑血管疾病等心身性疾病的患者；有肌肉疼痛和萎缩、瘫痪、肌无力、神经性疾病等的患者；有焦虑、恐惧症、睡眠障碍等的患者。

5）禁忌证：各类精神病的急性期患者；严重智力缺陷者；有自杀、自杀观念、冲动、毁物、兴奋不合作者；训练过程中出现头晕、头痛、恶心、血压升高、幻觉、妄想等症状者；被动求治、不配合者。

（6）自我管理法（self-management therapy）：即患者在行为改变的各个环节扮演积极、主动的角色，自己对改变负责任。运用自我管理法，不仅能提高患者改变行为的动机水平，克服眼前的行为障碍，还能使患者掌握一些技能，提高对未来环境刺激的应付能力。这种方法既可用于减少或消除某些不良行为，如抽烟、喝酒等，也可用于有意识地增加某些良好行为，如早起、多锻炼等。

（7）自信训练（assertive training）

1）定义：自信训练也称决断训练、肯定训练，或声明己见训练，是指运用人际关系的情景，帮助患者正确地、适当地与他人交往，提高自信，敢于表达自己的情感和需要。

2）基本步骤：① 对患者的个人生活情况进行一般了解。② 对患者涉及的某类事情的态度和看法进行情景分析，鼓励他去做出决断。③ 护士与患者共同寻找患者出现问题领域中的适当的行为。如观察他人有效的行为，或由护士作为模型，帮助别人去寻找另一种解决和应对的方法。④ 可以采取角色扮演的方法，使患者在过程中去主动模仿和学习新的行为方式。护士应该帮助患者学会用言语和非言语的方式来表达自己的感情。⑤ 对患者的自信训练进行迁移和巩固。每次训练结束后应给予对方积极的信息反馈，并指出其中的不足，布置家庭作业或鼓励患者将学习到的新行为运用到实际生活中。在自信训练中还需要注意不要让患者在决断的时候产生某种不必要的消极影响，还要让患者认识到什么是适当的、健康的自信行为。

（8）示范疗法（modeling therapy）

1）定义：示范疗法又称模仿疗法，是通过向患者提供某种行为榜样，并对之进行模仿学习，从而使患者克服恐怖和焦虑的一种治疗方法。

2）示范的类型：一是现场示范，又称实际参与示范。即示范者和患者处在同一时间和空间内，患者来观察示范者的行为。这种示范方法对患者的影响是最大的，效果也是最明显的；二是象征性示范，又称符号示范。即示范者的行为用影片、录像带或录音带的形式表现出来；三是多重示范。护士创造一个团体的情境，令患者在团体情境中去习得新的行为。实验研究发现，多人的示范较单人的示范效果更好。

3）基本步骤：该疗法可分 2 个阶段。第一阶段，让患者观察示范者的行为并将它保持在头脑中；第二阶段，让患者在相应动机的激励下，去操作、实践由观察而得来的行为。

4）注意事项

示范者的选择：示范者应该有一定的吸引力，会让患者产生较强的模仿动机；示范者应该与患者有较大的相似性，较易得到患者的认同；示范者与患者的身份地位应该不能过于悬殊。

示范行为的呈现：示范行为应该由易到难、由简及繁、循序渐进地向患者呈现，以便患者更好地模仿和掌握示范行为。

示范行为的强化：当患者在模仿过程形成正确的行为时，护士应该给予及时地肯定和强化，以此来帮助别人形成稳固的行为。

四、表达性艺术治疗（艺术治疗）

（一）概述

表达性艺术治疗也称为表达性治疗或艺术治疗，是将艺术创造形式作为表达内心情感的媒介，促进患者与治疗师及其他人交流，从而改善症状、促进心理发展的一类治疗方法。其机制是通过想象和其他形式的创造性表达，帮助个体通过想象、舞蹈、音乐、诗歌等形式，激发、利用内在的自然能力进行创造性的表达，以处理内心冲突、发展人际技能、减少应激、增加自我觉察和自信、获得领悟、促进心理健康、矫治异常心理。表达性艺术治疗适用于大多数人群，从一般人群到适应困难者，再到多数精神障碍患者均可应用。表达性艺术治疗包括很多形式，常见的如绘画治疗、戏剧治疗、音乐治疗、舞蹈治疗、沙盘治疗、诗歌治疗、园艺治疗等。表达性艺术治疗可以个别治疗方式进行，也可以团体治疗方式进行。由于表达性艺术治疗的异质性，没有明确统一的禁忌证。一般而言，精神障碍急性发病期，兴奋躁动、严重自伤和自杀倾向的患者，不宜接受表达性艺术治疗。

（二）操作程序及方法

1. 表达性艺术治疗的主要形式　根据不同的理论取向，表达性艺术治疗有多种形式。

（1）音乐治疗：在音乐治疗过程中，治疗师利用音乐体验的各种形式，以及在治疗过程中发展起来的治疗关系，帮助被治疗者达到健康的目的。

1）疗法的种类

① 接受式音乐疗法（receptive music therapy），又称被动音乐治疗法和聆听法。在对患者进行该法治疗时，需要先对其进行催眠，让患者呈现出潜意识的活动，然后通过事先选定的音乐对其进行引导，让患者产生想象和自由联想，并在不知不觉中去充分地认识自我和环境。该法适用于非器质性精神疾病的治疗。其主要方法为让患者对选定的歌曲进行讨论；让患者选择与自己人生阶段有关的歌曲，并以此回忆来释放情感体验；治疗师选用与患者相关的音乐来与患者的生理、心理状态同步，引导和进行治疗；治疗法使患者在特别编制好的音乐背景下产生自我的自由联想，并与之共同探讨想象内容的意义。

② 参与式音乐疗法，又称主动音乐疗法，其中包括再创造式音乐治疗（recreative music therapy）和即兴演奏式音乐治疗（improvisational music therapy）。再创造式音乐治疗旨在让患者亲身参与其中去学习和体验，以此增强患者的学习动机和抗挫折能力，并增强患者的自尊心，改善精神状态。方法包括音乐性和非音乐性。即兴演奏音乐治疗一般采用集体治疗，患者自由随意地演奏，尽情地抒发和宣泄自己的情感。每个人在治疗中的参与程度和对乐器的选择都可以显示出各自的行为特征和个人特点。最后，一般在治疗师引导下患者分享自己的情感感受，使自己的心理问题在治疗师的分析中得以解决。

2）注意事项

① 音乐治疗适用于神经症、严重精神疾病、心身疾病、各类行为问题、社会适应不良、某些老年病、各种心理障碍、人格障碍与性变态、亚健康状态等，也适用于智力障碍、心智疾病、戒毒、怯场、临终关怀和孤独自闭症等。

② 治疗的原则：一是要根据患者的心理特点循序渐进地播放音乐；二是要重视学习和启发，对不懂音乐的患者要进行教育和引导；三是体验的原则，在治疗中要让患者根据音乐所营造的意境，去用心地体验自己的情感。

③ 治疗前需要对患者的个人资料有一定的了解，从而选用合适的乐曲；治疗前要对患者进行解释，告知其需自我调节的必要性；治疗应该选取安谧的环境，有助于患者的身心放松；治疗时间不宜过长，一般以30～60分钟为参考。疗程需根据患者的表现，来决定长或短。如果出现不适，应该立即停止治疗。

（2）绘画治疗（art therapy）：通过绘画的创作过程，让绘画者将混乱、困惑的内心感受导入直观、有趣的状态，将潜意识内压抑的感情与冲突呈现出来，获得舒解与满足，从而达到治疗的效果。

1）绘画治疗的基本过程：绘画治疗一般分为诊断阶段、正式治疗阶段和结束阶段。

2）常见的绘画技术：画人、树木人格图、房树人投射画、自由绘画、涂鸦、风景构成法、家庭图等。

3）绘画作品的分析：对一幅绘画作品的分析至少要从这3个层面去分析——一是从整体上分析，包括其画面的大小、笔画的力度、构图和颜色等；二是从绘画的过程分析，包括先画什么、再画什么、是否有涂擦、花了多少时间等；三是从画的内容上分析，要分具体主题，如画人、画树、画房子等。

4）绘画治疗在护理上的应用：① 适用人群：语言功能障碍的患者，如患有自闭症、失聪、大脑损伤等疾病的人群；不想说话的患者，如对治疗抵触情绪很大的人群；难以用言语表达自己的患者，如经历了创伤和丧失或不善言辞的患者等。② 应用范围：情绪功能的恢复、社交功能的改善、自我概念的提升、认知功能的恢复、精神症状的改善以及躯体症状的改善。

（3）沙盘游戏治疗：采用意象的创造性治疗形式，通过创造和象征模式，反映游戏者内心深处意识和无意识之间的沟通和对话，激发个体内在的治愈过程和人格发展。

（4）舞蹈治疗：利用舞蹈或即兴动作的方式治疗社会交往、情感、认知以及身体方面的障碍，增强个人意识，改善个体心智。舞蹈治疗强调身心的交互影响、身体－动作的意义。

（5）戏剧治疗：系统而有目的地使用戏剧、影视的方法，促进心身整合及个体成长。戏剧疗法通过让治疗者讲述自己的故事来帮助他们解决问题，得到宣泄，扩展内部体验的深度和广度，理解表象的含义，增强观察个人在社会中的角色的能力。

（6）其他方法：应用表达性艺术治疗的原理，还可以结合其他的创造性、娱乐性方法，如陶艺、书法、厨艺、插花艺术等，为患者提供丰富多彩的心理帮助。

2. 表达性艺术治疗的过程　大多数表达性艺术治疗大致可分为4个阶段。

（1）准备期：热身、建立安全感。

（2）孵化期：放松，减少自主性意识控制。

（3）启迪期：意义开始逐渐呈现，包括积极方面和消极方面。

（4）评价期：讨论过程意义，准备结束。

4个阶段大体是一个从理性控制到感受，再到理性反思的过程。

（三）注意事项

（1）表达性艺术治疗师需要受到专门训练。

（2）对于严重患者，有时只是其他治疗的一种补充，需要和其他专业人员一起合作。

（3）注意艺术性、科学性原则的结合，注意伦理界限。表达性艺术治疗很多时候会强调身心灵一体，要防止出现强烈的情感反应失控、非常意识状态（或意识改变状态）；避免在治疗师与被治疗者之间发展不恰当的崇拜、依恋关系；不可引入超自然和神秘主义的理念和方法；避免不恰当的身体接触。

（4）根据不同对象选择合适的表达性艺术治疗种类。

五、人本主义疗法

人本主义疗法亦称患者中心疗法，是由美国心理学家卡尔·罗杰斯创立的。人本主义疗法是一种让患者处于治疗中心地位的治疗方法。在治疗过程中，护士的主要任务不是教育、指导和训练患者，而是创造一种帮助患者了解自己及自身问题的心理氛围和环境，减轻面对自我概念与自己的经验出现矛盾时所产生的焦虑。该疗法主要依靠动员患者自身的潜力来治愈疾病。

以患者为中心治疗的目的，就是叫患者进行自我探索，了解与自我相一致、已存在的问题。此疗法的适应证，主要是神经症患者和一些有烦恼体验的人，所以罗杰斯认为，不应把所有的治疗对象都叫患者，而应称为咨询客人。该疗法的具体做法如下。

（1）会谈时要不断地用反响的方式来激发患者的情感。

（2）护士要无条件地积极关注和支持患者，并通过重复患者谈话中表现出来的基本感情，使患者认识到自己在这一事件或问题中所存在的消极情绪和自我评价。要正面地关心患者。

（3）护士在治疗中不解释少提问，不回答问题，而是正面关心患者，使之感受到温暖。护士要完全进入患者的内心世界，从患者的角度去看问题，不管患者谈什么，总要信任和理解，使患者没有顾忌畅所欲言，从消极被动的情感中解脱出来，不依靠别人的评价来判断自己的价值。由于每个人都有对自我健康的积极态度，一旦认识自己问题的实质，就能发挥出自我调节和适应环境的潜在能力，从而达到治疗的目的。

（4）发挥患者的自主治疗权。该疗法一般不固定治疗的时间和次数，由患者自行决定。集体治疗时，护士也只能作为集体的一员参加。

拓展阅读

7-2 罗杰斯的来访者中心治疗——洛蕾塔个案

洛蕾塔是一个偏执型精神分裂症患者。治疗前，她非常担心治疗师把她转到另一个病房，还表示出对一些令人迷惑不解的症状和体验的忧虑，因为她无法控制这些事的发生。她不太相信医院的医护人员，担心治疗的效果，她还担心另一个患者的干扰行为。她提到自己不能经常和爸爸及哥哥保持联系，这令她非常失望，她非常渴望回家。

在与洛蕾塔半个小时的面询中，罗杰斯的做法给人留下了深刻的印象。他营造了活跃的自由交流的氛围，双方在谈话时随时都能插话打断对方。罗杰斯的谈话方式非常活跃，但话语非常温和。他通过不同的方式表达自己的看法，有时是提问式（如：你觉得这会儿有点想不清楚，是吗），有时是过渡式（如：如果我理解得对的话，你现在，感到有一点儿紧张，嗯，也许……）。他多次接受洛蕾塔对他的更正。此外，罗杰斯在与洛蕾塔的谈话中的一个特点，是多次使用第一人称的表述方式，从洛蕾塔的角度来讲述她的想法（如："对大多数人来说，你都认为——我不信任他们。"）。总的来说，罗杰斯给我们做出的示范，就是要尽可能完整地、准确地理解患者的内心世界，并且，要尽量不让自己的主观想法夹杂在理解中。为了使自己更能接近和理解患者，罗杰斯使用了重述、直接提问、解释、正视问题等技术，使用"嗯"作为回应，甚至根据直觉进行反应，表示自己对患者的理解。

拉斯金（N.J.Raskin）对罗杰斯和洛蕾塔的这次面谈做了点评。他指出，罗杰斯对洛蕾塔表现出高度的共情，达到了推动和促进治疗的作用。拉斯金也指出，洛蕾塔谈到她对父亲和哥哥感到失望，而罗杰斯绕过了这一点；他认为这一疏忽与罗杰斯的个人生活有关。拉斯金还通过数据说明，在其他理论指导的心理治疗中，治疗师都是处于主导位置，与之相比，在来访者中心治疗中，治疗师和患者在互动关系上更为平等。洛蕾塔个案表现了来访者中心治疗在精神病患者治疗中的成功应用。这是罗杰斯治疗的一个经典案例。

六、森田疗法

（一）概述

森田疗法是由日本东京慈惠医科大学森田正马博士创立，它是融合了东西方文化中的医学和哲学思想与技术的一种心理治疗方法。其基本理论是疑病素质论、精神交互作用、思想矛盾、精神拮抗作用、生的欲望和死的恐怖。其治疗原则是"顺其自然（comply with nature）"。

（二）具体操作程序与方法

1. 准备   选择有适应证及神经质个性特征的患者，建立治疗关系。

2. 实施

（1）门诊式森田疗法：主要包括护士引导患者进行详细的体格检查，以排除严重躯体病的可能，消除患者的顾虑；护士利用心理的疏导技术指导患者更好地接受症状，而不是试图去排斥它；嘱咐患者不要向自己的亲友谈及症状，也嘱咐亲友不倾听、不答复患者的病诉；此外，患有恐怖症的患者不应该回避人，要带着症状去参加各种活动。

门诊式治疗在时间分配上通常是初诊30～60分钟，复诊15～30分钟，第1个月的治疗为每周1次，之后为1～2周1次。

治疗的主要方法为语言指导和日记批注。首先，护士应该引导患者去领悟其自身的症状与自己人格特征的关系，并告之形成症状的有关因素，要求患者将自己的理解和体验写在每天的日记上。还要要求患者使用两个日记本，护士要在患者复诊时针对患者上次日记中暴露出来的问题进行批注，并在此基础上对其进行言语指导，提出下一次的要求。其次，在第一步的治疗同时，要求患者阅读森田学说的有关材料。在门诊治疗中，其治疗关键在于让患者写日记，并通过对日记的批注来对患者进行指导。护士在此过程中，首先应针对患者的人格问题，引导患者不要受症状的影响，让其淡漠病情；再之，护士要引导患者理解治疗的要点，并让患者在生活实践中自觉地去体验。

（2）住院式森田疗法：一般可分为绝对卧床期、轻作业期、重作业期和社会康复期4个阶段，根据具体的患者，来决定治疗的时间长短。一般平均周期为40～50天，在家庭式的环境中进行住院治疗。此实施方法要求护士每周1～2次与患者交谈，并且每天都要批改他们的日记。

绝对卧床期：一般为4～7天。患者独居一室，除了吃饭、洗漱和如厕外，禁止一切活动，并不予任何的安慰和解释，保证绝对卧床。在此期间患者必然会产生各种想法，尤其是对病情的各种烦恼和苦闷，因而可能使病痛暂时加剧和难以忍受，对治疗表示怀疑，少数患者甚至会要求中止治疗而出院。当患者把所有烦恼的事情都想过之后，就会开始感觉到无聊。故第一期又称为无聊期。经过这一期，患者会开始要求下床做些什么，便进入第二期。

轻作业期：一般为3～7天。此期间仍然禁止外出、读书和交际。每天卧床时间要保持在7～8小时，白天可以由护士带出散步或从事一些轻度的劳动。一般从第3天开始，可以逐渐放宽对患者工作量的限制，并要求患者开始写日记，但不许写关于病的问题，只写1天之内干了什么，有什么体会，护士应每天检查日记并加评语，引导患者避开对病情的注意，关心外界的活动。

重作业期：一般为3～7天。此期间继续禁止会客、娱乐，不问患者症状，只让患者努力工作，其劳动强度、作业量也要增加。此外，患者可以阅读各种书籍，主要为森田疗法的书籍，并要求患者每晚写治疗日记。此阶段旨在通过努力工作，使患者体验到完成工作后的喜悦心情，从而培养忍耐力。在这期间学会对症状置之不理，并进一步将精神活动能量转向外部世界。

社会康复期：又称生活锻炼期，一般为1~2周的时间。此期可根据患者的具体情况，允许患者离开医院外出活动，或者让其在医院参与某些较为复杂的社会活动，指导患者回归原社会环境，恢复原社会角色，为其出院做准备。但是，无论患者参加何种活动，都要求每晚仍回病房，并坚持写日记。其目的是使患者在工作、人际交往及社会实践中进一步体验到顺其自然的原则，为回归社会做好准备。

（三）注意事项

（1）在对患者进行森田疗法治疗前，护士应使患者对森田住院疗法的过程有一个大致的了解，患者可以自己做出是否入院治疗的决定。患者的求治欲望越强烈，治疗效果越好。

（2）住院治疗可以使患者对精神的自然流动及其演变有实际的体会，消除以前对病的臆断和误解，达到心理上的"自然流动，无所住心"的状态。因此，对卧床期可能流露出的心理状态，事前不能向患者说明。如果患者事前知道在此期间会产生无聊、悲观情绪，会使患者采取预期的态度，心理的自然流动就会被歪曲。

七、精神分析疗法

（一）概述

精神分析疗法又称心理分析，系由弗洛伊德创立。以精神动力学理论为基础，主张采用耐心长期的引导，让患者通过内省的方式，以自由联想、精神疏泄和分析解释的方法，把压抑在潜意识当中的、某些幼年时期的精神创伤和痛苦体验挖掘出来，从中发现焦虑的根源，启发并帮助患者彻底领悟并重新认识它，从而改变原有病理行为模式，重建自己的人格，达到治疗目的。

从事精神分析的护士必须熟悉弗洛伊德的心理动力学理论，特别是关于潜意识和意识以及各种心理防卫机制的知识，开展难度高，时间长，故此方法不常用于护理中。会谈的目的是分析患者所暴露的、压抑在潜意识中的心理资料，使患者意识到焦虑情绪的根源。会谈的方式一般是在安静、温暖的房间内，让患者斜躺在舒适的沙发椅上，面朝天花板，便于集中注意力于回忆上，治疗者坐在患者身后，避开患者的视线。会谈的时间每次45~50分钟，每周会谈5次左右。治疗过程需要半年至3年之久。长期的会谈才能获得患者足够的心理资料，加深患者与治疗者的关系。使治疗者能全面了解患者的成长过程、生活经历、性格形成和处理问题的方式；患者通过会谈也逐步加深对自我的认识，为改变自己性格上的弱点找到了努力的方向。

（二）治疗过程与常用技术

精神分析疗法将移情与反移情、阻抗作为探索潜意识的线索和治疗工具，通过自由联想、梦的分析、肯定、抱持、反映、面质、澄清、解释、修通、重构等技术达到治疗目标。常用的技术有：

1. **自由联想（free association）** 自由联想是让患者打消一切顾虑，让患者选择自己想谈的题目，如生活、家庭关系、工作、与人交往、爱好或发病经过等。一般来说，护士往往鼓励患者回忆从童年起所遭遇的一切经历或精神创伤与挫折，从中发现那些与病情有关的因素。自由联想法的最终目的是发掘患者压抑在潜意识内的致病情结或矛盾冲突，将其带到意识领域，使患者对此有所领悟，并重新建立起现实的健康心理。

自由联想的疗程颇长，一般要进行几十次，不可能只进行几次就完全解决问题。因此，事先应向患者说明这点，从而取得其合作。在治疗过程中，也会发生阻抗、移情或反复现象，要鼓励患者坚持下去，以达到解决其心理症结而痊愈的目的。

2. **移情**（transference）**和反移情**（counter-transference）　移情是指患者将过去的情感转移到护士身上，在对现实进行反映时总是不可避免地夹杂有过去的经验和情感。一般可分为：① 正性移情（positive transference），如依赖、顺从、爱恋等。② 负性移情（negative empathy），如气愤、憎恨、攻击、不信任等。在治疗过程中，移情是必然会发生的，护士无法凭空制造患者的移情，移情也是不可避免的。其实在其他心理治疗中同样也会出现移情的现象，只不过这些方法并不需要进入患者的潜意识领域，在这一层面对患者进行工作，护士只要把握好恰当的关系，不陷入不良的纠纷中即可。

在治疗过程中，还会有另外一种与移情相似的现象发生，但是和移情的方向相反，这就是反移情。反移情是指护士将自己过去的情感转移到患者身上，反映了护士潜意识中的问题。反移情有广义和狭义之分。狭义的反移情指护士把自己早年对父母的感觉、想法和情绪等投射于患者身上。广义的反移情指护士因患者而引起的想法与感觉，包括正面与负面的反移情。但是，无论哪一种定义，反移情都有可能给心理治疗带来一定的消极影响。

3. **梦的解析**　弗洛伊德认为，所有的梦都有意义。与梦境内容有关的因素主要有三类：一是睡眠时躯体刺激；二是日间活动的残迹；三是无意识的内容。"梦的工作"通过凝缩、置换、视像化和再修饰才把原本杂乱无章的东西加工整合为梦境，这就是梦者能回忆起来的显梦。显梦的背后是隐梦，隐梦的思想，梦者是不知道的，要经过治疗者的分析和解释才能理解。对梦的解释和分析就是要把显梦的重重化装层层揭开，由显相寻求其隐义。当治疗者和来访者合作揭开某个梦的秘密时，其梦的真正意义便有助于揭开来访者症状的真意，达到治疗的目的。

4. **阻抗**（resistance）　是指患者心理内部（潜意识）对治疗过程的抗拒力，以防止治疗使痛苦在意识中重现。阻抗的表现形式多样，并且会一直贯穿于治疗的整个过程中。具体的有迟到或擅自取消约会、对护士的问题加以回避、取悦护士借以"麻痹"护士、将谈话的重点指向护士、原地踏步、遗忘、控制讨论的主题、对治疗关系设定先决条件、过多地纠缠过去的事情、沉默等。

5. **解析**　是指护士对其所认为重要的无意识行为和各种表现都予以解释，最终使患者了解和接受护士对他的症状行为和各种感受、体验的解释，当患者达到领悟后就能使症状缓解。

复习与思考题

1. 简答心理治疗的概念、特点和原则。
2. 概括常用的心理治疗技术的要点。
3. 支持疗法的主要技术有哪些？简述其操作过程。
4. 行为疗法的系统脱敏法、冲击疗法及生物反馈疗法的区别是什么？请简述之。
5. 艺术治疗应该注意的事项有哪些？
6. 人本主义治疗与支持疗法的异同表现在哪些方面？
7. 森田疗法对护理的心理技术完善有什么启发？
8. 简述精神分析疗法的一般技术。

（褚成静）

第8章

患者心理

本章导读： 本章的主要目标是帮助医护人员理解患者的心理需要，以便在临床工作中更好地为患者提供帮助。第 1 节介绍"患者"这个概念以及个体进入和脱离"患者"这个社会角色过程中出现的各种现象。第 2 节介绍个体患病后的心理变化和心理需求，第 3 节介绍个体患病成为"患者"后家属的心理变化和心理需求。

第 1 节　患者角色与患者行为

在英文中，患者（patient）这个词是由忍耐（patience）演化而来的。通常人们认为，患者指的是那些忍受着疾病痛苦的人。然而，在日常生活中人们经常看到，有些人虽然身患疾病，是真正需要治疗的人，却由于种种原因，没有到医院就诊，没有被列为患者。到医院进行常规体检的正常人或者到产科分娩的正常产妇，并没有需要治疗的疾病，却又常常被统称为患者。此外，几乎每个人都有着某些在医学上可以称为疾病的现象，例如，近视、癣、痔、疣等。这些人并不总是被视为患者。本章中述及的"患者"，指的是那些与医疗系统发生关系的、正在寻求医疗帮助的人群。

个体患病后，社会对其行为有特定的期望。也就是说，患病的个体应当进入患者角色。"角色"是一个社会学概念，指的是在社会关系结构中占据特定位置、处于特定关系中、具有特定社会行为模式的社会成员。所谓患者角色，指被疾病所折磨，并有治疗、康复需要和行为的社会角色。角色意味着对他人有着特定的义务，别人对其也存在某种特定的期望。

作为一种社会角色，患者角色具有一定的权利和义务。美国社会学家柏森斯提出患者角色具有如下权利和义务。

患者有权要求减轻或免除日常社会责任。患者可以从常规的社会角色中解脱出来，并根据疾病的性质和严重程度，相应减轻或免除平时承担的社会责任（工作和家庭责任等）。

患者有权得到他人的帮助和依赖他人。通常认为个体对于自身的疾病没有控制能力，需要得到他人的支持和帮助以便尽快地康复。

患者有义务力求尽快痊愈。个体生病不符合社会的愿望和利益，社会希望每个成员都健康并承担相应的责任和角色。因此，患者有义务尽快摆脱患病状态。

患者有义务采用适当的方式战胜疾病。患者应当寻求可靠的医疗技术帮助，与医护人员通力合作，共同努力战胜疾病。

和其他的社会角色一样，患者的权利和义务是紧密联系的。个体享受权利的同时必须承担相应的义务，否则就可能丧失权利。

一、求 医 行 为

求医行为指的是人们在感到躯体不适或察觉到自己患有疾病时寻求医疗帮助的行为。个体感受到不适时可能有 3 种反应方式，忽视或否认、自我治疗、求医行为。根据求医决定是由谁做出的，可以分为主动求医、被动求医以及强制性求医。

对于很多疾病，早发现、早治疗对于预后至关重要。患者是否及时就医，首要的影响因素是症状的严重程度，症状重的患者及时寻求医疗服务的可能性更大。但临床工作中经常可以看到，很多患者在发现身体的变化后，并没有及时就诊。研究也发现类似现象。例如，50% 以上乳腺癌患者发现乳房异常后延迟就医，发现乳房异常到首次就诊的间隔时间在 2 周以上，甚至有 15% 左右的患者延迟就医达 3 个月以上（米光明，2009）。针对其他疾病患者的研究也显示延迟就医的现象广泛存在。患者是否采取及时求医行为，会受到许多因素的影响。认识这些影响因素，有助于医护人员更好地理解患者的行为。

（一）对于疾病的主观认识与判断

有些疾病的早期并没有明显的症状，或者症状似乎不严重，"不疼不痒"。患者偶然发现一些体征，或通过其他途径获得患病信息，例如，体检。此时，患者对疾病或症状的主观认识不同，导致人们在决定是否进一步采取求医行为方面具有很大差异。

究其本质而言，疾病的诊断和治疗是一个非常复杂的过程。医护人员拥有专业知识并接受过专业训练，能够从专业角度理解疾病，对疾病有着更为准确的认识。医护人员通常希望非医护人员的观点能够和自己的观点保持一致，并接受专业的医疗建议。但在现实生活中，医护人员和非医护人员对于疾病的认识，有时会有明显的差异。有为数不少的人自认为有病，到综合医院寻求医疗帮助，而医师检查后认为他们在生理层面没有异常。还有很多人对自己的疾病毫无察觉，当体检时发现异常，医师告知其有病时，他们毫无思想准备，一时难以接受。

（二）症状的严重程度及是否常见

即使个体察觉到自己有某些疾病症状，是否及时采取求医行为还受到症状的性质的影响。患者在开始感到不舒服时，首先是自我判断症状的轻重并自我解释，认为症状轻微的人往往就不当回事，不就诊或自我医疗。上述针对乳腺癌患者的研究发现，患者延迟就诊最主要的原因是不知道病情严重，"没当回事"。针对肺结核病患者就诊延迟原因的研究发现，患者认为"只要能干活、能吃饭就没什么关系，没有必要去看病"。症状在特定人群中出现频率高低、一般人对该症状是否熟悉、是否觉得有必要治疗、该症状或该疾病的预后是否容易判断等，都会影响到患者的求医决定。有些疾病，例如，普通感冒，尽管症状明显，但大家都知道过几天会自然好转，所以并不担心，大多也不会采取求医行为。相反，如果个体把一些正常的生理反应解释为疾病的征兆，那么即使没有什么症状，患者也可能反复求医。

（三）心理社会因素的影响

患者的求医行为不仅受到疾病本身的影响，心理因素、社会文化背景、经济条件等因素也会制约患者的行为。很多人明知自己身体不适仍然不肯就医，还可能有多种原因。

1. **经济条件**　经济上负担不起，是很多患者延迟就医的重要因素。例如，针对农村肺结核病患者的研究发现，患者经济状况越差，从出现症状到首次就诊的间隔时间就越长（孙强，2007）。针对急性心肌梗死患者的研究显示，月收入 2000 元以下的患者往往就诊延迟（王立军等，2012）。

2. **医疗条件**　当地医疗条件差或就医不便，交通不便。这个因素往往跟经济条件也有关联，患者觉得相关费用太高，不愿到上一级医院去看病。

3. **恐惧、害怕等情绪因素**　对医疗机构人员以及医疗过程存在恐惧心理，例如，害怕外科处置，害怕被诊断为严重疾病等，不愿意让男大夫看乳腺疾病等。

4. **社会耻辱感或歧视**　患者担心社会和家庭对自己的冷落、歧视，例如，肺结核患者担忧因疾病可能传染别人，找不到对象，受到同事和同学或邻居们冷落或疏远等；或者患者感到患某些特殊疾病羞于启齿，例如，70% 的性病患者出现症状后才求医，常常已经延误了治疗（杨秀丽，2012）。

5. **没有时间**　患者的生活中需要处理的事务太多，没有时间就医，例如，工作忙没顾上。

6. **其他**　性别和婚姻状态的影响不稳定，不同的研究结果差异很大。一些研究发现，女性患者从出现症状到首次就诊的时间要短于男性。另一些研究则发现，女性往往延迟就医。有研究发现，已婚者往往就医更加及时，另一些研究则发现，未婚者延迟最少。由此可见，性别和婚姻状态的影响，往往跟其他因素之间有复杂的相互作用。

在现代社会，个体生病后产生了相应的症状，在有条件的情况下，向医护人员求助，是正常的、适当的行为。拒绝求医或没有病而反复求医，都偏离了正常的患者角色和求医行为。然而，个体采取这样的应对方式总有其理由。医护人员应对这些现象进行深入的探究，力求发现患者行为背后的真正原因和动机，制定适当的防治措施，促进大众的身体健康和精神健康。医护人员可以针对实际情况，采取一些应对措施，例如，通过各种途径，加强疾病知识的宣传。但从整体上帮助患者克服各种困难，及时就医，需要社会多个系统的共同努力。

二、患者角色的转换

患者角色是社会对生病个体的期望。人们期望患者的言行完全符合患者角色的要求，并尽快摆脱这个角色。然而在现实中，社会角色的转换并不是总能够顺利完成的。从生病前的常态角色向患者角色的转换，以及疾病康复后从患者角色向常态角色的转换，都是角色适应的过程，都需要个体做出某种调整和努力。如果患者由于各种心理社会因素，不能及时做出调整，就会出现角色适应不良，进而影响到患者的康复以及正常的生活。患者角色适应不良主要有如下 5 种常见的类型。

（一）角色行为阙如

角色行为阙如即患者未能进入患者角色。具体来说，虽然医师已确诊其患病，但患者本人否认自己有病，根本没有意识到或者不愿承认自己有病，拒绝进入患者角色，或者虽然承认自身有病，但是没有意识到疾病的严重程度，行为表现与疾病的严重程度不相符合，从事某些不利于治疗和康复的行为，导致病情的加重和恶化，这些都属于角色行为阙如。

造成角色行为阙如的原因比较复杂，个体可能由于种种原因而不肯正视自身疾病。有些个体对于疾病有错误认识，认为承认患病意味着自身价值的降低；有些人面对重大疾病时，采用了否认的心理防御机制，拒绝承认自己有病；那些自信心强，认为自己有能力把握自己的人，往往也不愿承担患者角色；还有些疾病会影响到个体的就业、入学或婚姻等重大问题，个体处于现实的矛盾中而不愿承担患者角色，例如，由于社会对精神疾病患者存在歧视、排斥，导致患者对精神疾病讳疾忌医，不愿去看病，认为丢脸，怕影响工作、学习和婚姻等。如果不得不去医院，他们也不愿意到精神病专科，综合医院往往是他们的首选。

（二）角色冲突

在社会生活中，每个个体往往同时承担着多个社会角色。当个体患病并且需要进入患者角色时，患者角色的要求可能与其他角色的要求之间出现冲突，导致个体无法顺利进入患者角色。当某种非患者角色的需要和求医治病的需要同样重要时，患者就会出现动机冲突。患者左右为难、焦虑不安，情绪的波动可能导致躯体病情加重。因此，角色冲突对于个体的身心健康有害而无益，一旦产生，要尽快设法消除。个体需要把时间和精力用在那些当前对自己更有价值的角色上，将其他的角色要求暂时搁置。那么如何判断角色的价值、对角色进行取舍呢？美国社会心理学家古德认为应当从如下几个角度加以考虑：① 该角色对个体的意义。② 不承担某角色可能产生的积极或消极后果。③ 周围的人对其拒绝某些角色的反应。

（三）角色行为减退

已经进入患者角色的个体，由于更强烈的需要，优先考虑承担其他角色，不顾病情而从事力所不及的活动，表现出对患者角色不够重视或考虑不充分，影响到疾病的治疗。例如，某教授在患病治疗期间知悉自己领导的科研课题碰到了技术难关，不顾个人的身体状况和医护人员的劝阻，坚决要求出院，带病坚持工作，影响了自身疾病的康复。

（四）角色行为强化

患者安心于已适应的患者角色现状，在疾病已经基本康复的情况下，无法顺利完成患者角色向正常角色转换的过程。出现这种情况的原因可能有多种，有些人患病后体力和能力下降，依赖性加强、自信心减弱，对自己的能力表示怀疑，对承担原来的社会角色恐慌不安，安于患者角色而不愿承担原来的社会角色；有些人过于关注自身健康，自觉病情严重程度超过实际情况，小病大养；有些人患病后得到了某些利益，例如，得到他人的关注和支持，回避了某些社会责任，避免面对生活中的某些问题，为了继续得到这些利益而坚持患者角色不愿放弃。对于这些原因，患者本人往往并没有清晰的认识，但长期处于患者角色，对于患者长远健康而言，是非常不利的。对于患者角色行为加强，家属的态度往往具有很大影响。家属可能由于自己的内心需求，对患者过度照顾，阻碍了患者的康复过程。

（五）角色行为异常

患者因疾病折磨，经常会感受到悲观、失望等不良情绪，这些都是正常的。但个别患者受到不良情绪的影响，出现出人意料、异乎寻常的行为，例如，对医护人员的攻击行为、病态固执、抑郁、厌世以至于自杀行为，这些表现属于角色行为异常。探究这些患者的心理，往往可以发现患者在患病前就有一定的心理困扰，疾病增加了患者的心理压力，成为异常行为出现的"导火索"。例如，某中年妇女在确诊慢性胃炎后试图自杀，令家属非常错愕。探究患者的家庭状况和心理背景，医师发现，在患病前，患者就有严重的抑郁情绪，但没有得到家人的重视。患病后患者的心理压力进一步加重，感到自己"活着也没什么用，还要花家里的钱，真是个累赘"，于是出现了自杀行为。

对于患者的角色适应不良，医护人员应当给予足够的重视，一方面要注意自身的言行，避免误导患者或家属，对患者的角色转换造成消极的影响；另一方面要积极地创造条件促进患者的角色转换，既包括从正常人角色向患者角色的转换，也包括从患者角色向正常人角色的转换。

个体患病时，医护人员应努力与患者建立良好的医患关系，通过宣传教育等手段，让患者意识到疾病的严重程度和及时治疗的重要性，提供具有针对性的指导，帮助患者尽快进入并适应患者角色。

患者对于出院并不都感到愉快。疾病的危害虽然基本结束，急性期治疗也已完成，但患者仍然感到虚弱和焦虑，担心疾病是否完全康复，是否会复发，对于完全正常地投入工作和生活有所顾虑。患者总是把虚弱归罪于疾病，事实上很大程度上虚弱是长期卧床、肌肉萎缩和器官、系统缺乏活动的结果。患者越不敢活动，就越感到虚弱。心理因素的作用明显大于生理因素。因此，患者在这个阶段需要医护人员的具体指导，帮助个体更快地恢复正常的生活。医护人员可以针对具体行为提供指导，如指导患者如何适度运动、适当饮食等，同时将这些知识传递给家属，指导家属如何提供必要的帮助，减少不必要的照顾，帮助个体从心理和生理上逐步摆脱患者角色。

第2节　患者心理反应和心理需求

个体一旦患病，正常的工作和生活就会受到影响。疾病导致的机体功能异常改变、对疾病痛苦的体验、生活规律的破坏等，都会对个体的内心世界产生严重的冲击。由于生理和心理的关系密切，躯体健康水平下降，也会对患者的心理产生影响，可能导致患者对自身和外界的认知发生改变，对原本可以接受和处理的事情变得无法承受。个体生病后更容易出现应激反应，出现一些过激的情绪和行为表现，进而影响到躯体疾病的发展和转归。因此，医护人员在治疗躯体疾病的同时，必须关注患者的心理变化，满足患者基本的心理需求，帮助患者调节心理状态，为患者的康复创造良好条件。

患者整个的心理活动都会受到影响，包括认知方式的改变、情绪情感的改变、意志活动特点的改变和人格的改变。

一般而言，患者最常出现如下的心理反应。

认知：感知觉改变、痛阈降低，回忆增多、睡眠异常、多梦等。

情绪、情感：情绪不稳定、焦虑、恐惧、悲观、抑郁等。

意志：意志减弱、被动依赖、敏感多疑等。

人格：病前的人格特征可以影响病后的行为，而疾病对于人格特征也可能产生短期或长期的影响。

一、对认知的影响

个体知道自己患病后，会很快把注意力从外部世界转向自身的体验和感受，更多地关心自身的功能状况，对外界事务的关注程度下降。由于感知觉的指向性、选择性、理解性和范围的改变，患者对疾病的各种症状的敏感性都会增强，对身体的点滴变化都可能顾虑重重，对症状的反应也更加明显，例如，注意力的集中可能导致疼痛体验的加剧。

针对患者的认知改变以及由此而引发的各种表现，医护人员应当给予理解，并进行相应的知识宣教，帮助患者更好地意识到自身心理的变化以及这些变化对身体功能的影响，学会以一种积极的心态对抗疾病。

否认是患者听到严重疾病的确诊信息后常见的反应。患者难以接受既成的事实，不相信能得这种难以治愈的慢性病，"不可能、可能错了，再查一查"。否认是一种常见的心理防御机制，个体采用这种方式，否定某一事实的存在，是为了降低由该事件所引起的恐惧和焦虑等情绪。适当应用否认的心理防御机制对患者在患病初期维持心理平衡有一定的作用，可以保护患者在面对这个剧烈的应激事件时不至于崩溃，为采取有效应对措施赢得时间。但过度应用这种防御机制会妨碍患者积极面对患病的事实，可能导致严重的消极后果。例如，患者可能否认症状，拖延或拒绝就医，不承认疾病对生活的影响；也可能将症状来源转移到躯体不太重要的部位。

患者最初得知某些不幸的消息时，出现否认心态可能对患者的心理具有一定的保护意义，因此，不必立刻处理。很多患者其实能够意识到疾病真实存在，否认不过是内心深处不愿承认，却知道这是自欺欺人的想法。但如果发现患者长期处于这种状态，以至于影响了疾病的治疗，就需要加以注意。医护人员首先要与患者建立良好的医患关系，取得患者的信任，提供机会让患者表达内心的恐惧和焦虑，鼓励患者逐渐面对问题或者表达对某个问题的关心。不要直接质问患者的否认行为。在患者没有做好充分的心理准备前，不要强迫他面对现实问题或谈及所关心的事，以免引起患者的焦虑情绪。患者提出他所否认的问题或者表达对该问题的关心时，应提供有关的指导和必要的心理支持。

二、对情绪的影响

个体意识到自己患病后，会出现各种各样的情绪反应，各种消极的情绪反应尤为突出，例如，焦虑、恐惧、抑郁、悲观等。患者会有怎样的情绪反应，强度如何，取决于他对疾病和症状的认识与评价，消极的认知会增加不良情绪的程度。对疾病和疼痛的评价不同也会影响对疼痛的体验，疼痛感增加会加重患者紧张焦虑的情绪反应。而认知与评价又取决于患者的个性特征、社会文化背景和所患疾病的特点，不同的人反应会有很大的差别。

患者常见的情绪反应有以下几种。

（一）愤怒

面对患病的现实和不乐观的预后，想到患病可能给自己和家人带来的各种后果，有些患者感到非常愤怒，他们怨恨命运的残酷，为自己无端遭遇这样的磨难而愤恨不平，但又常常感到自己无能为力，无力抗争。这种愤怒难以表达，无处发泄，患者也许会表现得烦躁不安，莫名其妙地发脾气。身边亲人经常觉得无所适从。

（二）焦虑

焦虑是个体对模糊的、非特异性的威胁做出反应时所经受的不适感和忧虑感，是患者最常见的情绪反应之一。患者可能由于多种原因而感到焦虑，例如，疾病诊断不明确或疗效不显著；住院治疗时感到陌生，紧张，同时对家中亲人牵挂；担心给家庭造成经济负担；担心将来可能会失去事业、失去生活能力、失去家庭等。焦虑会影响到患者的认知，导致注意力不集中，对外界事物不关心，思维混乱、健忘，不能面对现实，也可以影响患者的生理状态，对疾病的发生发展产生不利的影响。

（三）恐惧

恐惧是某种明确的具有危险性的刺激源所引起的消极情绪反应。临床有多种情况可能引起患者恐惧，常见的引发患者恐惧的原因包括确诊预后不良或威胁生命的疾病，医院特殊的氛围，患有同样疾病的病友离世，特殊的有一定危险性的检查、手术等。恐惧会引起患者的多种心理、生理改变，甚至导致治疗计划无法实施，故需要帮助患者及时调整。

（四）悲哀

悲哀是个体患病后常见的情绪反应，可以分为两种，一种是对个人或家庭已存在的或已觉察到的丧失（金钱、工作、地位、权利、理想、人际关系、身体的某部分等）所引起的悲伤情绪反应，另一种则是对个人或家庭预期发生的丧失所引起的悲伤情绪反应，是预期性的悲哀。患者可能通过言语表达自己对实际存在的或觉察到的丧失的沮丧悲哀，也可能通过行为表现悲哀，如哭泣、饮食习惯改变、睡眠型态改变、活动减少、行为退化、注意力不集中等。

（五）孤独

患者患病入院后，脱离了熟悉的环境和亲人朋友，面对陌生的环境和陌生的人，其机体功能障碍又减少了患者与外界沟通的机会，很容易产生孤独情绪。另外，患者也可能因为患病，不愿看到他人同情的表现而主动疏远他人，然而内心的孤独与痛苦又促使他们产生寻找精神寄托以及强烈的与人交谈的欲望。医护人员是患者入院以后主要的接触人群，但由于工作性质及工作时间的限制，医护人员多专注于与工作相关的事务与人群，可能会忽略一些患者一般性人际交往的心理需求。患者可能述说有无用感、被遗弃感、无安全感等消极感受，也可能表现为情绪低落、忧郁、焦虑，表情悲伤、呆滞、活动减少、注意力分散、无法做决定、易激惹、睡眠型态紊乱、饮食改变等。患者虽然感到孤独，但与人交往时往往又表现出退缩、胆怯。

（六）绝望

绝望是一个人面对所期望的事情或需要解决的问题，认为没有任何机会或办法，无法实现个人目标时产生的一种消极的情绪状态。患者得知自己患病之后，尤其是患了某种严重疾病之后，考虑到疾病对于事业、生活、家庭甚至生命的威胁，经常感到前途希望渺茫。处于绝望情绪中的患者可能表现为消极被动，缺乏进取心和兴趣感，对以前非常重视或感兴趣的事情变得漠不关心，言语中流露出"活着没意思"、"想死"等消极情绪，意志消沉、思维混乱、记忆减退、反应缓慢、行为退化、社交退缩、寡言少语、表情冷漠。行为方面则可能表现为厌食、消瘦、活动减少、睡眠增加等。无助、绝望的患者可能采取过激行动。因而医护人员在发现患者的绝望情绪时要及时处理，密切注意患者的行动，以防意外的发生。

由于消极情绪对人的生理功能会产生明显的影响，因此，患者长期沉溺于消极情绪之中对疾病的康复非常不利。当医护人员察觉到患者有明显的消极情绪时，应采取相应的措施加以帮助。

三、对意志特征的影响

患病后，患者的身体功能下降，活动能力受到限制，以及患者消极的自我暗示作用，使患者往往感到软弱无力、情感脆弱，甚至一反常态，变得特别被动、顺从和依赖，做事犹豫不决，无法做出选择和决定，各种意志品质都受到影响。此时患者往往希望得到更多关注，希望亲人朋友给予更多陪伴和照顾。家属会注意到，患者变得跟患病前很不一样，变得"缠人"，希望家人一直陪伴，"即使不说什么，似乎也觉得是一种安慰"。

四、对人格特征的影响

患者对自身疾病的描述、对疾病的反应、对医疗处理的反应都会受到个性特征的影响。患者患病前的人格特征会影响到他对疾病的反应，而疾病也会对个体的人格特征产生暂时或长久的影响，甚至使患者表现出原本没有的人格特征。

患病之后，患者的认知指向改变导致对他人的关注下降，更多关注自身需要。患者身边的照顾者可能感受到患者表现出比患病前更为明显的自我中心倾向，对身边的人不够体贴，迫切需要他人关注并及时满足自己的需求。当自身需求没有得到满足时，患者可能更为易怒。

由于患病，个体对于自我以及自我能力的评价或感觉可能处于紊乱状态。自尊紊乱可分为两种型态，长期性自我贬低和情境性自我贬低。长期性自我贬低是指个体对于自我以及自我能力评价或感觉长期处于消极状态，情境性自我贬低是指个体原本是一个自我肯定的人，在某些特殊情况下，表现出暂时性的消极的自我评价或感觉。

个体生病后，可能表现出情境性自我贬低。患者可能有自我否定的诉说，认为自己没有能力处理目前遇到的各种问题，表现出惭愧或罪恶感；对于他人的批评表现过于敏感；不肯承担责任，把责任或问题推诿于他人；对于尝试新事物及新情境表示信心不足，犹豫不决等。

情境性自我贬低虽然是一种暂时的反应，但反复发生或持续存在也会导致长期性自我贬低。自尊紊乱可能是患者许多负性情感反应和消极行为的潜在原因，医护人员对这一点应当有所了解。

五、患者的心理需求

医护人员应当理解，当患者面临患病甚至伤残或死亡的危险时，出现各种心理反应是非常正常的。这是个体面对威胁时的正常反应。医护人员应当理解患者的心理需求，关注那些可能引发不良后果的心理反应，提供帮助，将患者的心理调整到有利于疾病康复的最佳状态。

患者入院后首要的需求是第一时间获得疾病的救治，解决机体存在的问题。患者希望自己的治疗请求能够尽快被满足。在生理的需求得到满足之后，其他的需求也需要得到关注。参照马斯洛的需要层次论，患者对安全的需要、爱和归属的需要、尊重的需要，医护人员都应该有所考虑。具体来说，可以从以下几个方面应对患者的心理需求。

（一）建立良好的医患关系

良好的医患关系有利于减轻患者的不安和焦虑，增强战胜疾病的信息，本身就具有心理支持的效果。同时，良好的医患关系也为搜集评估信息和实施干预奠定了基础。研究发现，良好的医患关系与患者遵从医嘱的行为有着密切的联系。

（二）准确评估

通过有目的的观察、访谈和日常工作中的接触，评估患者的心理需求，分析患者的心理状态，了解引起患者各种心理反应的原因，为后续针对性措施奠定基础。

（三）应对患者认知层面的需求

提供准确信息；对疾病和治疗的真实情况不了解往往是患者各种情绪反应的重要原因。医护人员应当多跟患者交流，为患者提供正确的信息和知识，帮助患者了解疾病的真实情况；即使因为种种原因，目前尚没有清晰的结论，也应采用患者可以理解的语言清楚说明情况，解释需要继续进行的各种检查、可能出现的各种结果以及相应的应对措施等，并尽可能解答患者提出的各种疑问和忧虑。在沟通中尽量避免因为医护人员的言辞含糊而导致患者误解，引起患者的情绪变化，甚至引发医源性的疾病。关于有效沟通，请参考医患沟通的相关内容。

1. 应对患者情绪层面的需求

（1）鼓励表达和沟通：医护人员应利用各种机会，鼓励患者正视和表达自己的情绪。如果患者的情绪问题轻微，可以在日常工作中，随时倾听和应对。如果患者的情绪问题较为明显，医护人员需要拿出专门的时间，认真倾听患者的述说，必要时为患者宣泄情绪提供适宜的条件，例如，不受干扰的空间。情绪的宣泄有助于患者控制自己的情绪，会为以后的干预提供良好的基础。

（2）帮助患者应对各种检查和治疗：面对手术和检查，患者往往因不了解会发生什么而感到焦虑不安。因此，进行手术或有一定危险性的检查前，医护人员应向患者介绍具体过程和注意事项，让患者了解手术或检查真实的危险性，指导患者作好术前准备，必要时请经历过该手术的病友介绍经验，安慰患者，降低患者的负面情绪。

（3）避免不良刺激：帮助患者尽快熟悉医院的环境和作息制度，可以减少患者的陌生感和孤独感；减少环境中的不良刺激，如危重患者应当安置在单人病房，以免抢救的情境对其他患者造成不良影响。

2. 应对患者人际交往的需求，鼓励社会支持系统的介入　鼓励家人和朋友在不影响治疗的前提下，经常探访患者，增加与患者的接触和情感交流；在住院的条件下，应考虑为患者提供可利用的其他社会资源，鼓励患者与病友交往，介绍病室内的各种活动等。

3. 调动患者自身资源　每个患者都有应对困境的惯常方式，也有自身的应对成功经验。与患者讨论面临的问题以及可能的解决方法，探寻患者曾经采用过的有效方法，帮助患者认识到自身的力量和资源，鼓励患者寻找并采用自己的方式应对目前的各种问题。这样做不仅有助于调节患者的情绪，还有助于提高患者的自尊。

4. 提供专业心理干预的途径　如果患者的心理问题比较严重，通过自身的调整无法改善，或者医护人员预见到疾病可能导致严重后果，如肢体残缺，患者可能在面对这样的后果时出现心理困扰，则可以考虑向患者和家属提供寻求专业心理干预的途径。不过做出这样的建议时要注意措辞婉转，避免让患者感到尴尬或抵触。

患者在患病后的心理体验和心理需求复杂多样，所患疾病的类型也会引发一些特定的心理改变，难以概述。希望了解患者的这些体验的医护人员，可以查阅一些针对患者心理体验的质性研究报告，更好地理解患者的心理感受。

最后需要提醒医护人员的是，患者，首先是人，而每个人都是非常独特的。尽管我们可以从一些研究中得到一些关于某类疾病患者的一般性心理反应的结论，但这些一般性结论只会部分适合于某个具体的患者。在临床工作中，医护人员必须意识到每个人的独特性，在实际工作中，探究每个患者的真实反应、实际需要，并提供针对性的帮助。

专栏 8-1：质性研究

质性研究在 20 世纪 80 年代初首先被美国护理学家引入护理专业领域。近年来，护理质性研究得到越来越多护理人员的重视，我国护理领域中，质性研究的文献发表呈上升趋势，特别是 2008 年后上升趋势较快，且整体数量、发表的期刊数目，以及研究方法的丰富等方面，都体现了护理质性研究的进步。研究者认为，护理质性研究的发展提高了护理服务质量，体现了人文主义，促进了优质护理服务的发展，护理质性研究的应用和发展促进护理人才的培养（徐倩等，2014）。

质性研究以研究者本人作为研究工具，在自然情景中采取多种资料收集方法对社会现象进行整体性探究，使用归纳法分析资料和形成理论，通过与研究对象互动对其行为和意义建构获得解释性理解的一种活动。（陈向明．2000．质性研究方法与社会科学研究 [M].北京：教育科学出版社．）

质性研究又称定性研究，是对某种现象在特定情形下的特征、含义进行观察、记录、分析、解释的过程，是以整体观为指导、深入事物和现象中的一种探索性、叙述性研究（胡雁．2006.质性研究 [J].护士进修杂志，21（7）：579-581．）。

质性研究对护理领域的各个方面都产生了相当大的作用，首先，培养了护理人员整体思考的能力，启发护理人员解决护理问题，帮助护理人员通过多种途径和方法来客观真实地反映护理现象，即对患者的整体进行思考，对其生理、心理、社会等各个方面进行评估及护理；其次，为护理专业人员更好地解释护理领域的现象和问题提供理论依据，因为它给护理领域提供了更广的空间，使护理人员可以从多方面、多水平上研究护理问题；最后，护理中的质性研究填补了护理领域的空缺，使其向更全面的领域发展，从而使护理学作为一门独立学科有理论和方法上的充实性和完整性（王淑靖，魏秀英. 2012.2006—2008 年护理质性研究文献分析 [J]. 全科护理，10（3C）：831-832.）。

第 3 节　家属的心理反应与心理需要

罹患疾病，尤其是严重的慢性疾病，不仅对患者而言是重大应激事件，同样也影响着整个家庭。家属在陪伴患者的就诊和治疗的过程中，几乎与患者承受同样的压力。家人精神上的压力尤其大，有时甚至超过身体上的劳累。患者的心理状态和家属的心理状态密切联系，相互影响。家属的不良心理状态，同样会对患者的治疗和康复造成干扰。例如，有研究显示，癌症患者和他们的照料者之间的心理状况、生存质量存在着相互影响，照料者的状态是预测患者是否住院的一个最主要的影响因素（蒋丽萍，2011）。理解家属在患者患病期间的心理感受，对于帮助患者减轻不良情绪反应，采取积极态度应对疾病，提高生活质量，具有重要的意义。

在家庭关系中，夫妻关系最为重要。夫妻一方生病时，配偶往往是照顾患者的主要成员。患病不仅给患者身体和心理带来痛苦，而且也会给其配偶带来重大影响。在陪伴求医过程中，患者的配偶承担着巨大的精神压力。他们承受着可能失去对方的恐惧，承担着繁重的家务，承担着漫长求治过程中的心理煎熬，也承担着来自家庭和社会的压力，患者配偶的心理压力是不言而喻的。

一、患者家属的心理反应

（一）情绪反应

在得知亲人确诊为某种严重疾病时，家属会出现各种强烈的情绪反应。大部分配偶会跟患者经历类似的反应过程，否认、愤怒、恐惧、悲伤，难以接受现实。有些特殊疾病的确诊，如 HIV 感染，还可能引起配偶被侮辱与被歧视的感觉。如果患病的是子女，父母可能出现内疚、自责，例如，子女被诊断为恶性肿瘤后，父母可能会对自己抚养孩子的方式、能力产生怀疑，认为自己要承担孩子患病的责任（吴心怡，2005）。

（二）不确定感和无能为力感

面对陌生的疾病、患病亲人的痛苦，家属常常出现对未来的不确定感。不确定感是在一个人无法对一件事物给予特定的评价，并且不能准确地预测其结果时产生。患者不知道患者的疾病该如何治疗，治疗过程中会经历什么，最终会导致何种后果，是否会威胁生命，也不知道自己该如何应对。这种不确定感可影响他们的心理适应能力和应对能力。

家属的不确定感可能引发无能为力感。由于信息的缺乏和对未来的不确定，以及治疗所需的经济困扰，都可能造成家属对于现状感到无能为力。

在患者病情发展的不同阶段，家属的不确定感来源是不同的。患病初期，家属的忧虑主要来自对疾病本身的不确定，疾病的具体诊断是什么，病情能否及时缓解，复发的风险有多高，药物会带来什么不良反应等。随着时间进展，患者的疾病有了较为明确的诊断，治疗逐步展开，家属也逐渐能够正视家人患病的现实，心态逐渐平和，此时治疗费用的压力和对未来生活的担心逐渐开始浮现并成为主要的压力来源。针对患者病情的不同阶段，医护人员需要给家属提供相关的信息支持，以有效地减轻他们的压力与负担。

（三）疲劳与委屈

家属在陪伴患者的过程中，经常会感到心身疲惫。患者的配偶可能需要同时承担多种角色的压力。为了减轻家人的精神负担，配偶需要在年迈父母和年幼子女面前掩饰病情；为了避免加重患者的情绪负担，缓解情绪压力，配偶需要在患者面前表现得乐观、自信；在照料家人和患者的同时，配偶还需要维持家庭生活正常运作，努力工作，维持家庭的生计来源。配偶所有的时间和精力都用于照料他人，随时处理各种生活琐事，精神和身体都高度紧张，无法得到充分的休息和放松，时常感到疲劳，却又不得不勉力支撑。

在照顾患者的过程中，家属，尤其是配偶，还可能成为患者不快心情的出口，承受患者的怒气和不满。严重疾病可能导致患者失去工作，失去经济来源，同时需要在家休养甚至长时间卧床。患者将更多的注意力集中在自身，同时嫉妒身体健康的人，甚至怨恨社会。患者可能变得挑剔易怒，身边照顾的配偶自然首当其冲成了"出气筒"。配偶无端被责难，内心委屈，但考虑到对方患有疾病，也只能忍让，无法表达。

（四）社交减少

患者的生活范围缩小，社会交往显著降低。为了照顾患者，配偶也不得不减少社会活动，放弃部分甚至全部的社交活动。很多患者家属感到空闲时间，和亲人朋友见面的时间显著减少。研究还发现，在家人患病的重压下，一些人出现社会适应能力的改变，表现为社交退缩，害怕社会交往，不自信、不信任人、不去寻求社会支持，不愿意和别人交往。这种情况在女性家属身上比较多见，但少数男性家属也有类似表现。这些人不愿主动寻求交往的原因很多，有些人担心他人询问家人患病的情况，表现出怜悯或者其他情绪，有些人感到他人其实帮不上忙，所以有困难也不愿意求人。

（五）压抑与隔离

在亲人罹患疾病的打击下，家属的身体负担和精神负担都非常重。为应对这些压力，患者的配偶往往不得不采用各种防御机制。有些配偶压抑自己的感觉，否认问题的存在，假装不在乎自己的处境，安慰自己"所有的家庭都一样，每个人都有自己的不幸"让自己麻木、冷漠，不再有任何感觉。有些配偶变得热衷于自己的工作，通过工作逃避痛苦的感受，工作是一种止痛剂，让自己可以暂时忘掉不痛快的过去和现在。不能让自己有闲下来的时候，否则必须去面对自己受伤的感觉（王雪莲，2007）。

二、患者家属的心理需求

长期繁重的日常护理会给患者的主要照料者的身心健康带来很大的影响。有研究发现，照料者的生活质量比患者的生活质量更低。由此可见，患者家属的心理社会需要也很突出，迫切需要理解和支持。患者家属在照料患者的过程中，不仅要有疾病护理的相关知识和技能，还需要掌握调节压力、保障身心健康的技巧，保证自己的心身健康。毕竟，只有主要照料者维持良好的心身状态，才能为患者提供一个高质量的生活环境和康复保障。

（一）家属有获得相关信息的强烈愿望

在绝望、恐惧、沮丧等剧烈的心理反应后，家属会迫切希望得到有关疾病的全部信息。家属获得信息的愿望在疾病确诊之初最为强烈。他们希望有足够的信息，让他们可以做出最佳选择和决策，在有限的经济条件下为患者提供最好的治疗和照顾（尹志勤等，2007）。

在患者病情发展的不同阶段，家属需要得到的信息类型不同。患病初期，家属迫切知道疾病的诊断是什么，该选择何种治疗，该如何配合治疗，该如何照顾患者。如果家属先于患者知道诊断，也许家属还需要知道，是否该告知患者准确信息，以及如何告知患者。此时，患者家属最需要的是"有人能引导我们，告诉我们下一步该怎么办"。治疗一段时间后，患者的病情可能有所缓解或基本稳定，家属的担心逐渐转向治疗给患者带来的不良反应的痛苦、对患者预后的担心。信息的缺乏，加重了患者家属的压力与负担。

除了向医师了解有关的情况外，家属还可能通过各种途径寻找治疗方法，了解疾病的最新治疗进展，例如，疾病预防控制中心、其他家属的传言以及网络。不过，虽然现在获得知识信息的途径很多，家属最渴望的还是医护专业人员的指导。因此，医护人员需要为患者及家属提供尽可能准确详尽的信息。医护工作者可以通过讲座、随访等途径给患者及其家属提供有关所患疾病的相关专业支持，帮助患者家属提高照顾能力，减轻其负担。

（二）患者家属需要来自各方的社会支持

所谓社会支持，主要指来自于家庭、亲友和社会各方面（同事、组织、团体和社区等）的人给予的精神和物质上的帮助。社会支持在应对应激事件中的重要性早已为人们所熟知。有效的社会支持可以帮助陷入困境的个体改善情绪，找出解决问题的出路，重新面对现实，从痛苦中解脱出来。大量研究显示，社会支持与应激引起的心身反应呈负相关。社会支持能增强家属应付和摆脱紧张处境的能力，并对维持一般良好的情绪体验具有重要的意义。

患者家属所需的社会支持表现在两个方面，一个是现实的帮助。经济压力是很多重症患者家属最大的压力来源。他们希望家人可以给予一定资助，给患者以最佳的治疗和营养支持。家属也需要有人可以分担他们照料患者的劳动负担，希望家人可以抽出时间来陪伴患者，给自己一点放松的时间。

患者家属所需的另一类社会支持是情感支持。来自家人、朋友、医护人员、单位同事等方面的支持，往往让家属感到压力有人分担。其他家庭成员，主要是儿女和兄弟姐妹，既是实际帮助的主要提供者，也是情感支持的主要来源。单位领导的关心和朋友的鼓励也增强了他们克服困难的信心。另外，医护人员的关心和指导对调节他们的心理平衡起了重要的作用。

护士是和患者接触最多的医务工作者。在护理工作中，护士应重视与患者配偶的沟通，利用护理工作和巡视病房等机会，给患者和家属及时地解释、解答和安慰，提供足够的医疗性信息和情感支持，帮助他们摆脱困扰，有效地寻求社会支持，提高对社会支持的利用度，提高其社会适应能力。有条件的情况下，医护人员可以协助患者家属建立自己的团体，为他们相互倾诉和鼓励提供一个平台，医护人员也可以定期提供相应的支持，使家属能够及时获取需要的信息，减少困惑，减轻家属的心理负担，提高照顾行为。

从社会层面而言，应当建立完善社区卫生服务机构，为严重慢性疾病患者的家属提供帮助，缓解照顾负担，使照顾者得到充分休息，给照顾者多留一些时间和空间。还有研究者建议开通照顾者热线，为照顾者提供心理宣泄的渠道，释放心理压力（黄卫新，2013）。所有这些努力，都将鼓舞患者和家属面对疾病的勇气，共渡难关。要想达到这个目标，需要全社会的共同努力。

拓展阅读

从患者对护士的评价中理解患者的需求

想要理解患者的心理需求，了解患者对护士的期待也是一个途径。

一项针对癌症患者的研究显示，他们眼中的"好护士"是经常与患者沟通交流的护士，是关心患者、设身处地为患者着想的护士，是态度好、温柔亲切的护士，是有责任感、技术好的护士。由此可见，患者的心理需求非常突出，他们非常期待与护士沟通，获得信息，缓解焦虑，得到安慰，需要从护士这里感受到亲切温暖。操作技术娴熟固然重要，可以减轻患者的痛苦，但只有将专业技术与对患者的爱心相结合，才是患者心目中的"好护士"。

王海芳，Michiko Yahiro，彭美慈，薛小玲. 2007. 癌症患者心目中好护士的质性研究［J］. 护士进修杂志，22（1）.

复习与思考题

1. 哪些心理社会因素会影响患者及时就医的决定？
2. 患者进入和摆脱患者角色的过程中，会出现哪些适应不良现象？
3. 一般而言，患者有哪些心理需求？
4. 医护人员在关注和满足患者的心理需求的过程中，需要注意什么？
5. 一般而言，患者家属有哪些心理需求？

（苏英）

第9章

护士心理与护患关系

本章导读：本章主要包括 3 个部分，第 1 节主要讨论护士心理素质的相关要素，介绍了良好心理素质的特点、评估及培养。第 2 节介绍护患关系的概念与特征，护患关系的建立与发展过程，常见的护患互动模式。第 3 节则介绍护患沟通的概念，重点介绍护患沟通的特点、方式、技巧及注意事项。

第 1 节　护士心理健康状况

随着医学、护理学的不断发展及社会的进步，护理工作不仅要为患者提供医疗护理，还要参与疾病的预防、保健等工作，在人类的健康服务中起着越来越重要的作用。但是目前医护人员的职业心理素质水平不容乐观，研究指出，因职业性紧张而前往身心疾病门诊就医的患者中，护士是人数最多的职业类型之一。美国威斯康星州在 1963—1977 年的调查发现，护士自杀率最高，比其他职业人群高 50%，这与护士职业精神紧张、心理压力过大有关。

心理素质作为护士整体素质的一个重要组成部分，正日益受到人们的重视。当护士的心理素质适应护理专业需要时，才能充分发挥作用，才能做到适才适所、相得益彰，收到事半功倍的效果。因此，在选拔、培养和任用护理人才方面，应避免重文化和技能，轻心理的现象，这样才能优化护理人才队伍，提高护理服务质量。

一、护士心理素质

护士心理素质（mental quality）又称为护士心理品质，是个体在生理条件基础上，受护士职业角色化环境影响，逐渐形成的适应护理职业的，比较稳定的、衍生的、效能的、综合心理品质，包含心理能力（mental ability）、心理品格（mental personality）、心理动力（mental inclination）、自我适应（self-adaptation）和环境适应（environmental adaptation）5 个方面。护士心理素质的 5 个方面是紧密联系、互为基础和条件的，其中心理品格具有核心意义，有优劣之分，直接或间接制约其他方面；心理能力是心理素质的直接体现，是主干成分；心理动力是心理素质中最活跃、影响最直接也最全面的因素；自我适应和环境适应标志着个体的心理健康水平，是心理素质高低的内在和外在标志。护士心理素质表现出个体独特的精神风貌，反映个体对己、对人和对事的态度、情感和行为模式。护士应具备的心理素质有以下几个方面。

（一）良好的心理能力

1. 敏锐的观察力 敏锐的观察力是衡量护士心理能力的重要标志。护士运用视、听、嗅和触等方式获得直接的健康资料，经过综合分析，准确地判断患者的健康问题并找出解决问题的策略。

2. 良好的记忆力 就护理专业的性质而言，在记忆的敏捷性、持久性、准确性和准备性4个品质中，准确性尤为重要，护士应该下功夫培养记忆的准确性，同时兼有记忆的其他品质，才能防止因记忆错误造成的差错事故。

3. 独立的思维能力 现代护理认为，护理有其独立的功能，要求护士对每个患者进行评估，做出护理诊断，制定护理计划，应用护理程序为患者解决现存的或潜在的健康问题。这就需要护士具备独立思维能力和解决问题能力，发展创造性思维，以适应现代护理需要。

4. 良好的注意能力 护士应积极培养自己良好的注意品质，即注意的稳定性、广阔性、分配性和转移性，这是提高工作效率，为患者提供优质高效护理服务的必须心理品质。

（二）高尚的心理品格

护士对人要真诚、正直、有礼和热情，有利他精神；对待工作认真负责，爱集体和热爱劳动；对自己要自信、自尊、自强、严于律己和谦虚谨慎等。因此，优秀的护士应该具备爱心、同情心、责任心及良好的慎独修养。

（三）积极的心理动力

护士的心理动力包括求知欲、敬业奉献和顽强意志，这些是护士整体素质的动力系统，不仅直接制约心理素质其他方面的优化，而且同时影响思想道德，文化科学及身体素质的提高，影响个体的社会化进程。高尚的道德感（职业道德）是积极心理动力的源泉，是出色完成护理工作的内在推动力。护士职业道德突出的特点是利他精神、无私奉献，把患者的生命和痛苦看得高于一切。在工作中能够视患者如亲人，设身处地为患者着想；千方百计地解除患者痛苦。正如广州某医院抗"非典"前线的一位护士日记中所写："无论何时何处，无论男女老幼，无论高贵与卑微，我唯一之目的，为病家谋幸福。把幸福留给别人，把痛苦留给自己，把安全留给别人，把危险留给自己。"这正是敬业奉献崇高道德的体现。

（四）良好的适应能力

良好的自我和环境适应能力，是维持护士心理健康，顺利完成工作的首要因素。积极而稳定的情绪是良好自我和环境适应能力的体现，是做好护理工作的重要条件。护理职业要求护理人员不仅富有爱心和同情心，而且对自己的情绪和情感能调节控制，做到急事不慌、纠缠不怒、悲喜有节和激情不露等。一个具有良好情绪调适能力的护士，更易形成开朗的性格和愉快的心境，产生积极的内部动力，避免许多焦虑、抑郁、愤怒等负性情绪，因而能产生适当的行为表现。

（五）过硬的专业素质

护士必须具备能够胜任护理职业的专业知识、基本能力、专业能力以及熟练的专业技术，只有这样才能在护理工作中得心应手地观察、分析和解决问题，使患者满意和信赖。

二、护士心理素质与其他素质的关系

心理素质各方面不仅内部存在相互的联系，而且与其他素质也存在密切关系。

（一）护士心理能力与专业素质的关系

护士的心理能力包括思维力、调控力、记忆力、语言表达能力、果断力、自我意识能力和观察力，其开发和利用，直接影响专业素质的提高，成为其基础和条件。心理能力的强弱直接制约着护士的职业角色化进程速度，因而是护士职业角色化的心理基础。要学习和掌握护理专业方面的知识，并应用护理知识去解决问题，没有良好的思维力、记忆力和果断力等，只会是纸上谈兵。

（二）护士心理品格与思想道德素质的关系

护士的心理品格包含职业道德、爱心和同情心，这些直接决定着人的道德行为表现，反映一个人的思想道德水平。一个没有同情心的护士，有可能在一定情况下产生过激行为，从而违反道德规范；一个没有爱心的护士，在自身与他人发生利益冲突时，更易表现出自私、甚至损人利己的非道德行为；一个欠缺职业道德的护士，目光短浅，难以形成崇高的思想政治觉悟；反之，一个有良好心理品格的护士，更易接受科学的思想政治和道德的教育，形成优良的思想道德素质。因此，良好的心理品格是思想道德素质优化的基础。心理品格的培育和优化，是心理素质教育与思想道德教育的共同目标和任务，也是心理素质教育与德育最直接结合点。

（三）护士心理健康状况与身体素质的关系

护士的心理健康包括自我适应（稳定情绪、理智性和身心协调）和环境适应（自律性、人际交往和细致吃苦），是护士整体健康素质的重要组成部分，又相互影响。例如，抗"非典"一线的护士因为始终处于过度紧张和焦虑状态，如不敢接触患者、什么地方都不敢碰等，这种状态会造成大脑反应迟钝、身体免疫力下降；但是经过一段时间的临床工作后，又会放松警惕，给病原微生物以可乘之机，这两种过紧、过松的心理状况，都会增加护士的感染率。因此，护士的心理健康是她们整体健康水平提高的基础。只有在心理健康状况的基础上，护士才会有健康的体魄，为更好地完成护理工作奠定基础。

（四）护士心理动力与整体素质的关系

心理动力大小对人各方面发展起着加速或减缓作用，其指向则影响着各种素质发展的方向，并决定着人的素质发展及行为的自觉性、主动性和主观能动性。心理动力居于人整体素质的核心地位，成为其他素质发展的基础。例如，一个对护理事业不敬业奉献的人，将缺乏学习护理知识的热情，也就不会在此领域进行钻研，其专业方面的素质也就可想而知了。

从上面的论述可知，身体素质、专业素质和心理素质三部分共同构成护士的整体素质，心理素质居于整体素质的核心，心理素质各方面分别构成其他素质发展的基础，当然，其他素质的发展也会反作用于心理素质。因此，在培养、选拔和任用护士方面，不能忽略任何一方，应从身体素质、专业素质和心理素质三个方面出发优化护理人才队伍。

三、护士心理素质的评估

迄今涉及护士心理素质研究的内容较为零散，且多为描述性研究。因此，在护理人才选拔、培养和任用方面，仍没有护士心理素质方面的客观量化指标。张俐等人在2002—2003年组织研制了护士心理素质量表（the mental quality inventory for nurses，MQIN），该量表较为直观、全面和准确地反映了护士心理素质5个维度（心理能力、心理品格、自我适应、环境适应和心理动力），可广泛应用于护理领域，为护理人才的选拔、培养和任用等提供客观评定标准。

专栏 9-1：护士心理素质量表

MQIN包括5个维度，具体化为19个成分。有134道题，加上测谎题8道，共计142道题（详见附录）。5个维度（19个成分）与项目的关系见表9-1。

表9-1　各维度及成分与项目的关系

维　度	成　分	项　目								合　计
心理能力	思维力	2	-22	-42	62	82	101	-119	-133	
	调控力	19	-39	-59	-79	98	116	-130	139	-142
	记忆力	1	-21	41	61	81	-100	-118	-132	141
	语言表达	18	-38	58	-78	97	115	129	138	57
	果断力	-8	-28	48	68	-88	106	123	137	
	自我意识	10	-30	-50	70	-90	-109	124		
	观察力	3	23	43	-63	83	-102	-120	-134	
心理品格	职业道德	15	35	-55	75	94	-112	127		
	善良爱心	12	-32	52	-72	92	-110	125		21
	同情心	-13	-33	-53	73	93	-111	126		
自我适应	稳定情绪	-4	24	-44	64	84	103	-121	135	
	理智性	7	27	-47	67	-87	105	-122	136	22
	身心协调	17	-37	-57	77	96	114			
环境适应	自律性	-6	-26	46	-66	86	104			
	人际交往	14	-34	54	74					16
	细致吃苦	-9	-29	49	69	-89	107			
心理动力	求知欲	16	-36	-56	76	-95	-113	-128		
	敬业奉献	-11	31	-51	71	91	-109			18
	顽强意志	5	-25	-45	65	-85				
	测谎题	20	40	60	80	99	117	131	140	8

注："-"为反向计分题

护士心理素质量表中，每题有3个供选答案：① 是；② 不一定；③ 不是。134道心理素质项目是3级评分制，1分＝是，2分＝不一定，3分＝不是，总分134～402，分数越高，心理素质越好，越能胜任护理工作。8道测谎题为2级评分制，1分＝是，0分＝不一定或不是，分值在 8～0 之间，分值越高，越不诚实，测试结果也越不可信。

随机选取重庆市部分医院护士 1135 名（女性，年龄 18～53 岁，平均 25.27±5.57 岁），用 MQEY 进行评测，结果为：心理能力 128.70±15.16、心理品格 54.18±5.70、自我适应 49.32±7.66、环境适应 36.49±5.00、心理动力 35.23±5.80、量表总分 303.92±29.41。与这 5 个维度及量表总分的均分分别比较，如果某人所测量的护士心理素质的 5 个维度及总分的分数越高于均分，此护士的心理素质越好，越能胜任护理工作。

四、护士心理素质的培养

根据护士心理素质 5 个方面，在培养护士时应该将心理品格塑造、心理能力培育、心理健康维护、心理动力的激发统一起来全面实施，以便形成合力，发挥出整体教育的效能，培养出适合优秀护理人才。

（一）塑造心理品格

通过树立献身护理事业的崇高理想，塑造良好的心理品格。对护士进行专业思想教育，以护理专业创始人南丁格尔及我国的护理前辈教育护士，并用身边的先进事例激励她们热爱自己的专业；同时强调社会只有分工不同，没有职业的高低贵贱，只要自己努力，行行出状元，激发她们学专业、爱专业的动机，从而树立起献身护理事业的崇高理想。

有了献身护理事业的崇高理想，才能理解护理工作的价值和意义，理解护士是生命和健康的守护神；只有理解了护理工作，才能把为患者服务作为自己的天职，爱护、关心和同情患者，为从事这一神圣的工作而感到光荣和自豪，能在护理工作中尽职尽责，像护理前辈那样，把毕生的精力奉献给护理事业。

有了献身护理事业的崇高理想，才能有高尚的职业道德。献身护理事业的崇高理想是高尚职业道德的基础。愿意为护理事业而献身，视维护人类健康为己任，才能全心全意为患者服务。

有了献身护理事业的崇高理想，才能对护理工作产生浓厚的兴趣，热情、主动地工作，力求把护理工作做得精益求精，获得自我实现的满足感。

（二）培养心理能力

良好的心理能力是合格护士的必备条件。在学习知识和护理实践中培养和开发护士的思维力、调控力和记忆力等心理能力。护士通过护理知识、新业务和新技术的学习，护理课题的探索和研究，对未知世界的挑战以及不断的护理临床实践，挖掘和开发着自己的心理潜能。

（三）维护心理健康

1. **开展心理健康教育，提高自我适应能力** 可以通过心理讲座、报刊、网络、咨询门诊等方式，开展多形式、多层次的心理健康教育，普及心理健康知识，使心理健康工作触及每个层面，使护士从中学会应对挫折的策略，提高自身心理健康水平。在心理健康教育中，要特别强调不合理认知对心理健康的影响，注重引导护士转换角度看问题。古人云："横看成岭侧成峰，远近高低各不同"，同一件事，由于考虑的角度不同，结果便会大相径庭。"天下本无事，庸人自扰之"，学会把注意力转移到感兴趣能引起愉快体验的事情上来。因此，要从好的一面看问题，对问题要乐观，学会自我调控心境，减轻或消除不良情绪，维护自己的心理健康。

2. 学会放松和交往技巧，提高环境适应能力 不要抱怨工作的艰辛和紧张。埋怨不能解决实际问题，只会有害心身健康。其实，人生的幸福美满只是一种感觉，一种心情。一个人是欢喜还是丧气，这取决于个体的态度，事物本身并不能直接影响个体的心情。面对工作和生活中种种不尽如人意，护士应该寻找工作中的乐趣，选择积极情绪和积极的生活动力，努力工作，通过取得成绩，获得成就感；劳逸结合，积极参加一些自己喜欢的活动，放松自己，调节紧张的生活。

每一个人都希望能在一个和谐舒心的人际环境中工作。要营造这样的环境，护士在与他人交往的过程中除了树立良好的交往动机，态度真诚、适度，不虚情假意、过度恭维和傲慢，善于发现和赞扬别人的长处，宽容、豁达，体谅他人的不足之外，还应该努力做有益于发展人际关系的事，多开展谈心活动，拉近人与人之间的心理距离。通过自己的努力，促进人际交流，达到人际和谐，使自己能够融入集体中，获得归属感。

（四）激发心理动力

心理品格是心理动力的激活剂。通过对护士优秀心理品格的培养，激发敬业爱业的心理动机，这样才能使护士充分实现职业角色化。正如前女排教练袁伟民讲道："要想在事业上真正干出点名堂来，首要的是有一颗强烈的事业心，以及在这种事业心支配下产生的超人的钻劲和出奇的迷劲。"有为护理事业献身的高尚心理品格，就会热爱护理工作，有兴趣从事护理职业，有顽强探求知识的欲望，有不断探索护理领域奥秘的决心。

第2节 护患关系

护理工作是护患之间为了医疗护理的共同目标而发生的互动过程，而护患双方不同的文化背景、人格特征和社会地位均影响双方对角色的期望和相互感觉，进而影响护患关系质量。因此，护士必须明确护患关系的概念、特征、方式等，熟练掌握护理工作中的沟通技巧，才能建立和发展护理工作中良好的人际关系，促进患者康复。

一、护患关系的概念与特征

（一）护患关系的概念

护患关系是指在护理过程中，护士与患者之间产生和发展的一种工作性、专业性、帮助性的人际关系。

护患关系有狭义与广义之分。狭义的护患关系是指患者及其家属与护士之间在医院特定的环境下形成的一种人际关系，这种关系的本质是服务与被服务的关系，在角色扮演上有鲜明的界限划分，护士与患者，包括从患者在门诊就诊或者住院治疗到出院整个过程。广义的护患关系范畴除了在医院环境中形成的人际关系外，还包括护士（专业角色）向周围人群传播健康知识或进行社区护理时与服务对象形成的一种人际关系，它的职能和社会属性有了进一步的扩充。

（二）护患关系的特征

1. 护患关系是专业性的互动关系 护患之间要达成健康的共识，就是一个专业性、帮助性的互动关系（亦称治疗性人际关系）。这种关系是以解决患者在患病期间所遇到的生理、社会、心理、精神等方面的问题，满足患者需要为主要目的的一种专业性人际关系。这种关系中的所有活动是以专业活动为中心，以保证患者的康复为目的的。

2. 护患关系是帮助性的工作关系 护患之间的人际交往是一种职业行为，而护患关系是护理工作的需要。在护理过程中，不管面对何种身份、性别、年龄、职业、素质的患者，不管护士与这些人之间有无相互的人际吸引基础，出于工作的需要，护士都应与患者建立并保持良好的护患关系。因此、要求护士对所有的患者应一视同仁，设身处地地为患者着想，并真诚地给予帮助，以满足患者的健康需求。

3. 护患关系是多元化多方位的人际关系 护患关系是护理人际关系的中心。护患人际交往中，双方都会将自己的思想、情绪感受、价值观、行为模式、健康和疾病方面的经验带入关系中来，影响双方的感受与期望，并进一步影响彼此间的交往。护患关系不仅局限于护士和患者之间，还涉及医疗护理过程中多方面的人际关系。医师、家属、朋友、同事等也是护患关系中的重要组成部分。这些关系会从不同的角度，以多元化、多方位的互动方式影响护患关系。

4. 护患关系是短暂性的人际关系 护患关系是帮助者或帮助系统与被帮助者或被帮助系统之间的关系。护患关系只有在患者寻求健康帮助时才会产生，一旦患者病情缓解出院，这种人际关系就会结束。但随着护理服务的范畴不断拓宽，社区护理、居家护理等延续服务的开展，护患关系将有进一步的扩展及延伸。

二、护患关系的建立与发展过程

良好的人际关系是人心理健康的重要指标之一。护患关系的建立与发展并非由于护患之间的相互吸引，而是患者出于健康需求接受护理而建立起来的一种工作性的帮助关系，这种关系是为了创造一个有利于患者康复的和谐、安全、支持性的治疗环境，使患者在接受治疗和护理服务的过程中尽快恢复和保持良好的心态，尽可能地发挥自身潜能，最大限度参与治疗、护理和康复活动。

（一）护患关系的建立与发展分期

1. 初始期（观察熟悉期） 当患者寻求专业帮助与护士接触时，护患关系开始建立。此期主要是在护患之间建立相互了解及信任关系，并确认患者的需要。护患双方在自我介绍的基础上从陌生到认识，从认识到熟悉。护士开始收集有关患者身体、心理、社会文化及精神方面的信息及资料，准确找出患者的健康问题（未满足的需要），并以真诚的态度向患者解释所负责的护理工作，取得患者的信任。护士应建立一个有助于增进患者自尊的环境，并鼓励患者积极参与互动。在此阶段，护士与患者接触时所展现的仪表、言行及态度，在工作中体现出的爱心、责任心、同情心等，都有利于护患信任关系的建立。

2. **工作期（合作信任期）**　此期的主要任务是在彼此信任的基础上，帮助患者解决已确认的健康问题，满足其健康需要。护士通过制订护理计划、实施护理措施来达到既定的护理目标。在这过程中，护士应尽可能与患者商讨，鼓励他们积极参与，以增进其自主性，减少对护理的依赖。在此阶段，护士的知识、能力及态度是保证良好护患关系的基础。护士应该对工作认真负责，对患者一视同仁，尊重患者的人格，维护患者的权力，使患者在接受护理的同时获得有关的健康知识，通过护士的专业性护理，使患者逐渐地达到自理及康复。

3. **结束期（终止评价期）**　此期的主要任务是圆满、愉快地结束护患关系。护患之间通过密切合作，达到了预期的护理目标，患者康复出院时，护患关系将进入终止阶段。护士应该在此阶段到来之前为患者做好准备，并预计可能出现的问题，拟订解决方案，并征求患者的意见，以便今后改进工作。护士应了解患者对结束彼此关系的感受，回顾双方所做的努力和达到的预期目标，以减轻失落感。同时，护士还需进行有关护理目标、护理效果、护理质量及患者对自己目前健康状况的接受程度和满意程度的评价等，并根据患者的康复情况进行健康教育及指导，与患者共同制订出院计划或康复计划，以保证护理的连续性。

（二）建立良好护患关系对护士的要求

护患关系的建立强调"和谐"，护士所从事的工作包含对"生命的尊重"以及"对人的关爱"。因此，护士在帮助患者时应注意以下几点。

1. **保持健康的生活方式和良好的情绪**　一名合格的护士必须努力提高自己的情商修养，能够自我照顾，保持健康的生活方式，自觉控制和调节自己的情绪，维持健康的生理、心理状态，让患者体验到积极向上的心境。

2. **真诚对待患者，适当表达共情**　共情是指从患者的角度去感受，理解他们的感情，从对方的角度观察世界。在与患者产生专业互动关系时，护士应以真诚的态度对待患者，了解患者与疾病有关的事，使患者感到温暖和得到支持，因而愿意接受帮助。

3. **运用沟通技术，全面了解患者需要**　有效的沟通是护理工作顺利进行的基础，也是建立良好护患关系的前提。护士要学会运用良好的沟通技巧，以准确获得患者信息，了解患者身心需求，最终满足患者需要。

4. **尊重患者权利和人格，最大限度调动患者积极性**　患者是一个独立的个体，能对自己的行为举止负责，可以积极参与自己的健康护理计划。因此，护士应以接纳、亲切友善的态度对待患者。尊重患者权利和人格，对所有的患者一视同仁，提供安全的支持环境，充分调动其主观能动性，帮助他们达到最佳的健康状态。

5. **不断充实自己，提高护理水平**　在从事护理专业的生涯中，护士必须不断汲取新理论、新知识、新技能，保持对护理专业的兴趣，拥有足够的护理能力。

建立良好护患关系最根本的方法是建立"心中有患者"的理念，时刻"以人为本"，保持与患者的密切沟通，提供全面的护理帮助。

三、护患关系的行为模式

1978 年，美国学者萨斯和荷伦德（Szasy & Hollander）提出了医患关系的三种模式，这样的模式同样适用于护患关系。

（一）主动－被动型模式（activity–passivity model）

这是一种最常见的单向性的、以生物医学模式及疾病的护理为主导思想的护患关系模式。其特征为"护士为患者做什么"，护患双方存在显著的心理差位关系。在对患者的护理中，护士通常处于主动的、主导性的地位，所有对患者的护理活动，只要护士认为有必要，有时不需经患者同意；患者处于完全被动的、接受的从属地位，只有完全服从护士的决定，而不会提出任何异议。

这种模式主要适用于对婴儿或处于昏迷、休克、全麻、有严重创伤及精神患者。一般此类患者部分或完全地失去了正常的思维能力，需要护士良好的职业道德，高度的工作责任心，及对患者的关心与同情。此时，患者无法参与意见表达，护士须发挥积极能动作用，帮助患者在这种单向的护患关系中战胜疾病，早日康复。

（二）指导－合作型模式（guidance–cooperation model）

这是一种微弱单向、以生物医学—社会心理及疾病的护理为指导思想的护患关系，其特征是"护士教会患者做什么"，是一种心理差位关系。在护理活动中、护患双方都具有主动性，护士决定护理方案、措施，也指导患者有关缓解症状、促进康复的方法。而患者则尊重护士的决定，并主动配合，向护士提供与自己疾病有关的信息，对护理方案、措施提出建议及意见。

这种模式主要适用于病情较重但神志清醒的患者或对急性病患者护理。因为此类患者神志清楚，但病情重，病程短，对疾病的治疗及护理了解少，需要依靠护士的指导以便更好地配合治疗及护理。此模式的护患关系需要护士有良好的护理道德、高度的工作责任心、良好的护患沟通及健康教育技巧，以帮助患者早日康复。

（三）共同参与型模式（mutual–participation model）

这是一种"双向性"的，以生物医学—社会心理模式及健康为中心的护患关系模式。其特征为"护士帮助患者自我恢复"，双方为心理等位关系，这种模式以平等合作为基础。护患双方具有大致平等的权利。双方相互尊重，相互学习，相互协商，共同参与护理决策和实施。在此模式中，护士尊重和维护患者权利，患者不是被动接受护理，而是积极主动参与护理过程，与护士共同制定有关护理措施，共同承担风险，共享护理成果，实现了护患之间的双向作用。在这种模式中护患双方是平等的，护患双方对护理目标、方法及结果都较为满意。

此模式适用于慢性病或受过良好教育的患者。他们对自身健康状况有比较充分的了解，把自己看作是战胜疾病的主体，有强烈的参与意识。此类疾病的护理常会涉及帮助患者改变以往的生活习惯、生活方式、人际关系等。因此，护士不仅要了解疾病的护理，而且要了解疾病对患者的生理、社会心理、精神等方面的影响，设身处地为患者着想，以患者的身心健康为中心，尊重患者的自主权，给予患者充分的选择权，以恢复患者在长期疾病过程中丧失的信心及自理能力，使患者在功能受限的情况下有良好的生活质量。

3种护患关系行为模式各有特点，指导－合作型模式与共同参与型模式更能发挥患者自觉能动性，有利于提高护理效率。因此。只要患者能表达自己的意见，护士就应该尊重患者权利，鼓励他们共同参与护理活动。

第3节　护患沟通

护士在工作中有很多时间和机会接触患者和家属。由于双方不同的社会文化背景、人格特征及不同的社会地位，会在很大程度上影响双方的沟通，进而影响护理工作的顺利开展。对护士来说，沟通是护理实践中的重要内容，有着特殊的工作含义。护患之间的沟通及相互作用是产生护患关系的基础及必要过程，而一定的护患关系总是体现在护患沟通及相互作用中。所以护士应该了解沟通的相关理论并掌握一定的沟通技巧，从而达到有效沟通。

一、沟通的概念和过程

（一）沟通的概念

"沟通"译自英文"communication"一词，意指信息的传递、交流等，也有人译为"传播"。但从人际互动或社会互动的角度来讲，将其译为"沟通"更能体现交流、互动、双向过程的含义。护患沟通是指护士与患者之间的信息交流及相互作用的过程，所交流的内容是与患者护理及康复直接或间接相关的信息，同时也包括双方的思想、感情、愿望及要求等方面。

（二）沟通的过程

沟通或称交流，是一个遵循一定规则互通信息的过程，包括信息背景、信息发出者、信息接收者、信息、信息传递途径、反馈以及环境7个部分。

1. **信息背景（reference）**　信息背景是指引发沟通的"理由"。一个信息的产生，常受发出者过去的经验、对目前环境的领会感受以及对未来的预期等影响，这些就称为信息的背景因素。因此，要了解一个信息所代表的意思，不能只接受信息表面的意义，还必须考虑到背景因素，注意到其中可能的含义。在护理过程中，护士也应注意到护患沟通时的背景信息，它不仅包括物理场所，也包括沟通的时间和每个参与者的个人特征，如情绪、情感、文化层次等。

相同的信息在不同的背景下代表不同的意义，离开背景来理解沟通的内容常会产生误解。如一位第2天即将手术的年轻乳腺癌患者，在手术前一天反复询问第2天手术的开始时间，什么时间可以回病房等问题时，护士不应只是单纯将其理解为患者想得到有关其手术方面的确切信息，还应进一步考虑到患者进行此方面沟通的背景因素，即患者可能对手术较为紧张、对预后较为担心所致，反复提问可能是患者焦虑的表现。因此，护士在对此患者进行问题解答时，除了说明具体的手术时间之外，还应对患者的焦虑、紧张情绪进行相应的心理护理。

2. **信息发出者与信息接收者（sender and receiver）**　信息发出者指的是发出信息的人，也称作信息的来源。信息传递的对象，即接收信息的人称为信息接收者。发出信息的主体可以是个人、群体、组织。信息发出者对信息的理解、表达和使用，受其社会文化背景、知识结构和沟通技巧等的影响。另外信息发出者发送信息有时是有意识的，有的是无意识的；有时是自觉的，有时是不自觉的；有时是有目的的，有时是无目的的。在人际沟通过程中，出于沟通的互动性，信息发出者和信息接收者的角色是不断互换着的。信息发出者在发送信息的过程中必须借助语言、声音、文字、图形、表情、动作等方面将信息进行编码，并发送出去，而信息接收者在接到这些信息后，必须将其转化成思想或感情，解释其含义，才能完成接收信息的工作。因此，信息发出者又称为编码者，信息接收者又称为解码者。

3. 信息（information） 是指信息发出者希望传达并能被接收者的感觉器官所接受的思想、感情、意见和观点等，包括语言和非语言的行为以及这些行为所传递的所有。信息是沟通活动得以进行的最基本的因素，是沟通的灵魂。

4. 信息传递途径（channel） 是指信息传递的渠道或手段，是连接发出者和接收者的桥梁，它可以包括视觉、味觉、嗅觉、听觉和触觉等多种感知方式。在护患沟通中，护士在传递信息时应根据实际情况将这些途径综合运用，较好地帮助患者理解信息。如面部表情信息是通过视觉途径传递给信息接收者的，语言信息是通过听觉途径传递的，在交流时护士把手放在患者的肩上是使用触觉渠道把关切和安慰等信息传递给患者的。

美国护理专家 Rogers 在 1986 年曾做过的一项研究，一个人能记住所听到内容的 5%，记住所读过内容的 10%，记住所见到内容的 30%，记住讨论过内容的 50%，记住亲自做事情的 75%，记住其教给别人所做事情的 90%。由此可见，在护患沟通过程中，护士应尽量使用多种途径，以便患者能更好地理解信息。如护士指导一位肠造口患者正确使用人工肛袋时，同时将语言讲解（听觉途径）和演示（视觉途径）两种方法结合起来使用，其效果要比仅用语言讲解要好得多。

5. 反馈（feedback） 是指信息接收者返回到信息发出者的信息，即信息接收者对信息发出者的反应。信息接收者是接收信息的主体，信息接收者对信息的判断、理解接收及反馈同样受其态度、社会文化背景、知识结构和沟通技巧等的影响。在成功的沟通中，接收者所表现出的有意或无意的行动和发出者的意愿应是一致的。只有当信息发出者所发出的信息和信息接收者所接收到的信息相同时，沟通才是最有效的。护士应注意患者所提供的反馈，它有助于护士进一步理解患者的需求，澄清语意，确认护士所发出的信息是否被患者正确理解。同时，反馈也可以获得有关患者经验体会的信息，这些信息对于护士制订护理计划、评价护理措施的有效性均非常重要。

6. 环境（environment） 是指沟通所发生的场所，不仅包括如时间、地点、场合等方面的物理环境，还包括心理社会环境。沟通时往往面对不同的对象，牵涉到不同的社会规范和传统、习俗、文化等，这些均是在沟通中要考虑的要素。

沟通的必要条件是信息的发出者和接收者之间的相互依赖关系。沟通过程是一个动态的、连续的、不断变化的双向互动过程。沟通包括内容和关系两个方面，内容方面包括沟通中的信息含义，关系方面则包括互动中的相互关系。信息发出者和信息接收者的态度、知识、沟通技巧、文化背景和社会经济背景等都会影响到人际沟通中的互动关系。

二、沟通的特点

本章重点介绍护患沟通，故而总结护患沟通的特点有如下几点。

（1）护患沟通有一定的目的和特定的专业内容，是一种专业性沟通。

（2）护患沟通的发生不以人的意志为转移。护士不能对沟通对象进行主观挑选，沟通信息涉及患者的健康及生命的安危。

（3）护患沟通是一种多层次、多元化的沟通。沟通涉及范围广，包括护患沟通以及护士与患者家属、护士与医师及其他的健康工作人员之间的沟通。沟通的内容涉及患者身心的各个方面。

（4）护患沟通需要护士应用护理学、社会心理学、人文学、医学等知识，需要根据患者的年龄、文化程度、社会角色等特点来组织沟通的内容，并采用相应的沟通方式。

（5）护患沟通的信息有时会涉及患者的隐私，具有一定的法律及道德意义，需要护士严格遵守职业道德。

（6）护患沟通必须遵循以患者为中心，以满足其健康需求为目的和原则，对患者信赖、坦诚、同情、理解及关怀。

三、沟通的方式

根据沟通的方法不同将沟通分为语言性沟通及非语言性沟通。

（一）语言性沟通

使用语言、文字或符号进行的沟通称为语言性沟通。语言是人类用来交流最常见、最重要的工具，在护理工作中尤其如此。语言性沟通一般根据语言及文化的不同而具有不同的语言结构系统。语言沟通可分为书面语言及口头语言两种。

1. 书面语言　指以文字及符号为传递信息工具的交流方法，如报告、信件、文件、书本、报纸、网络阅读等都是书面沟通方式。书面沟通不受时空限制，具有标准性及权威性，便于保存、查阅或核查。书面语言可用于护患沟通和医护人员内部沟通，用于护患沟通过程的书面语言常见于一些健康宣传资料和指导性文字，此类文字应力求准确、通俗、精练，以帮助读者迅速掌握内容要点。医护人员内部沟通使用的书面语言主要是文件记录等，由于文件具有法律性和历史性因素，而且是在专业人员内部交流，此类文件除要求内容准确外，还要求用词和格式的规范。

2. 口头语言　指以语言为传递信息工具的交流方法。口头语言沟通在护理工作中应用得更为广泛，除在内容和时间的选择上较为随意外，语言使用更加贴近日常生活，包括交谈、演讲、汇报、电话、讨论等形式。口头语言要特别注意类语言的应用。**类语言**包括伴随沟通所产生的声音。包括音质、音域及音调的控制、嘴形的控制，发声的清浊、节奏、共鸣、语速、语调、语气等的使用。类语言可以影响沟通过程中人的兴趣及注意力。不同的类语言可以表达不同的情感及态度。

使用语言沟通时，要力求表达准确，注意选择准确的词汇、语气、标点符号，注意逻辑性及条理性，必要时加上强调性的说明，以突出重点。

（二）非语言性沟通

概括地说，非语言性沟通信息交流是通过身体运动、运用空间、利用声音和触觉产生的。这是一种不使用词语，而在沟通中借助动作、手势、眼神、表情等来帮助表达思想、感情、兴趣、观点、目标及用意的方式。美国心理学家艾伯特·梅拉比安曾经提出过一个公式：信息的全部表达＝7％语调＋38％声音＋55％表情。这说明语言表达在沟通过程中只起方向性、规定性的作用，而非语言更能准确地反映出人的思想及感情。非语言性沟通虽不包括语言，但可以是有声的或无声的，可以是有意识或无意识的。有关学者曾指出，"如果将注意力完全集中在人类的语言交流上，那么许多交流过程将从眼前消失"。人仍之所以对非语言性沟通如此重视，是因为人们认识到在整个沟通过程中非语言性行为所发挥的关键作用。

非语言性沟通的目的主要是表达情感，调节互动，验证语言信息，维持自我形象，维持相互关系，使互动中的双方能有效地分享信息。非语言性沟通的形式有体语、反应时间、空间效应、环境等因素。

1. 体语　主要是指人体运动所表达的信息，包括人的躯体外观、仪表、步态、面部表情、目光接触、眼睛运动、手势和触摸等，它体现了一个人沟通时特定的态度及当时所包含的特定意义。

（1）仪表：包括一个人的修饰及着装等，它会向沟通的对方显示一个人的社会地位、身体健康状况、婚姻状况、职业、文化、自我概念及宗教信仰等信息。所以，护士的仪表会影响对方对其的感知、第一印象及接受程度。

（2）面部表情：面部表情是非语言沟通中最丰富的源泉，是极具特征的非语言沟通信息，如微笑可以表现出温馨亲切的感情，具有一种魅力。护士面带微笑接待患者是进行沟通的首要条件。护士面带欣然、坦诚的微笑，能使患者消除陌生感，缩短护患间的距离。护士从容、沉着、和蔼的表情也容易被患者接受并得到他们的信任和好评。面部表情是一种共同语言，不同国家、不同文化背景的人的面部表情所表达的感受和态度是相似的。面部表情一般可以表现一个人的真正情绪，但有时候也可能与真正的情绪不符，如掩饰某种真正的情绪。在沟通过程中，通过观察一个人的面部表情可以帮助沟通者了解一个人所要真正发出的信息。

（3）眼神：目光是人际间最传神的非语言表现。有人认为，人际交往中80%的信息是通过视觉获得的。在沟通过程中，眼神主要用于表达感情、控制及建立沟通者之间的关系。在沟通过程中，可以通过目光的接触，表示尊重对方并愿意倾听对方的陈诉。如果缺乏目光的接触，则表示焦虑、厌倦、有戒心，缺乏自信或其他信息。护士与患者沟通时应以期待的目光，注视患者的面部；给患者做治疗时，要专注自己的操作，给患者以信任感和安全感。应避免以下几种目光：从头到脚看患者，表示审查对方；面无悦色地斜视对方，表示鄙视患者；倾听患者讲话时，四处张望，表示心不在焉。目光的接触水平影响沟通的结果，一般情况下是双方面对面，并使眼睛在同一水平上。

（4）身体姿势：包括手势及其他的身体姿势，它体现了一个人沟通时特定的态度及当时所包含的特定意义。手势可以用来强调或澄清语言信息，有时手的动作或耸肩等动作更能传达温暖、理解、疲倦、厌恶、不安、愤怒等情感。在护理活动中，手势语使用应恰当，过多的手势语会给人一种轻浮的感觉。护士与患者沟通时，不要直指对方，更不能手舞足蹈。只有优美和谐的手势语配合准确的口语才能表达出最佳效果。用手势语配合口语在护理工作中很常用，例如，患者高热时，护士在询问病情的同时，用手触摸患者前额，更能体现关切的情感；当患者在病房大声喧哗时，护士做食指压唇的手势并凝视对方，要比口语批评更为奏效。对感觉有缺陷的患者，如老年人或听力障碍者，则应更多地使用这种非语言性沟通。身体的姿势也可以反映一个人的自我感觉、情绪状态及身体健康状况等。如身体直立表示一个人行为自信，身体健康状况良好。

因此，护士必须善于利用非语言性沟通来促进用语言表达的交流。非语言的表现一般比语言的表达更接近事实或真实的感受，因为非语言的表达较难掩饰或歪曲。有时非语言表达的信息较为模糊，沟通时需要应用语言来澄清或证实。

2. 反应时间　反应时间的快慢常可以反映出对沟通的关注程度及认真态度，及时的反应可以鼓励沟通的进行。

3. 空间效应 包括空间和距离两个概念。指的是怎样理解和利用在沟通中的空间和距离，它关系到个人空间和周围环境及它们之间的相互影响。每个人都要利用空间思考、感觉并与他人进行沟通。个人空间为一个人提供了自我感、安全感和控制感。个人空间受到侵犯时，会使人感到隐私权的丧失和威胁感。在病房的环境中，患者所住的病床和旁边的小桌等区域即为其个人空间，当护士进行晨间护理为患者整理床单位和床旁桌上的物品时，应向患者做好解释工作，以避免患者产生空间被侵犯感。

距离是空间效应的另一概念，它不仅是人际关系密切程度的一个标志，而且也是用来进行人际沟通、传达信息的载体。美国心理学家罗伯特·索默认为，每个人都有一个心理上的个体空间。这种空间像一个无形的"气泡"，是个人为自己所划分出的心理领地，一旦领地被人触犯或占领，就会产生非常不舒服的感觉。在社会交往过程中，人们会注意到各自的心理领地，也就是注意与对方的空间距离感。

拓展阅读

9-1　人际沟通中的距离

美国人类学家爱华·霍尔通过研究发现，人际沟通中的距离分为以下4种。

（1）亲密距离（intimate distance）：人们处于此距离时能够互相触摸，在此距离下，人们可以进行保护、安慰和爱抚等活动。这是人际沟通中最小的间隔或无间隔的距离，一般为0.15~0.5m，彼此可以肌肤相触，甚至可以感受到对方的体温、气味、气息。这种距离一般在社交场合较为少见，主要在极亲密的人之间或护士进行某些技术操作时应用。如用于进行治疗或传达非常秘密的信息或亲密的感情，所用的语调为低声细语。如果不是用于治疗或非亲密关系的人在沟通中进入这种空间，会引起反感及冲突。

（2）个人距离（personal distance）：约一臂长的距离，人们用此距离与亲朋密友交谈。个人距离有明显的文化差异。护士在向患者解释检查或术前讨论时常使用此距离。人际间沟通时稍有分寸感，可以友好沟通的距离一般为0.5~1.2m，主要传达个人的或秘密的信息，语调较低。一般熟人及朋友可以进入这种空间距离进行沟通。

（3）社会距离（social distance）：工作单位或社会活动时常用的距离，是一种社交性的或礼节性的较为正式的关系，一般距离为1.2~3.7m，这种距离往往为双方庄重地交往创造条件。社交距离的人一般说话响亮而自然，使用正常声音，传达非个人的信息，交谈的内容较为公开而正式。

（4）公众距离（public distance）：是一种大众性、群体性的沟通方式，距离3.7m以上，用于发表演讲或讲课，声音要超出正常范围，或使用扩音设备。

个体空间距离有一定的伸缩性。不同的人、不同的环境条件下，个体空间距离也会不同，主要取决于双方的文化背景、亲密度及了解程度，社会地位及性别差异等。同时在沟通中也应注意，个体在人际沟通中所选择的空间位置，会以无声的语言表达其社会地位、心理感受、态度、人际关系、希望承担的角色及义务等。人们根据内心的情感、沟通的内容、双方关系的性质及沟通时的相互影响选择距离。因此，护士应保持对距离的敏感性，在护患沟通过程中注意距离的有效性和舒适感。

4. 环境因素 指能影响人们相互关系的因素。包括光线、噪声、颜色、室温、家具摆放和建筑结构等。这些因素能影响信息的传递形式及人们互动过程中的舒适程度。环境安排及选择表达了信息发出者对沟通的重视程度。环境包括物理环境及人文环境。物理环境包括建筑结构、空间的布置、光线、噪声的控制等，而人文环境包括是否需要他人在场，环境是否符合沟通者的社会文化背景，是否注重保护患者的隐私等。

四、常用的沟通技巧

（一）治疗性会谈的技巧

治疗性会谈是护患双方围绕与患者健康有关的内容进行的有目的性的工作会谈。要求护士对会谈的时间、地点、目的、内容及形式进行认真的组织、安排和计划，并实施好计划，评价会谈的效果。

1. 治疗性会谈的过程

（1）在计划与准备会谈阶段：① 包括选择交流方法，全面了解患者的有关情况。② 明确会谈的目标。③ 设定具体的会谈内容，并列出提纲，使会谈紧扣主题。④ 准备好会谈环境，提前通知患者会谈时间，并使患者在良好的身心条件下会谈。

（2）开始会谈时，护士需要：① 有礼貌地称呼患者，使患者感受到平等、相互尊重。② 主动介绍自己，告诉患者自己的姓名及职责范围，使患者产生信任感。③ 向患者介绍会谈的目的、会谈所需要的大概时间。④ 创造一个无拘束的会谈气氛。⑤ 帮助患者采取适当的体位。

（3）在正式会谈时需要：① 根据会谈的目标及内容，应用会谈技巧，提出相关问题。② 以特定的会谈方法向患者提供帮助。③ 观察患者的各种非语言表现。④ 可以应用沉默、集中注意力、引导会谈方向、核实等沟通技巧加强会谈的效果。

（4）结束会谈时需要：① 让患者有心理准备，如护士对患者说"我们今天只有5分钟的谈话时间了"等。② 尽量不再提出新问题。③ 简要总结会谈的内容。④ 对患者表示感谢，并安排患者休息。⑤ 必要时预约下次会谈。

2. 会谈时的注意事项

护士在会谈时需要：① 对患者有同情心、责任感，关心患者。② 尊重患者的人格，对患者称呼得当，语言措辞得体。③ 尊重事实，实事求是。④ 善于体谅患者。⑤ 会谈时注意紧扣主题。⑥ 尽量少用专业词汇。⑦ 应用人际沟通技术。⑧ 注意患者的非语言表现。⑨ 注意会谈内容的保密。⑩ 仔细做好会谈记录。

（二）日常护患沟通

1. 护患沟通的目的

（1）有助于建立一个相互信任、开放性的护患关系，为实施护理奠定良好的人际工作关系。

（2）全面了解患者的情况，收集有关信息，为患者的护理、治疗提供充分的依据、促进患者康复。

（3）与患者商讨有关健康问题、护理措施及护理目标，取得患者的合作，鼓励患者参与，与患者共同努力，达到护理目标。

（4）向患者提供有关健康知识及相关信息，帮助患者预防并发症，努力提高患者的自我护理能力。

（5）向患者提供有关的咨询及心理支持，促进患者的身心健康及全面康复，提高护理质量。

2. 护患沟通的注意事项　沟通技巧在护理实践中应用非常广泛，在对患者的评估、咨询、健康教育、护理实施、护理评价等几乎所有的护理环节中都需要护士应用沟通技巧。因此，护患沟通贯穿于日常护理工作的每个部分。日常护理中，护士应注意以下几个方面。

（1）设身处地为患者着想：在与患者沟通的过程中最重要的是共情，要理解体谅患者的感受。生病及住院后患者及家属面临很大的压力，特别当患者病情比较严重时，甚至是一种恐怖的经历。患者会有一系列的心理及行为表现，如情绪易激动，对周围的一切很敏感，也常从护士的言语、行为及面部表情等方面来猜测自己的病情及预后。因此，护士良好的、支持性的、明确的沟通技巧可以帮助患者渡过这段痛苦的时期。如果护士能关注和尊重他们，会减少他们的恐惧及焦虑；反之，如护士漠不关心，会使患者产生不信任感，甚至敌意。

（2）尊重患者的人格，维护患者的权利：在日常护理中，应该将患者看成一个具有完整的生理、心理、社会需要的综合体。在与患者沟通的过程中，注意维护患者的自尊及人格，对患者说话时态度要温和、诚恳，并尽量鼓励他们谈出自己的想法。向患者提出的问题切忌使用审问的口吻，防止不耐烦地打断患者或者粗暴地训斥他们。

（3）对患者的需要及时做出反应：大多数情况下，护患沟通过程都带有一些患者的需要和情感的信息，护士要及时进行反馈。这样不仅可以及时地处理患者的问题，满足患者的需要，而且使患者感到受关注和尊重，密切了护患关系。

（4）向患者提供有关健康的信息：在护理实践中，护士应随时发现机会，向患者提供健康信息及教育。在提供信息时要注意使用简单明确的语言，不要使用医学术语来描述或解释问题。如果一时不能回答患者问题，应如实告知并努力去寻找答案，不向患者说谎。另外，提供信息的时机也很重要，护士应先评估患者接受信息的状态和能力，再进行针对性的教育，并及时了解患者的情感及心理变化，应用社会心理学知识，帮助他们尽快康复，或尽量做到生活自理、达到新的心理平衡，使患者即使在有残障的情况下仍有良好的生命质量。

（5）对患者所提供的信息保密：护士在任何条件下，都要保证对患者的隐私保密，如果患者的谈话内容涉及隐私，但因为工作的原因而需要告诉他人时，也要经过患者的同意。如果患者的隐私对康复没有影响或帮助，决不应向其他人扩散或泄露患者的秘密。总之，绝不允许护士在和他人闲聊时随便议论患者的情况。

3. 日常护患沟通技巧　有效的沟通是指接收者所接收到的信息与发出者所表达的信息相吻合。为此，护士必须掌握常用的沟通技巧并合理应用。

（1）倾听：指人们通过视觉、听觉等感官接收、吸收和理解对方信息的过程。倾听并不是单纯地听别人说话而已，更应注意伴随说话者的非语言性信息，如说话的声调、频率、面部的表情、身体的姿势和移动等。倾听是将"整个人"都参与进去，并试图理解沟通中所传达的所有信息。在护患沟通中，护士必须是一个好的倾听者，为此应该做到以下几点：① 能安排一定的时间、环境去倾听患者的说话；② 在沟通过程中全神贯注，集中注意力，不因患者异常发音或语气等而分散自己的注意力；③ 进行适时、适度的提问，不随意打断患者的谈话；④ 让患者把话说完，不要急着做判断；⑤ 仔细体会患者的"弦外之音"，理解并确认患者要表达的真正意思；⑥ 注意非语言性信息。在倾听的同时，护士应注意患者所表达的非语言信息；另一方面护士也应采用适当的面部表情及身体姿势等非语言信息给予回应，表明自己在认真倾听。

（2）反映：是信息接收者将部分或全部沟通内容反述给发出者，使发出者能对自己的讲话及表现进行评估，从而保证有效的沟通。反映是帮助患者控制自己情感的技术，在护患沟通中，护士除了仔细倾听和观察患者的非语言表现外，还应该做到以下几点：① 掌握并准确运用有关表达情感的词汇；② 应用引导性的谈话，鼓励患者暴露真实的情绪、情感；③ 适当使用移情，建立护患之间的相互信任关系。

（3）提问：在沟通过程中，人们可以通过提问获得信息也可以从对方的回答中获得信息。在护患沟通中，护士恰当地提出问题往往能促进、鼓励患者提供更多的信息，有助于良好护患关系的建立。提问的方式有4类。① 明确性提问：指问题明确，要求患者给予明确的答复。② 激励性提问：目的为了激励患者或给予患者勇气。③ 征求意见性提问：指征求患者对护理的观点及治疗的意见、建议等。④ 证实性提问：对患者的一些讲话内容进行有目的的提问，以证实其准确性和可靠件。

提问的技巧：一般所提的问题分为两种，即开放式问题和封闭式问题。开放式问题的范围广，不要求固定的回答；封闭式问题范围窄，要求做简单的选择，答案有限制性，如只答"是"或"否"。无论什么问题，护士在提问时都应掌握一定的技巧，善于组织提问内容。提问的目的是为了获得充足可靠的信息，提问应紧紧围绕谈话主题，不应漫无边际地提问。所提问内容应少而精并适合患者的理解水平，尽可能将术语解释清楚。注意提问的时机，如遇到某一问题未能获得明确解释，可在双方充分表达的基础上再次提问。避免过早提问打断思路，既显得没礼貌，还容易产生误解。注意提问的语气、语调、句式。提问时话说得过快、语言生硬、语调过高、句式不协调，容易使对方反感，不愿意回答；说得过慢，对方心里焦急，容易不耐烦。避免诱导式提问和不愉快的提问，不可以借助提问，强迫对方同意自己的观点。

（4）重复：重复包括对患者语言的复述与意述，复述是将患者的话重复一遍，尤其对关键内容，但不作评价。意述是将患者的话用自己的语言复述，但保持原意。在护患沟通中，护士全神贯注，并恰当地运用重复，可以使患者增强对护士的信任。

（5）澄清和阐明：澄清是将患者一些模棱两可、含糊不清、不够完整的陈述弄清楚，有时还可获得意外的收获。澄清有助于找出问题的症结所在，有助于增强沟通的准确性。阐明是护士对患者所表达的问题进行解释的过程，目的是为患者提供一个新的观点。

（6）沉默：可被理解为信息接收者对发出者的信息不感兴趣；信息接收者对发出者的支持、信任；信息接收者被发出者所打动。在护患沟通中，沉默可以给患者以思考的时间，也给护士观察患者和调适自己的机会。适当地运用沉默会有意想不到的效果，尤其在患者悲伤、焦虑时，患者会感受到护士是在认真地听、在体会他的心情。有些护士在沟通中不善于运用沉默，当沉默出现时会感到不舒服，而且还会将这种感觉传递给患者，或急于打破沉默，这将阻碍有效沟通。

（7）触摸：触摸是一种常用的非语言性沟通技巧，在不适于用语言表示关怀的情况下，可用适当的触摸来加强沟通的作用。触摸可引起积极影响，也可产生消极影响，主要的影响因素有年龄、性别、种族、社会文化背景、触摸的形式和部位、触摸时的情境、双方的关系等。在护患沟通中，护士使用适当的触摸可以起治疗作用，能表达关心、理解和支持，使情绪不稳定的患者平静下来，也是与视觉、听觉有障碍的患者进行有效沟通的重要方法。

（三）特殊情况下的沟通技巧

在护患沟通过程中，患者并非都是处在一个非常平和的情绪中。护士经常要面对的是生气、发怒、哭泣、抑郁，甚至是有心理和生理缺陷的患者。因此，掌握特殊情况下的沟通技巧相当重要。

1. 与愤怒的患者沟通　护士有时要面对一些非常愤怒的患者，他们大声喊叫，愤怒地指责别人；有时会无端地仇视周围的人，甚至会出现一些过激行为，如拒绝治疗护理，拔掉管子或绷带；他们要求苛刻，稍有不满就会发脾气，或不断地指使护士立刻为他提供各种检查及护理。面对这种患者，很多情况下护士也会失去信心或耐心，或被患者的过激言辞或行为激怒，或者尽量回避，但这些做法只会使问题更加恶化。当患者愤怒的时候，护士应注意判断其愤怒的原因，因为多数情况下不是患者无端地指责护士或其他医务人员，而是知道自己患了某种严重的疾病，或感受到了身心的痛苦，以愤怒来发泄自己的害怕、悲哀、焦虑或不安全感。如果此时护士能平静地询问患者的内心感受会对他有所帮助，可应用倾听技术了解患者的感受及愤怒的原因，并对患者所遇到的困难和问题及时做出理解性的反应，使患者的身心恢复平衡。

2. 与要求过高的患者沟通　如果患者表现为持续地抱怨，护士应该理解患者的行为。一般这类患者认为自己病情没有得到别人足够的重视及同情，从而以苛求的方法来唤起别人的重视，特别是长期住院的患者更是如此。此时护士应多与患者沟通，并仔细观察患者的表现，并允许患者抱怨，对患者的合理要求及时做出回应。有时一个幽默或一个微笑会让患者感受到护士的关心及重视。必要时，护士在对患者表示关心理解的同时，可对患者的不合理要求作些限制。

3. 与不合作患者的沟通　此类患者表现为不遵守医院的各项规章制度，不愿意配合医务人员，不服从治疗等。由于患者不合作，护患之间可能会产生矛盾，有时会使护士感到沮丧。此时，护士应主动与患者沟通，了解患者不合作的原因，使患者更好地面对现实，积极地配合治疗和护理。

4. 与悲哀的患者沟通　患者在悲哀时，应允许其表达自己的情感。当患者得了绝症，意识到将永远失去自己所热爱的生活、工作、家庭、地位及宝贵的生命，或患者遇到较大的心理打击时，会产生巨大的失落感，出现沮丧、哀伤等反应。如果患者想哭，应让其发泄。哭泣有时候是一种有效的、有益健康的反应。静静地陪伴患者，轻轻地触摸，送上一杯饮料或毛巾都是较好的方法。如果患者希望独自安静一会儿，可以为其提供一个安静的空间。待患者平静，应用鼓励、发泄、倾听、移情、沉默等技巧对其表示理解、关心及支持，使患者恢复心理平衡。

5. 与抑郁的患者沟通　患者一般是在承受了诊断为绝症或其他原因后出现抑郁反应。此类患者往往反应慢、说话慢、注意力难以集中，有悲观情绪，或者显得很疲乏，甚至有自杀念头，所以不容易交谈。护士在与此类患者沟通时，应尽量表现体贴及关怀，以亲切和蔼的态度、简短地提问，及时对患者的需求做出反应，使患者感受到护士的关心及重视。

6. 与病情严重患者的沟通　在患者病情严重或处于危重状态时，护士与患者沟通时间应尽量缩短，避免一些不必要的交谈，以防加重病情。对意识障碍患者，护士可以一句话，以同样的语调反复与患者交谈，以观察其反应。对昏迷患者可以根据具体情况适当增加刺激，如触摸患者、与患者交谈，以观察患者是否有反应。

7. 与感知障碍患者的沟通　对感知觉有缺陷的患者，护士与其的沟通可能会出现一些困难或障碍。对听力障碍的患者，护士可以应用非语言的沟通技巧，如面部表情、手势，或使用书面语言、图片等与其沟通。对视力障碍的患者，护士可以用触摸的方式让其感受到关心，在接近或离开患者时要及时告知，尽量避免或减少使用患者不能感知的非语言信息，对因看不见而遗漏的信息内容应尽量给予补偿。

五、影响沟通的因素

在人际交往过程中影响有效沟通的因素很多，既有来自于信息发出者和信息接收者的个人因素，也有沟通的环境或情境的影响，还与沟通种类、沟通技巧有关。

（一）个人因素

1. **生理因素**　个人的许多生理因素会影响沟通。如双方年龄因素的影响；人在处于疲劳和疼痛状态时，难以进入沟通状态；有聋哑、失语等语言障碍时，会有沟通困难。

2. **情绪因素**　沟通双方情绪稳定、轻松自如时较能有组织、有系统地表达他们的意见和想法；任何一方处于情绪不稳定状态，如高压力、愤怒、焦虑、过度兴奋，可能出现词不达意，非语言性行为过多，从而影响沟通过程和结果。

3. **智力因素**　沟通双方的文化程度存在差异、使用的语言不同、对同一事物的理解不一致都会影响沟通过程、沟通技巧及结果。

4. **社会因素**　由于沟通双方的社会文化背景存在差别，如种族、民族、职业、社会阶层等不同，对事物的理解会出现差异而导致沟通不能顺利进行。

5. **其他因素**　沟通双方各自的个性特征、自我形象、主观能动性等也是影响沟通的重要因素。

（二）信息因素

信息是沟通的灵魂，信息本身是否清楚、完整、组织有序，语言和非语言信息是否互相矛盾、能否被接受者所了解和接受均会影响沟通的有效性。

（三）环境因素

1. **物理环境**　包括光线、温度、噪声、整洁度、隐蔽性等。舒适安全、安静整洁，有利于保护患者隐私的环境适合护患之间的沟通；反之，则不利于沟通。

2. **社会环境**　包括周围的气氛、人际关系、沟通的距离等。良好的人际义系、融洽的氛围、适当的交往距离等会促进沟通的顺利进行；反之亦然。

（四）不沟通方式

在沟通过程中，不当的沟通方式会导致信息传递受阻，甚至信息被曲解等沟通无效的现象。护士在工作中也会不知不觉地阻断正常沟通的进行。这些情况的发生可能与下列不当沟通方式有关。

1. **突然改变话题**　在交谈过程中直接或间接利用无意义的谈话内容做出反应，或者转移交谈重点，改变话题，可能会阻止一个人谈出一些有意义的信息。

2. **主观判断或说教**　在交谈中常用一种说教式的语言，并且过早地表达个人的判断，使对方没有表达情感的机会。

3. **虚假的或不适当的保证**　为了使患者高兴，讲一些肤浅的、宽心的安慰话。如患者担心能否康复，护士回答说"当然啦，你的身体不会有任何问题的"。这种方法使患者无法或不愿意进一步将他的害怕与焦虑表达出来。他可能会觉得护士无法理解或者不愿意了解他的真实感受。这样的话听起来似乎给人以鼓舞，但却并不恰当或令人满意。

4. 急于陈述自己的观点或迅速给出结论　很快地对一个问题做出解答的做法通常只能回答问题的一部分（或许是没有意义的部分），一般人很少在谈话之初就说出他们的真正重点。通常需要时间去"想一想"他们要说的话，以表达出真正困扰他们的焦虑及问题。过快提供结论不仅无法让患者说出他们的问题，也阻断了患者的所要表达的情感和信息，无疑会使患者感到被孤立或不被理解。

5. 不适当地引用一些事实　太快地提供给患者事实可能会妨碍患者将他的真实感觉表达出来，引用与之无关的事实会使对方产生不被理解的感觉。在沟通过程中很容易发生信息传递受阻或曲解的现象，使患者无法表达真正的感觉。在这种情况下，护士应以真诚的态度、适当的沟通技巧来解除沟通被破坏的局面。

沟通既是一种科学的工作方法，同时也是一门艺术，是护理工作中的一个重要的环节。良好的护患沟通，可使患者正确理解护士的服务职能，增加对护士的信任感，而患者的信任和理解又可增强护士的自我价值感，从而拉近护患双方的距离，逐步建立起相互尊重、理解、信任、支持、平等、合作的护患关系。从而更有效地满足患者的身心需要，使患者真正接受科学的、整体的、全方位的现代护理。

复习与参考题

1. 护士应该具备的心理素质有哪些？
2. 什么是护患关系？护患关系有哪些行为模式？
3. 护患沟通时应注意哪些问题？

（陶永红）

Chapter 10

第10章

心 理 护 理

本章导读： 随着社会的迅速发展，人们对交往的需要和心身健康的需要变得更为迫切，而现代社会心理障碍、心身疾病和慢性疾病人群的增加，也使心理护理的重要性显得尤为突出。加之医学模式的转变和现代护理学发展的需求，心理护理已越来越受到护理工作者的重视。本章重点介绍心理护理的概念、内涵、与整体护理的关系、原则、基本程序等内容，帮助护理人员理解心理护理的特点，学习和掌握临床心理护理的具体应用方法，培养心理护理的理念，增强心理护理应用效果，提升临床护理质量，以促进学科纵深发展。

第1节 心理护理概述

心理护理（psychological nursing）是实施整体护理不可或缺的重要组成部分，是护理心理学的主要研究内容。作为护理手段和方法之一，心理护理在现代临床护理中的地位和作用日益突出。护理的工作对象是有生命和情感的人，护士应以人为本，理解和关注人的心理感受和需求，掌握心理护理的相关理论和方法，有利于调节患者的心身状态，使其适应环境，促进患者早日康复。

一、心理护理概念

（一）概念

目前国内外对心理护理的概念尚无确切的定义，美国最常用的表述是"mental nursing、psychiatric nursing"，多指"精神护理、精神病护理"；我国学者则以"psychological nursing"表述较多，主要指针对非精神病患者的"心理护理"。国外对心理护理概念的认知有的着重在临床心理护理过程方面，如 Pegram 认为心理护理是以建立良好护患关系为核心，使躯体护理的方法得以顺利实施的方法、措施和过程。有的着重在心理干预的应用方面，如 Nichols 提出"因果型心理护理模式"，认为只有当护士具有对患者的心理异常进行正确评估，给予恰当心理干预的能力时，心理护理才能起到应有作用，否则不但不能对患者进行有效的心理干预，反而会影响患者的心理健康。国内学者刘晓虹则认为，心理护理是指在护理全过程中，护士通过各种方式和途径，积极地影响患者的心理状态，帮助患者在自身条件下获得最适宜的身心状态。

综上所述，心理护理的概念可归纳为护士在护理领域中以良好的人际关系为基础，按照一定程序，运用各种心理学理论和方法缓解或消除患者不良心理状态或行为，帮助患者获得最适宜身心状态的过程。

（二）心理护理的内涵

对心理护理的内涵理解包括以下几方面。

1. 心理护理是在护理领域中的活动　只要有护士参与的各项护理工作中，无论是从患者入院到出院，还是门诊、社区护理，都可运用心理护理的理论和方法对患者实施心理护理。

2. 心理护理以良好的人际关系为基础　护患关系和谐，才能将心理护理的效果发挥至最大，护患关系紧张甚至敌对，势必影响患者心理乃至身体健康。因此，良好的人际关系有利于心理护理的开展，甚至能起到事半功倍的功效。

3. 护士必须掌握一定的心理学理论知识和方法　在护理工作中，护士若缺乏相关的心理学理论知识和科学的心理干预方法，则难以正确识别患者存在的心理问题，更不能科学引导患者正确面对和改善自身的不良心理状态，仅通过良好服务态度、简单安慰劝告是无法达成心理护理目标的。

4. 心理护理应按一定程序有步骤、有计划地实施　护理程序包括评估、诊断、计划、实施、评价 5 个步骤，心理护理的实施过程也应融入其中，贯穿于患者护理的全过程，因此，心理护理应以护理程序为基本工作方法开展。

（三）心理护理的理解误区

对心理护理概念的理解存在一些误区，有人将心理护理等同于心理治疗，认为所有护士都应参加心理咨询或心理治疗的专业培训；有人把心理护理与思想工作混淆，用崇高的道德标准向患者宣教；还有人认为临床工作忙，心理护理只限于护患交谈等，上述 3 种误解容易阻碍我国心理护理发展。其实"心理护理"和"心理治疗"虽有共同实施对象，但侧重点不同。心理护理侧重精神健康人群的心理保健，处理患者现存或潜在的健康问题而产生的心理反应；心理治疗则侧重精神异常人群的诊疗。心理护理主要是致力于提高患者的心理素质，它不同于一般的人生观、价值观等思想教育工作。心理护理不仅限于与患者的交谈，还可充分展现在与患者交往的所有活动中。因此，心理护理也有广义和狭义之分，广义的心理护理是指护士能对患者心理活动和行为产生积极影响的一切言谈举止；狭义的心理护理是指护士针对患者现存或潜在的心理健康问题，按照一定程序，运用心理学知识和技术，帮助患者达成最适宜身心状态的过程。

二、心理护理与整体护理的关系

整体护理（holistic nursing）是一种护理行为的指导思想或护理观念，是以人为中心，以现代护理观为指导，以护理程序为基础框架，并把护理程序系统化地运用到临床护理和护理管理中去的指导思想，其目标是根据人的生理、心理、社会、文化、精神等多方面的需要，提供适合于人的最佳护理。

（一）心理护理是整体护理的核心成分

护理学鼻祖南丁格尔曾经提出，护理既是科学又是艺术，护理的本质是对人类的关怀和照顾。

而关怀是离不开心理活动的，在克里米亚战争中，南丁格尔除了改善伤员居住环境外，更加关心伤员的心理健康，为他们读家书，写家信，夜间提灯巡视伤员给他们以安全感，这些关怀，包含了躯体、心理、社会的全方位照顾。故而，针对患者心理状态和心理行为实施的心理护理是整体护理的核心成分之一。目前心理护理的实施范畴已经渗透到临床护理的各个角落，从医院内、外科等主干科室和眼科、妇产科等专科及辅诊科室，逐渐扩展到社区、疗养院、戒毒所等，心理护理对象从以往局限于患者，扩展到家属及社区老年人，充分体现了心理护理的整体性和全面性。

（二）心理护理始终贯穿于整体护理

心理护理不是一成不变，它是动态、变化的过程，患者的心理活动伴随其健康状况而变化，必须紧密观察其心理状态和行为，即时分析和调整心理护理对策，才能充分发挥心理护理对患者身心的影响。整体护理过程中，若始终伴随着心理护理，则既能识别患者心理活动基本规律，又能减轻患者的心理压力，有的放矢地进行护理，促进其尽快康复。

（三）心理护理具有独特功能

心理护理与整体护理中的其他护理方法有本质区别，彼此不能相互替代，均统一在系统化整体护理中。心理护理依据心理学特有的理论和方法，侧重于解决患者的心理反应和心理问题，关注与健康相关的心理因素，充分调动患者的主观能动性，达到促进健康的目标。而一般的基础护理方法依据生物医学的理论和技术，侧重于解决患者的生理指标评估和恢复，关注用生物、物理的方法，帮助患者达到健康。因此，心理护理具有其独特性。

实施心理护理时应注意，既可与其他护理操作共存，如在实施注射法时以温柔的语言、积极关注的态度指导患者配合体位的摆放、肌肉的放松，有利于减轻患者疼痛；亦可单独存在，如对某些情绪反应强烈的患者给予个性化心理支持和情绪疏导，帮助其缓解情绪反应。

三、心理护理特点

心理护理着眼于患者的心理与生理的相互作用，心理护理开展得好，有助于消除外界不良心理刺激，防止心身疾病在体内的恶性循环；有助于协调各种人际关系，使患者更加信任医护人员，更好地适应医院环境；有助于发挥药物和治疗的效果，调动患者主观能动性，使其积极主动做好自我护理，利于机体康复，并保持心理健康。良好的心理护理具备以下特点。

（一）科学性

心理护理是护士应用护理心理学的知识及方法，对患者实施的一系列科学的、系统的动态护理过程。这就要求护士必须掌握心理护理的理论及技巧，以科学的方式对患者实施心理护理。

（二）个体性

心理护理的个体性就是要给予患者个性化的护理。每个人的身体状况、生活经历、社会文化背景、精神需要不同，会产生不同的心理状态及心理问题，对待疾病也有各自独特的应对方式。

心理护理就是对不同的患者个体，采用有针对性的心理护理措施，以最大限度地影响患者的心理活动，使患者早日康复。

（三）复杂性

心理护理是通过应用心理学知识及手段使患者在认知上、情感上、行为上发生改变。疾病本身、患病后心态以及个性的复杂性决定了心理护理的复杂性。需要护士综合利用心理学的知识，根据不同的服务对象的心理需要，综合采用灵活的心理护理措施对患者实施心理护理。

（四）前瞻性

心理护理具有前瞻性，护士能够通过疾病对患者造成心理影响的认知，进行预防性的评估，收集资料并分析患者的心理问题，采取措施满足患者的心理需要，预防或消除疾病对患者的心理影响，从而保证患者的身心康复。预防性的心理护理措施应用越早，效果就越好。

四、心理护理目标

心理护理是通过积极的态度、言行举止去影响患者，使患者在认知、情感、意志、行为上发生积极变化。心理护理的目标可分为阶段性目标和终极目标。阶段性目标是护士与患者护患关系和谐，能有效沟通，使患者在知、情、意和行为方面逐渐发生积极改变；终极目标则是促进患者的自我发展，使其做到自我接纳、自尊、自强，提高个人完善水平，最终适应现实。具体目标包括以下几方面。

（一）满足患者合理需要

需要是人行为动力的源泉，也是心理活动产生的基础。通过建立良好的护患关系，实现有效沟通，识别和满足患者的不同需求，可以减轻心理问题给患者带来的反应，消除患者不良情绪，使患者舒适，减轻病痛。

（二）增强患者适应能力

心理护理的最终目标是提高患者的适应能力，有效的心理护理，能调动患者主观能动性，促进患者参与和维护健康行为，适应现实环境。

（三）促进患者人格完善

这是心理护理的最终目标，即帮助患者自我实现、自我接纳、增强自尊，提高自信和个人完善水平，促进人际关系和满足需要的能力，获得现实的个人目标。

五、心理护理原则

心理护理是心理学知识和技能在护理实践中的具体应用，主要致力于发现和解决患者疾病过程中出现的心理问题，科学地实施心理护理需遵循以下原则。

（一）保密原则

心理护理常涉及患者的隐私，护士在收集资料的同时，必须实施严格的保密原则，这是恪守职业道德的基本要求，也是进行有效心理护理的首要原则和前提条件。

（二）个性化原则

个性化原则即对患者实施个体化心理护理，它包含两层意思，一是因人而异；二是因时因地制宜。虽然患者有共同的心理活动规律，但由于性别、年龄、个性特征、病情等不同，心理活动存在较大差异，应该采取灵活多样的、有针对性的个性化护理措施。

（三）人性化原则

人性化原则强调尊重个体的选择权和自主权，关心人的存在、个性、尊严、价值及生活质量等，具体表现在以下几种。

1. **平等原则** 指护患双方处于等同地位，护士在进行心理护理时，应秉持真诚、平等、友善的态度，不势利、不趺扈，对患者要做到一视同仁，平等相待。

2. **尊重原则** 尊重是人的基本需要之一，每个人的人格都应受他人尊重，彬彬有礼、态度温和，可以使患者感到尊重，有利于双方建立和谐的人际关系，提高护理对象的依从性，增强心理护理的效果。

3. **真诚原则** 护士以诚相待，真切体会患者的需要，容易取得信任与合作，便于获得患者真实的感受和信息，使心理护理顺利开展。

（四）自我护理的原则

所谓自我护理，是为了自己的生存、舒适及健康所进行的一种自我实践活动，它包括在医护人员的指导下，自我诊断、自我用药、自我治疗、预防疾病和积极参加自我保健工作。在奥瑞姆（Orem）心理护理评估的自我护理理论中，突出了患者在疾病诊疗和康复过程中的主体作用，强调健康的恢复首先应该是患者自我努力的结果，良好的自我护理是心理健康的表现。因此，护士应根据患者自理需要和自理能力的不同采取相应的护理措施，充分调动患者主观能动性，帮助患者积极参与到自身的医护活动中，从而使其能更快地回归社会。

第2节 心理护理程序

护理程序是整体护理的基本框架，作为整体护理重要成分的心理护理也必然应基于该框架在临床开展实施，方能更具条理性、计划性和可行性，因而，心理护理程序是护理程序在心理护理实践中的具体应用，是一种系统而科学地安排心理护理活动的工作方法，它为心理护理实施的系统化、科学化奠定了基础，对于做好临床心理护理工作具有重要的指导作用。心理护理程序包括心理护理评估、心理护理诊断、心理护理计划、心理护理实施、心理护理评价五大步骤（图10-1）。学习心理护理程序，可帮助护士合理地、有效地安排心理护理活动，系统满足护理对象的心理需求，提高护理质量。

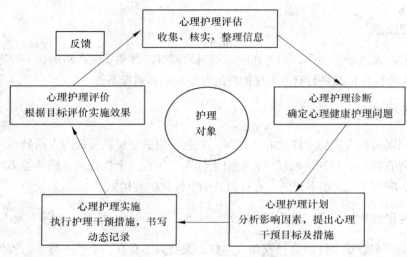

图 10-1　心理护理程序结构

一、心理护理评估

心理护理评估（assessment of psychological nursing）是心理护理程序的开端，是指通过观察、调查、访谈或心理测验的方法，有目的、有计划地广泛收集患者的生理、心理和社会信息，以助发现和判断护理对象现存或潜在心理问题的过程。心理问题的准确评估是优选心理护理对策的前提，评估包括对患者心理状态的监控和检测患者的心理演变过程。心理护理评估是一个动态的、循环的过程，贯穿于心理护理程序各个步骤，既为心理护理诊断提供依据，又为心理护理评价效果提供参考。

（一）收集资料

1. 资料内容　通常对患者的下述资料进行收集。

（1）一般资料：包括患者的姓名、性别、年龄、受教育程度；职业、经济状况；宗教信仰、民族、婚姻状况；现住址、社区文化状况、联系方式等。

（2）生理因素：① 遗传因素：遗传对心理行为问题的发生发展具有不同程度的影响作用，需评估患者两系三代中有关心理行为问题的情况。② 躯体健康状况：个体存在哪些主要临床症状和体征以及症状发生时间、持续时间、发生频率、伴随症状等情况，有无既往史、家族史、过敏史；是否酗酒、吸毒、药物滥用等。

（3）精神状态：① 感知觉、注意品质、记忆、思维状态：主要评估有无障碍、障碍出现的时间、频率及与其他精神症状的关系。② 情绪、情感表现：评估患者情绪反应的强度、持续性和性质，确定情感有无障碍或与环境不适应的情感。③ 意志和行为表现：包括自控能力、言行一致性等，有无存在明显的意志障碍表现。④ 人格完整性：人格是否具有相对稳定性。

（4）社会功能：① 患者的角色功能：如工作动机、考勤状况等。② 个人的生活自理能力和生活习惯。③ 社会交往状况：与他人接触是否良好。④ 现实检验能力：社会功能体现了患者的社会适应状态，若缺失或不良，将直接影响心理健康水平。

（5）其他心理、社会因素：① 个性特征：了解患者内在世界的重要特点，判断是否有个性缺陷，如是否敏感、多疑、被动依赖、退缩；是否谨小慎微、追求完美；是否冷酷无情或易激惹、易冲动，缺乏自制力。② 应对特点：患者在面对压力或困境时，所运用的应对方式和策略。③ 生活事件：是否有重要的生活事件发生，如家庭中发生的重要事件和原因，原因中有无道德、文化因素。④ 社会支持：了解家庭成员、亲朋好友、同事等对患者的支持程度。⑤ 个人成长发育史：如围生期、出生时的情况；童年家庭生活是否和谐、家庭教养方式；青春期发育情况等；个人成长中的重大变化及现在对它的评价。

2. 资料来源　患者是心理资料收集的最佳来源，此外，还可来自家属及重要影响人、医务人员、病历和各种检查记录等。

3. 资料收集方法　护士采用现场观察法、访谈法等方式收集患者心理状态的相关信息，必要时结合应用心理测验、问卷调查等方法收集。常用的量表有抑郁量表、状态焦虑问卷、家庭功能调查表、综合生活质量问卷、症状自评量表、自评抑郁量表、汉密顿焦虑量表等，通过护士的测评结果了解到患者的性格特征、情绪状态、心理水平。要合理地使用量表，在评估工作中注意量表的社会文化经济背景对量表使用效果的影响，尤其是近年来引进一些国外编制的量表，如内容与我国文化背景不符合，应在修订后方能使用，且在使用量表时还应充分考虑到文化差异所致的误差，尽量选用适合我国文化背景的评定量表，这样便于操作且更为客观。

资料收集时特别注意：护士应采用恰当的沟通技巧；尊重患者；必须客观、全面、系统；信息最好来源于患者；尽量使收集的资料量化；做好保密工作。

（二）核实和整理资料

主观资料容易产生一定偏差，需运用客观方法进一步验证主观资料。若发现资料内容不全或不够确切，应进一步收集和补充，以确保资料的完整和准确。资料可按马斯洛需要层次、戈登的 11 种功能性健康形态、北美护理诊断协会（North American Nursing Diagnosis Association，NANDA）的人类反应形态分类法 Ⅱ 其中之一进行归纳和整理，以利于发现患者存在或潜在的心理问题，找出相关危险因素，做好记录。

二、心理护理诊断

心理护理诊断（diagnosis of psychological nursing）是心理护理程序的第二步，是在心理护理评估的基础上对所收集的资料进行分析，从而确定护理对象的心理健康问题及其产生原因的过程。心理护理诊断是护士为达到预期目标而选择心理护理措施的基础，必须是在护理的工作范围之内，通过心理护理方法方能解决或缓解的。

（一）常用心理护理诊断

目前在 NANDA 制定的护理诊断中，大多是描述心理、社会方面的健康问题，按照心理问题的性质，可把心理护理诊断分为现存的、潜在的、健康的、综合的心理护理诊断 4 种类型，详见表 10-1 NANDA 常用心理护理诊断。要做出恰当的护理诊断，护士应先理解每条诊断的含义和诊断依据。

表 10-1　NANDA 常用心理护理诊断

现存的心理护理诊断

1. 失眠	14. 父母角色冲突	27. 悲伤
2. 睡眠型态紊乱	15. 无效性角色行为	28. 复杂性悲伤
3. 感知觉紊乱	16. 社会交往障碍	29. 持续性悲伤
4. 记忆功能障碍	17. 焦虑	30. 预感性悲哀
5. 语言沟通障碍	18. 对死亡的焦虑	31. 压力负荷过重
6. 无望感	19. 妥协性家庭应对	32. 自主性反射失调
7. 自我认同紊乱	20. 无能性家庭应对	33. 婴儿行为紊乱
8. 自我形象紊乱	21. 防卫性应对	34. 抉择冲突
9. 无能为力感	22. 应对无效	35. 道德困扰
10. 情景性低自尊	23. 社区应对无效	36. 不依从行为
11. 长期性低自尊	24. 调节障碍	37. 精神困扰
12. 体像紊乱	25. 无效性否认	38. 社交孤立
13. 照顾者角色紧张	26. 恐惧	39. 成人身心功能衰退

潜在的心理护理诊断

1. 有沟通增进的趋势	3. 有孤独的危险	5. 有情景性低自尊的危险
2. 有个人尊严受损的危险	4. 有无能为力感的危险	6. 有自杀的危险

健康的心理护理诊断

1. 执行治疗方案有效	3. 有沟通增进的趋势	5. 有能力增强的趋势
2. 有增强精神健康的趋势	4. 自我概念改善的趋势	

综合的心理护理诊断

1. 强暴创伤综合征	2. 创伤后反应	3. 迁移应激综合征

（二）心理护理诊断的过程

（1）确定心理问题的性质。

（2）确定心理问题的强度。

（3）析出引起心理问题的原因。

（4）形成心理问题的诊断描述。

（三）心理护理诊断的陈述

　　心理护理诊断的组成同护理诊断一样，也包括名称、定义、诊断依据和相关因素，其陈述通常包括 3 个要素：① 健康问题（problem）；② 原因（etiology）；③ 症状或体征（symptoms or signs），故又称 PES 公式。例如，焦虑（P）：坐立不安、血压升高，脉搏加快（S），与缺乏相关疾病知识有关（E）。也可采用 PE 陈述，常见于潜在的心理护理诊断。例如，有无能为力感的危险（P）：与患者缺乏自理能力有关（E）。甚至也可采用 P 陈述，多用于健康的心理护理诊断，例如，自我概念改善的趋势（P）。

在书写心理护理诊断时应注意：① 使用统一规范、完整的心理护理诊断名称，利于交流和探讨；② 一个患者可有多个心理护理诊断，一个心理护理诊断也可适用于多个患者，且随病情发展而变化；③ 应明确相关因素，心理护理措施多是针对相关因素制定的，同一诊断但相关因素不同，可采取不同的心理护理措施。

三、心理护理计划

心理护理计划（planning of psychological nursing）是护士在评估及诊断的基础上，针对心理护理诊断提出的护理问题进一步确定目标，综合运用适合于个体的心理护理方法，制定具体护理措施的一种书面说明，是护士为护理对象实施心理护理的行为指南。

（一）排列心理护理诊断的优先顺序

当护理对象出现多个心理护理诊断或问题时，需要对这些诊断或问题按重、轻或急、缓进行排序，以便优先解决对护理对象威胁最大，需要尽快解决的问题。注意排序时可按马斯洛需要层次理论排列，生理需要未满足的问题优先解决；考虑护理对象的主观需求，患者认为最迫切的问题可优先解决；排序不是固定不变的，可随病情变化而改变；现存问题比潜在的更为重要，需优先解决。

（二）确定心理护理预期目标

预期目标也称预期结果，是指护理人员期望护理对象接受心理护理后能达到的心理状态或行为的改变，可由护理人员与护理对象共同商议制订。依据实现目标所需时间长短可分为短期目标和长期目标。短期目标是指在较短时间内（一般 1 周以内）能实现的目标，如"患者在 1 小时会谈后能说出减轻焦虑的方法"；长期目标则需要较长时间（数周、数月）方能达到，如"2 周内患者 SAS 测验标准分低于 50 分"。目标陈述应以护理对象为主语，目标要具体且切实可行，有时间限制，要有明确的针对性，避免使用含糊不清、模棱两可的语句。

（三）制订心理护理措施

心理护理措施是帮助护理对象实现预期目标而采取的适合个体的心理技术实施方法。在选择心理技术前，应充分结合心理问题的层次、临床特点进行分析，甄选最适合护理对象的实施方法。心理护理措施是解决各项心理问题的干预手段及具体护理行为，措施的重点是满足患者的心理需要，减轻或消除心理问题对其心身的不良影响，维持个体心理社会功能，促进护理对象心身健康。

1. **心理护理措施分类** 根据护士执行措施的参与程度可将心理护理措施划分为独立性、合作性、依赖性的护理措施。如教给患者肌肉松弛的方法可以由护士独立完成，是独立性心理护理措施；与心理咨询师或主治医师共同制订，使患者恢复自信的计划是合作性措施；而遵医嘱给予患者安慰剂的护理活动则属依赖性心理护理措施。

2. **制订心理护理措施的注意事项**

（1）心理护理措施要具有科学依据和针对性，所选用的心理技术应已被证明能有效改变相应的心理行为问题。

（2）心理护理措施要切实可行，具备开展心理技术的相关条件。如生物反馈法需要较为安静和独立的场所、配套的生物反馈仪器，缺一不可。

（3）个体对该心理护理措施应具有良好的接受性和主动性。如在认知疗法的应用中，个体的受教育水平较低往往会影响对心理技术的接受程度，从而影响心理护理的应用效果。在制订措施的过程中，鼓励护理对象参与，调动其主动性和潜能，助其自助，可保证心理护理措施发挥最佳效果。

（4）心理护理措施要具体。完整的心理护理措施包括日期、做什么、由谁做、怎样做、执行时间和签名等。

（四）书写心理护理计划

书写心理护理计划有利于医疗团队成员间的相互沟通，使工作内容一目了然，有助提高护理质量。国内医疗机构心理护理计划书写格式不尽相同，但至少都包含护理诊断、预期目标、心理护理措施和效果评价4个部分，参见表10-2。现在临床护理工作管理越来越科学，一些机构制订了"标准心理护理计划"、"心理护理临床路径"，甚至记录电子化，大大缩减了护士的书写工作量，把更多的时间赋予护士去执行心理护理措施。

表 10-2　心理护理计划

日期	心理护理诊断	长期目标	短期目标	心理护理措施	效果评价	签名	日期
	焦虑：与诊断不明有关，表现为担心、紧张，入睡困难、坐立不安	患者2周后SAS测量分降至50以下	3天学会肌肉松弛疗法	1. 每天指导进行肌肉放松训练一次 2. 指导患者评估焦虑水平 3. 及时提供疾病相关信息	3天后学会肌肉放松方法和使用SAS		
			1周内能在22：30前入睡	1. 教会一种促进睡眠的方法 2. 陪伴患者，提供照顾 3. 减少入睡前对患者的感官刺激，创建良好睡眠环境	1周后在22：15左右能安静入睡		

四、心理护理实施

心理护理实施（implementation of psychological nursing）是心理护理程序的第4步，是将心理护理计划付诸实现，达到护理目标的过程。通过实施各项心理护理技术，可以验证措施是否得当，并帮助护理对象解决心理问题。在实施心理护理措施前，应思考5"W"1"H"的问题，即为什么做（why）、做什么（what）、谁去做（who）、何时做（when）、在哪儿做（where）、怎么做（how）。实施过程中，应注意以下几点。

（1）在面对具体个案时，要依据其具体状态继续收集相关资料，随时审阅和适当调整心理护理计划的内容。

（2）根据护理对象的情况区别轻重缓急，合理分配人力、物力，重点关注心理问题严重的患者。

（3）及时准确地做好心理护理记录，对连续执行的心理护理措施应做好口头或书面交班，心理护理记录形式不必强求一致。

（4）充分调动护理对象的积极性，建立良好的平等合作关系，若患者对措施有异议，可及时进行讨论最后达成一致。常用的心理护理技术及方法详见本章第 3 节。

五、心理护理评价

心理护理评价（evaluation of psychological nursing）是指护士实施心理护理计划中的措施后，对护理对象产生的认知、情绪和行为变化，对照护理目标进行重新鉴定和判断。评价虽是最后一个步骤，但患者的变化随时发生，心理问题随时改变，因此，心理护理评价贯穿于心理护理活动始终。

通过护士评价或患者自评，对照预期目标，根据目标实现与否的程度可衡量目标是否达到，分 3 种评价结果：目标完全实现、目标部分实现、目标未实现。若反馈发现目标部分或未实现，必须探讨其发生原因，重新审视、评估，找出尚未解决的问题，制订新的心理护理计划并实施，周而复始，直至目标最终完全实现。

心理护理程序虽分解为上述 5 个阶段，实际上它是动态进行的过程，在收集资料的同时也在不断分析；实施心理护理措施时也在同时检验其效果；最后的评价实则又是新的评估过程。因此，心理护理程序是个循环往复的过程，在这个过程中使护理对象的心理问题得以解决，同时也使护士的心理护理水平不断提高。

第 3 节　心理护理基本技术

一、心理护理实施形式

临床心理护理工作中，由于护理对象的个体差异性，心理护理的实施没有统一形式，也无固定方法可循，具体实施可因人、因时、因地而异，通常根据需要采用多种方法自然融入护理活动中。以下是临床常用的两种简单分类形式。

（一）有意识心理护理与无意识心理护理

这是从护士意志努力的程度进行分类。

1. **有意识心理护理**　可称为"狭义的心理护理"。是指护士自觉运用心理学的理论和技术，需要意志努力，通过设计好语言和行为，实现对患者的心理影响的过程。可采取有益的暗示、合理的解释、真诚的安慰和鼓励等。这是心理护理过程中较困难的一种形式，它的实现前提是要求护士必须具备心理学专业知识和技能，能根据患者的特别需要，主动运用心理学原理设计和实施心理护理。如临床广泛开展的入院护理的礼貌接待语言、各项基础护理操作前解释、操作中指导和操作后嘱咐、术前对患者进行规范化的访视和指导等都属于有意识的心理护理，可收到良好护理效果。

2. **无意识心理护理**　亦称"广义的心理护理"。是指随时可能对患者心理状态产生积极影响的护士的一切言谈举止，客观存在于心理护理过程的每个环节中，无论护士是否意识到，都可发挥心理护理的效应。如护士具备良好的言谈举止、熟练的操作技能，都可向护理对象传递关爱和希望，安慰和平稳患者的情绪，有助于患者保持较适宜的身心状态。无意识心理护理是简单而实用的一种护理形式，护士若经常主动自省，通过印象整饰的作用，可使无意识心理护理转换为有意识心理护理，使其成为自然为之的形式，利于心理护理的开展。

（二）个性化心理护理与共性化心理护理

这是从心理问题的特性进行分类。

1. 个性化心理护理　是一种目标比较明确，针对性较强，用以解决患者特异性、个性化心理问题的心理护理。如针对截肢患者无法接受现实的、产生绝望或轻生的特殊心理问题，护士应了解患者的个性特征，进行相应心理疏导，通过个性化心理护理，帮助患者重拾生活的信心。个性化心理护理的实施充分条件是护士能准确把握患者的心理状态，找准导致心理问题产生的根源，并采取相应、有效的心理护理措施，改善其不良心理状态或行为。

2. 共性化心理护理　是一种目标不甚明确，针对性不太强，仅从满足患者需要的一般规律出发实施的心理护理，目的在于解决具有同类性质或共同特征的患者心理问题。如针对新入院患者、手术前患者、急诊患者的规律性心理问题，护士可进行必要的提前干预，以防止其心理问题的发生。

无论何种形式的心理护理，仅仅是理论上的划分，在临床心理护理实践中难以截然分开，通常是综合应用多种形式。因此，护士在心理护理的具体实施过程中，不仅要具备扎实的心理学理论知识，还要设身处地地理解患者，随时调整自己的言行和护理措施，力求为患者提供最有效的心理护理。

二、心理护理基本方法

工欲善其事，必先利其器。灵活多样的心理护理方法为我们开展心理护理提供了备选的护理手段。自 21 世纪以来，许多学者对心理护理的方法作了相应探讨。胡佩诚将心理护理方法分为一般性心理护理和治疗性心理护理两种。一般性心理护理包括建立良好的护患关系；强化患者的心理支持系统；创造良好的治疗休养环境；加强健康教育。而治疗性心理护理是指运用心理治疗的各种方法，帮助患者改变认知，改善不良情绪，矫正不良行为，该分类具有较强的临床指导性。

（一）一般性心理护理

目前多数护理人员仅限于一般的宣教式、经验式心理护理，缺乏具体的、针对性的护理措施，心理护理流于形式，其原因主要是护士对心理学知识和心理治疗等理论方法掌握不够，心理护理方法整体认识不到位，对措施分类不清。一般性心理护理具有较强的可操作性和普及性的优点，是临床心理护理很重要的组成部分，也是所有护理人员都容易做到的。常用的方法和技巧有以下几种。

1. 建立良好的人际关系　良好护患关系是实施心理护理的基础，能否建立融洽的护患关系，是心理护理成败的关键。促进护患、病友间构建良好的人际关系，可以给患者营造和谐的心理氛围，增加安全感，通过病友间的相互沟通，有利于缓解疾病对患者心理造成的不良影响。护士作为医院人际关系的主体，可以通过建立病友之家，开展小组讨论或游戏等方式促进相互交流，帮助患者建立良好的人际关系。

2. 满足患者合理需要　患者住院治疗，远离亲人，原本需求随环境变化而发生改变，护士应注重满足患者合理的生理心理需要，从而有利于患者适应疾病对其产生的影响，增强其心理应对能力。

3. **创建良好的治疗环境**　脏、乱、不适的环境会使患者焦虑、失眠、烦躁不安。病房布局、设施合理，光线适宜，安静、舒适、整洁、安全的住院环境可松弛患者紧张、恐惧的心理，有利于诊疗的顺利开展。

4. **争取家庭、社会的支持**　不是每个患者都能随着角色改变而适应角色的，住院后通常忧心忡忡，如担心给家人造成经济负担，担心影响学习或工作等，护士要动员患者的社会支持力量，争取亲朋好友、单位、社会对患者的关心与支持，帮助患者解决后顾之忧，使其安心接受治疗和护理。应鼓励家属、亲友常来探视，以减轻患者的孤独及焦虑心理。

5. **锻炼自理能力**　心理护理强调自我护理，以尽快帮助患者回归社会。因此，护士应启发、帮助或指导患者尽可能进行自我保健和自我护理，这也将有助于增进患者的自尊、自信，增强自我健康维护的责任感，加速康复进程。

6. **加强健康宣教**　护士可采取不同形式的健康教育，向患者宣教与疾病有关的心理卫生、情绪调节和自我护理等知识，满足患者获得信息的需要，并针对患者普遍存在的一些顾虑和疑问给予耐心解释，以消除其顾虑，指导患者以积极的心态对待疾病，配合治疗与护理，增强其心理调控能力。

（二）治疗性心理护理

治疗性心理护理是运用心理治疗的各种方法，有针对性地帮助有心理问题的躯体疾病患者，使其改变认知，改善不良情绪，从而矫正不良行为。治疗性心理护理与心理咨询和治疗的区别在于对象不同，任务不同，深度也不一，这就决定了心理护理所采用的治疗方法也在广度、深度、复杂程度上与心理咨询和治疗有些区别。

心理支持、心理疏导、认知疗法、行为矫正训练法、音乐疗法、放松疗法以及生物反馈疗法等（具体方法详见本书第7章相关内容），均作为治疗性心理护理的基本方法和手段，正逐渐被应用到临床心理护理中。国内采取的临床心理护理措施的类型中，三分之二是侧重于带有一般心理护理特点的支持性心理疗法，心理支持法不受任何治疗理论、模式和条件约束就能掌握和运用，所提供的心理支持主要体现在适当的解释、鼓励、保证、指导与改善环境方面，是最适宜普及的基本方法。心理疏导不同于心理支持，心理支持具有广泛性，而心理疏导具有针对性，心理疏导的意义在于调动患者的积极性来解决自己的问题，重要的是做到以下几点：① 使患者能客观地了解自己的境况；② 帮助患者了解自己应对困难的能力；③ 鼓励患者建立适当的心理宣泄途径；④ 帮助患者提高认知和应对能力；⑤ 协助医师开展行为矫正训练；⑥ 帮助患者调整性格，保持良好的心态。

例如，心理护理对分娩镇痛的干预可采取放松训练，包括渐进性肌肉松弛训练、引导性想象、沉思以及由其演变来的生物反馈放松训练等方法，或采用深呼吸、音乐、按摩、太极拳、瑜伽、等放松技巧，在改善患者病情、心理状态方面都为心理护理的选择提供了良好的干预方式。

国外临床心理护理干预已产生了众多相对独立的心理护理模式，如认知模式、应付压力的耐力模式、自我感知自我概念模式、角色关系模式等，任何护理人员均可根据护理对象的需求和自身条件，选择最恰当的心理护理模式。

遇到合并较严重心理障碍患者，可邀请专业的心理治疗专家会诊与联合治疗，形成合理的行业分工与合作，加强治疗性心理护理的技能培训与实践是提升我国临床心理护理水平的关键。

综上所述，临床心理护理只有在普及一般性心理护理方法的基础上，进一步使其规范化、制度化，并纳入系统、有序的心理护理程序中开展，才能改变心理护理流于形式、不见效果的局面。最佳身心状态并非恒定的绝对值，是一个动态的相对值，不同的患者，或同一患者的不同疾病阶段所需的这种状态也有差异，因此，护理人员在临床工作中对患者实施心理护理时应该用发展的、联系的眼光进行全面地判断和分析，帮助患者在各自的条件下保持最佳身心状态。

心理护理在临床护理中具有重要意义，心理护理实施范畴已渗透到临床护理的各个角落。心理护理程序是动态连续的整体系统反馈过程，各环节之间是相互渗透、相互依存的，不能机械地划分为评估、诊断、计划、实施、评价5个步骤，患者的心理问题在整个护理过程中也是动态变化的。如何掌握心理护理的知识和技术，完善整体护理体系，提高临床护理质量，预防现代人类心理问题的发生，需要广大的护理工作者不断实践，以促进理护理事业的发展。

拓展阅读

10-1　我国临床常用心理护理诊断简介

我国学者在学习、参照北美护理诊断协会有关内容的基础上，筛选出适合我国国情的5个临床最常用的心理护理诊断，现对其概念、相关因素、症状和体征、评估注意事项介绍如下。

一、焦虑（anxiety）

（一）概念

焦虑是指在面临不够明确的、即将出现的威胁或危险时，患者所感受到的一种不愉快的情绪、情感体验。

（二）相关因素

1. 与预感到个体健康受到威胁有关。

2. 与未能满足安全（陪护、特权）的需要有关。

3. 与诊断不明或预后不清有关。

4. 与自我概念受到威胁有关。

5. 与角色功能受到威胁或角色功能改变有关。

6. 与缺乏信心有关。

7. 与他人互动形态受到威胁或互动形态改变有关。

8. 与不适应环境（如陌生的生活环境、人际关系、噪声、高温等）有关。

9. 与预感到不幸（如丧失财产、社会地位、面临离婚等）有关。

10. 与受到他人的焦虑情绪感染有关。

（三）症状和体征

1. 反常的情绪与行为，如害怕、激动易怒、语速加快、无助感、自责等。

2. 主诉忧虑、担心、紧张，对自己过分注意。

3. 不能集中注意力、重复无目的的动作、躲避行为等。

4. 出现脉搏快、呼吸增快、血压升高、头疼、头晕、恶心、呕吐、失眠、口干、食欲减退、胃部不适、全身乏力、出汗、尿频尿急、便秘或腹泻等躯体症状。

5. 肌肉、运动功能出现异常的现象，如颤抖、僵硬、坐立不安等，多表现为过度的动作。

（四）评估注意事项

应重点评估患者的言语、行为和生理反应，注意评价其焦虑的原因、程度。若患者的焦虑对日常生活、治疗、护理等活动无妨碍，则属轻度焦虑，轻度焦虑能激发个体潜能，有助于个体的成功应对，一般不需进行护理干预。

二、恐惧（fear）

（一）概念

恐惧是患者面临某种具体而明确的威胁或危险时产生的一种内心体验。

（二）相关因素

1．与人身安全受到威胁有关。

2．与环境刺激（如抢救室、手术室、监护室、患儿对陌生的医护人员等）有关。

3．与手术或有创检查有关。

4．与死亡威胁有关（如患恶性疾病者）。

5．与担心发生交叉感染有关。

6．与不同年龄所重视的威胁有关（如青春期外表丑陋、老年期被遗弃等）。

（三）症状和体征

1．自述有惊恐、心神不宁，表现出束手无策、烦躁不安、失眠、多梦、记忆力减退、将注意力过多集中于威胁上。

2．活动能力减退，冲动性行为和疑问增多。

3．表现出哭泣、逃避、警惕、挑衅性行为。

4．躯体反应可有瞳孔散大、脉搏快、呼吸短促、血压升高、皮肤潮红或发白、多汗、厌食、四肢酸软、疲惫无力、肌张力增高、颤抖、昏厥等表现。

（四）评估注意事项

恐惧是人们对威胁或危险所产生的一种正常反应。临床患者除了会对特定的刺激产生恐惧外，还对陌生的医院环境、疾病威胁、背离原有生活而产生恐惧。多发生于危重患者或使用呼吸机、气管切开、颜面创伤等患者。护士应根据患者的主观陈述、生理反应、行为表现等加以综合分析，明确患者产生恐惧的原因和相关因素。

三、无效性否认（ineffective denial）

（一）概念

无效性否认是指个体有意或无意地采取一些无效果的否认行为，试图借此减轻因健康状态改变所产生的焦虑或恐惧。

（二）相关因素

1．与感受或观察到疾病的刺激过量有关。

2．与认知障碍有关。

3．与产生否认的特定情景有关。

4．与患恶性疾病，如癌症、艾滋病等有关。

（三）症状和体征

1．拖延或拒绝接受检查、治疗等保健照顾。

2．恐惧或中度以上的焦虑。

3．有意忽视某些症状和危险。

4．拒绝承认对死亡或久病虚弱的恐惧。

5．把引起症状的原因转移到其他器官上。

6．否认疾病对自己的生活、工作所造成的影响。

7．表白自己不害怕所面临的疾病威胁。

8．拒绝谈论疾病带来的痛苦，在谈及令人痛苦的事情时作出摆脱手势或言论。

9．应用"自我治疗"来减轻疾病的症状。

（四）评估注意事项

护士可通过观察法、访谈法确定患者是否存在否认的行为或企图，了解否认的问题及其根源，凡因否认而致健康进一步受损者，均可做出"无效性否认"的护理诊断，因缺乏知识而表现出的逃避行为可以除外。

四、预感性悲哀（anticipatory grieving）

（一）概念

预感性悲哀是指个人或家庭在可能发生的丧失出现之前所产生的情感、情绪及行为反应，这些丧失包括人物、财物、工作、地位、理想、人际关系、身体各部分等。

（二）相关因素

1．与即将丧失身体的某部分（如截肢、子宫全切、乳房切除等）有关。

2．与将失去工作能力或社会地位有关。

3．与即将丧失自理或生理功能有关。

4．与将失去亲人或财产、幸福、家庭、宠物等有关。

5．与缺乏应对经验有关。

6．与缺乏有效支持有关。

7．与患恶性疾病（如恶性肿瘤、艾滋病、晚期肝肾衰竭等）有关。

（三）症状和体征

1．患者预感到将要发生重要事物的丧失，并表现出悲痛心情。

2．生理功能改变（如食欲紊乱、睡眠障碍、性欲改变等）。

3．过度异常情绪反应（如否认、自责、愤怒、敌视、恐惧、抑郁等）。

4．日常活动改变（如丧失生活兴趣、退缩行为、吸烟量增加、饮酒过度或矛盾心态等）。

（四）评估注意事项

重在评估个体在发生重大创伤前所经历的心理哀伤反应、哀伤程度及其促成因素。评估时应感受到即将失去重要而且是有价值的事物，如失去身体的某个部分、某种功能或形象受到永久损害，或丧失地位、财产、亲人等。

五、自我形象紊乱（body image disturbance）

（一）概念

自我形象紊乱是指当自身身体结构、外观或功能发生改变时，个体在感知、情绪、信念、价值观等方面出现健康危机。

（二）相关因素

1．与手术、意外事故、冻伤、烧伤、化疗的不良反应有关。

2．与生物因素（如患严重的皮肤病、脑性麻痹等）有关。

3．与周围人群对自身外观可接受程度的冲突有关。

4．与来自社会外环境的精神压力有关。

5．与青春发育期的心理压力（如身材肥胖、过高或过矮）有关。

6．与个体对外观形象及活动要求的期望值有关。

7．与患神经症、神经性厌食等对外表的不现实感有关。

（三）症状和体征

1．对存在的或感知到的自身身体结构、外观和功能的变化有负性的情绪反应，如羞辱感、厌恶感、窘迫感或内疚感。

2．掩饰或回避谈论有关自身身体改变部位的功能。

3．患者不愿看、不愿触及身体的损伤或改变的部位。

4．有自伤、自残行为和自杀企图。

5．清洁、修饰和自我照顾的水准发生改变。

6．有痛苦、悲伤、郁闷等消极情绪。

7．逃避社会交往。

（四）评估注意

对经历了疾病诊治、手术、事故等造成身体结构、外观或功能方面存在暂时或永久改变的患者，需密切观察其负向的调控表现。重点评估患者的价值观、期望值、对躯体结构、功能改变的心理承受能力，这些改变对感知觉的影响及家庭、社会支持的力度。

护理人员应熟悉上述诊断的定义及表现，针对患者临床症状选择恰当的心理护理诊断。

专栏 10-1：心理护理的分级

徐俊冕等把心理护理根据患者心理问题的程度分为重型、中型、轻型，对应给予Ⅰ级心理护理、Ⅱ级心理护理、Ⅲ级心理护理。重型是指严重威胁患者生命，或因患者缘故使他人生命或社会治安受到威胁，亟须解决的问题，如自伤或自杀、他伤或他杀倾向。无论是言语或行动，达到以上程度即可视为重型；中型是指未直接危及患者生命，只是情绪受到严重影响或产生"躯体化"的现象，如患恶性肿瘤的患者产生抑郁，因抑郁又产生食欲减退、消瘦；轻型亦称一般心理问题，患者有情绪不好，但未产生相应症状和体征。

1．**Ⅰ级心理护理**　护士应保持情绪镇定、稳定，每小时巡视患者至少1次。现场观察患者的神志、言谈举止，尽可能满足患者的合理需要，采用亲切、真诚、自然的语言与患者沟通，并争取获得家属和患者所信赖的人的支持，共同做好心理护理。对有自杀倾向者采取有效的防范措施，收藏好可能致伤的一切物品，服药到口后方能离开，并做好书面、口头交班。护士应以积极、乐观的态度关心、影响患者，为缺乏自理能力的人做好生活护理，满足其生理需要，改善患者的心理状态。

2. **Ⅱ级心理护理** 此类患者常表现为躯体症状、病感体验多于常人，主诉也多。针对患者特点，护士应不厌其烦、耐心倾听，及时解决其躯体问题，每2~4小时巡视1次，给予积极的关注。对信任度较低、敌意较强的患者，护士应充满信心，积极探寻适宜方案，通过真诚、理解、帮助患者解决实际问题，赢得患者的尊重与信任。

3. **Ⅲ级心理护理** 此类患者出现的是一般心理问题，主要表现在情绪方面。护士应主动关注、理解、倾听患者诉求，及时发现不良情绪反应，并提供疾病和心理护理方法的相关信息，教会患者自我调适。组织患者参加各种文体活动、病友俱乐部，培养广泛兴趣，鼓励其参与社交活动，助其个人成长，以便更快地获得身心康复、回归社会。

英国学者 Nichol 主张把心理护理分为以下3个层次，见表10-3。

表10-3 心理护理的3个层级（Nichol，2003）

心理护理层次	心理护理主要内容
一级：察觉	察觉患者的心理问题，以患者为中心的倾听和交流，对患者心理状态的感知：相关的行为
二级：干预	评估患者的心理状态：数据记录，信息和教育护理，情感护理，咨询护理，维持、支持、转诊
三级：治疗	心理治疗

Nichol 认为：一级心理护理指最基础的心理护理，即护士不断努力与患者交流，根据患者透露的信息和应对方式敏锐地了解其心理状态，察觉、鉴别患者的心理护理需求。倾听在此级护理中作为护士最重要、最基本的能力必须掌握。

二级心理护理是由意识到患者的心理需要，逐渐步入借助简略记录方式来评估患者的心理状态，此级应一切以患者为中心展开，力求找出患者的心理问题，共同寻求解决办法，并做好相应的护理干预。

三级心理护理即心理治疗，指当护士自身能力不足以帮助那些困扰较大的患者时，应把患者转诊给临床心理医师，由心理医师实施专业的心理治疗帮助患者度过心理危机，阻止事态进一步恶化。

Nichol 的分级严重程度与国内学者的分级刚好相反，故而心理护理的等级划分目前仍见仁见智，护理工作者可根据实际情况酌情借鉴开展。

复习与思考题

1. 心理护理的概念、原则是什么？

2. 简述心理护理与整体护理的关系。

3. 患者，男，46岁。因"呕血半天"入院。患者昨夜无明显诱因下出血呕血3次，总量较多，鲜红色至暗红色，为500~800ml，遂于今日凌晨到我院急诊。考虑"呕血待查"，查胃镜：食管贲门黏膜撕裂综合征，慢性浅表性胃炎。到我院以来，排黑粪4次，柏油样，欠成形，无呕血，无腹痛、腹胀。为进一步诊治，遂拟"食管贲门黏膜撕裂综合征"收住院。

每日饭量较大，饮水量 2500ml/d。近 1 周大便每日 1 次，色暗黑，小便正常。平日因夜有咳嗽，难以入睡。患者汉族，农民，小学文化程度，因嗜好烟酒，10 年前与妻子离婚，近两年与儿子一家同住，与儿子关系紧张。既往否认高血压、心脏病、糖尿病史，否认手术外伤史，否认药物食物过敏史，有长期大量饮酒史，有长期吸烟史。

患者不修边幅，能自述病情，视力、听力正常，诉说害怕预后不良，情绪萎靡不振，沉默寡言。

体格检查：体温 37.6℃，脉搏 95 次 / 分，呼吸 22 次 / 分，血压 125/82mmHg，神志清，精神差，结膜稍苍白，偶有咳嗽，四肢疲惫无力，无其他阳性体征。

请问：（1）针对该患者可提出哪些心理护理诊断？

（2）如何为提出的心理护理诊断排序？

（3）请为该患者制订一份护理计划。

（4）你将如何帮助患者消除恐惧心理？

（吴永琴）

Chapter 11

第11章

临床常见心身疾病的心理护理

本章导读：心身疾病的发生、发展和防治与心理因素关系密切。在护理患者的过程中运用心理学的理论和方法，护理人员以护理行为影响患者的不良心理状态和行为，以便更好地促进患者的康复。本章主要介绍高血压、冠心病、消化性溃疡、支气管哮喘、甲状腺功能亢进、糖尿病和肿瘤患者的心理特点和心理护理要点。

第1节 高血压患者的心理特点与心理护理

一、高血压概述

高血压分为原发性高血压和继发性高血压，本章主要介绍原发性高血压。原发性高血压（primary hypertension）是以体循环动脉压升高为主要临床表现的心血管综合征，通常简称为高血压。高血压常与其他心血管病危险因素共存，是重要的心血管疾病的危险因素，可损害重要器官，如心、脑、肾的结构和功能，最终导致这些器官的衰竭。

我国自20世纪50年代以来进行了3次较大规模的成年人血压普查，高血压患病率分别为5.11%、7.73%与11.88%，总体呈上升趋势。而且高血压病程较长，进展一般较缓慢，不同阶段始动、维持和加速机制不同。因此，高血压是多因素、多环节、多阶段和个体差异性较大的疾病。患者对高血压知识的缺乏，易产生焦虑抑郁等心理障碍。除遗传因素外，环境致病因素很多。在这其中，心理因素的研究受到越来越多的关注。不良的情绪和恶劣环境不仅降低了患者的生活质量，而且在一定程度上影响了高血压的发展和预后，所以做好患者的心理护理尤为重要。

二、高血压患者心理特点及影响因素

高血压是一种严重危害生命健康的身心疾病，社会心理因素对其发生、发展、转归及预后有一定的影响。心理社会应激是高血压不容忽视的发病原因之一，因此，在对患者进行药物治疗的同时，积极配合有效的心理治疗和护理，对患者康复可起到积极的促进作用。

（一）高血压患者的心理特点

1. 恐惧、焦虑 高血压患者入院时，由于对医院环境的陌生以及对自身疾病知识的缺乏，大多表现为情绪紧张、焦虑。护理人员在接待初入院的患者时，应仔细观察患者的心理变化，并且通过交谈了解患者焦虑的原因，为患者的治疗和护理提供依据。

2. 忧郁 由于患者对高血压知识的缺乏，往往对病情估计比较悲观。部分患者入院后，由于社会角色的转变以及生活环境的变化，容易胡思乱想，诱发压抑心理，造成心理冲突，表现为抑郁性格。

3. 急躁 由于高血压患者受饮食习惯、环境、遵医性等多种因素的影响，在治疗过程中，病情容易反复，而且短期内治疗效果可能不太理想，易导致患者产生急躁情绪。

（二）高血压患者的心理影响因素

1. 情绪因素 当愤怒情绪被压抑时，会造成心理冲突。研究表明，经常处于压抑或敌意的人血液中的去甲肾上腺素水平比正常人高出 30% 以上。应激引起的神经内分泌或血流动力学反应的水平比普通人的高，这可能会增加血管内壁损伤和动脉粥样硬化物质的累积，最终导致血压升高。

2. 环境和文化因素 来源于相同遗传背景，但生活在不同的文化环境下，原发性高血压的患病率也不相同。这种差别归结于文化不同和所受到的压力不同。不同的生活环境和工作性质产生不同程度的心理紧张。研究证明，经常性的情绪紧张和各种应激，使大脑皮层及血管运动中枢兴奋性增高，儿茶酚胺释放过多，导致血压增高。

3. 人格特征 一般认为，原发性高血压患者的人格特征表现为求全责备、刻板主观、容易激动、具冲动性、不善表达情绪、压抑情绪但又难以控制情绪。A 型行为者的血浆肾上腺素活性较高，对应激呈现高反应性，可引起血压升高。

三、高血压患者的心理护理

（一）高血压患者的心理评估

1. 一般资料 询问患者确诊为高血压的时间，是否有头晕、头痛、耳鸣、烦躁、心慌、恶心、呕吐等症状，症状持续时间、诱因、缓解方法，有无心前区憋闷、疼痛、一过性失语、肢体麻木、晕厥、视物模糊等；平日血压水平，了解服用降压药的种类和剂量，是否坚持服药及药物疗效。了解患者摄入热量、钠盐、脂肪的情况，有无吸烟、饮酒嗜好，体重和运动情况，了解家人有无患高血压、糖尿病、冠心病、高脂血症疾病。

2. 心理社会资料 了解患者个性特征、职业、生活方式、自我保健知识，还应了解家属对高血压的认识及对患者给予的理解和支持情况。

3. 身体评估 因血压可受到多种因素的影响，测量血压时应注意：① 患者在测量血压前 30 分钟不要吸烟，避免饮刺激性饮料，如浓茶、咖啡等。② 患者应在安静状态下休息 5 分钟后再测量血压。③ 应连续测两次血压取平均值。评估心脏大小、心率、节律，肺部有无干湿啰音，双下肢有无水肿。

（二）高血压患者心理健康教育

健康教育与原发性高血压的治疗密切相关。由于高血压的病因尚未明确，可能与职业、环境、遗传、饮食、肥胖等因素有关，因此，需长期服药治疗。一旦确诊后患者心理负担加重，我们一定要加强护理干预。护理干预是指导患者掌握有关疾病预防知识，提高自我保健和自我护理能力的非药物治疗手段，它以建立良好的护患关系为基础。良好地护患关系是能否让患者自动参与到制订的干预计划中来，使患者自动与护士沟通。明确自己以掌握了什么样的知识，还有哪些方面的知识需要进一步了解。这样，既可以加强护患关系，也可以使干预计划更有效地实施。

高血压相关知识干预：针对中青年对知识易理解、接受快的特点，综合采用多种教育形式和方法，包括口头讲述、小册子、书籍、短信、网络、专家讲座等，向患者及家属解释引起高血压的危险因素及治疗的重要性等相关疾病知识。

（三）高血压患者的心理护理

1. 加强高血压防治知识的宣教，培养患者健康的心理状态　护理人员要耐心细致地向患者讲解高血压的发病原因、临床表现、治疗原则及高血压对人体损害的长期性、危害性等基本知识。鼓励患者以积极向上、乐观的情绪对待疾病，提高患者治疗的依从性。同时向患者解释药物作用及注意事项。通过宣教，使患者认识到高血压疾病的特点，并积极配合医护人员的治疗和护理。加强相关知识教育，可改变患者不良的生活方式和习惯，使血压维持在稳定状态，从而减少甚至避免心、脑、肾、眼并发症的发生，降低医疗费用，提高患者生活质量。

2. 针对患者不同的心理特点，进行有效的心理疏导　一个人的心理情绪和行为习惯等对高血压控制有着重要作用。对恐惧心理患者，护理人员应在患者入院时，向其介绍医院及病房的环境设施，减少其陌生感。主动热情地与患者交谈，了解其生活习惯、兴趣爱好等，使患者对护理人员产生亲切感和信任感，消除或减少患者的恐惧心理；对有抑郁情绪的患者要密切观察其表情变化，选择合适的话题，做好解释工作，从而达到减轻心理负担的目的；对急躁型患者，要注意谈话的技巧性，避免外界的不良刺激。

3. 指导患者使用心理治疗

（1）音乐治疗：音乐旋律和曲调的欣赏可以改变患者生理状态，使其疏泄自己潜意识的内容，解除各种心理社会因素引起的身心反映，降低兴奋水平。采用开放的音乐选择方式，让患者自己选择音乐素材，利于患者从音乐中回忆起生活中的美好场景，或者帮助患者录制一张适合其自身的音乐治疗磁带，以达到缓解紧张情绪、放松身心的作用。

（2）自我放松治疗：教患者做缓慢而平静的呼吸，以放松全身肌肉。指导患者在受到刺激时，有意识采用此方法来控制情绪或根据患者各自的兴趣爱好、文化水平及精神状态，提供轻松愉快地放松方式，如看书读报等，均对高血压患者的紧张心理起到一定的缓解作用。

专栏 11-1：血压水平的分类和定义（表 11-1）

表 11-1 血压水平分类和定义 （单位：mmHg）

分 类	收 缩 压		舒 张 压
正常血压	< 120	和	< 80
正常高值血压	120～139	和（或）	80～89
高血压	≥ 140	和（或）	≥ 90
1 级高血压（轻度）	140～159	和（或）	90～99
2 级高血压（中度）	160～179	和（或）	100～109
3 级高血压（重度）	≥ 180	和（或）	≥ 110
单纯收缩期高血压	≥ 140	和	< 90

注：当收缩压和舒张压分属于不同分级时，以较高的级别作为标准。以上标准适合任何年龄的成年男性和女性
1mmHg = 0.133kPa

第 2 节 冠心病患者的心理特点与心理护理

一、冠心病概述

冠状动脉粥样硬化性心脏病（coronary atherosclerotic heart disease）指冠状动脉发生粥样硬化引起管腔狭窄或闭塞，导致心肌缺血缺氧或坏死而引起的心脏病，简称冠心病，也称缺血性心脏病。

冠状动脉粥样硬化性心脏病是动脉粥样硬化导致器官病变的最常见类型，也是严重危害人类健康的常见病。本病出现症状或致残、致死后果多发生在 40 岁以后，男性发病早于女性。在欧美发达国家本病常见，美国约有 700 万人患本病，每年约 50 余万人死于本病，占人口死亡数的 1/3～1/2，占心脏病死亡数的 50%～75%。在我国，本病不如欧美多见，但近年来呈增长趋势。冠心病属于心身疾病，据现代大量研究证明，心理、社会因素可诱发或加重冠心病，行为应激可触发各种心律失常，甚至猝死。冠心病患者的心理状态直接影响着病情发展。因此，有针对性地实施心理治疗非常重要。

二、冠心病患者的心理特点及影响因素

（一）冠心病患者的心理特点

1. **紧张焦虑** 多见于初次发病者，而且可能通过激活交感神经系统和下丘脑—垂体—肾上腺轴，导致并发症和不良预后。这类患者因住院后环境陌生、饮食起居、休息睡眠等常规生活受到打扰，对疾病充满不安和恐惧，易烦躁不安，产生焦虑情绪。主要表现为烦躁、失眠、易怒，有度日如年之感；有的患者对疾病非常敏感，格外关心，向医护人员寻根问底，或向病友"取经"，或翻阅大量书籍、杂志，渴望了解疾病的发病原因、发展趋势、治疗效果，期盼有灵丹妙药

问世，于朝夕之间疾病获得痊愈。

2. 抑郁消极　多见于再发性心肌梗死，反复心力衰竭发作，不稳定型心脏病。这类患者往往因病情反复发作，药物疗效差，对疾病的恢复失去信心，总感到身体不适，表现为抑郁、悲观、愁眉不展，对人冷漠。

3. 敏感多疑　这类患者对冠心病惧怕，坚信自己有病而且很严重，有时甚至把书上的症状想象成自己的症状，稍有不适就认为是病情加重，把一过性的头痛、牙痛、肩背痛、右侧胸痛均看成是心绞痛发作，并十分注意观察家属和医护人员对其疾病的态度，怀疑对他隐瞒了疾病的严重程度，或者是担心医护人员能否给予精心治疗等，因此，整日卧床不起，依赖性强，导致不必要的心理负担。

4. 盲目乐观　这类患者对冠心病及应注意的问题缺乏了解，对病情发展认识不足，或虽有认识却满不在乎，不能从饮食、休息等方面加以调整，从而影响治疗效果。

5. 角色强化　冠心病患者由于长期接受医护人员的治疗及护理，依赖他人的关心和照顾，逐渐进入患者角色，并从患者角色中"继发性获益"，形成患者角色的"习惯化"。这种"习惯化"虽对患者适应疾病、配合治疗具有积极作用，但是，由于免除了原来社会角色承担的责任与任务，因而可导致患者安于"患者角色"，将医护人员和家人的照顾视为理所当然，担忧离开医护人员的密切关注病情即会恶化，他们情感脆弱，生活自理能力下降。这种心态不利于疾病治疗与康复。

（二）冠心病患者的心理的影响因素

1. 性格因素　弗里德曼和罗森曼开创了对心脏病和 A 型行为模式之间关系的几十年的系统研究。"A"型行为模式是一种动作——情绪复合体，可以见于任何人。当个体处于积极参与一种慢性的、不断的竞争，要以最少的时间取得最大的成就，并为此而与他人的努力作对比时，这种特征就表现出来。这不是精神疾病，也不是烦恼，或害怕，或恐惧，或强迫的复合体，而是一种社会可接受的（实际上是受赞许的）冲突形式。具有这种行为模式的人，也是倾向于呈现无端的，但特别合理的敌意。20 世纪 80 年代初，A 型行为模式被美国政府正式批准作为心脏病的一个危险因素。

A 型行为模式即有时间紧迫感、缺乏耐心、不安全状态、做事小心、总感到时间不够用、永无暇日、强烈的竞争意识和攻击性、充满敌意、雄心勃勃、渴求权利、不懈努力且不停地去实现并不明确的目标、急于求成、固执己见、容易激动、多言善辩、说话和运动快速而莽撞、手势和躯体动作多、爱好较少且通常是个孤独者、脑力劳动多于体力劳动等。20 世纪 80 年代有资料显示，A 型行为的危害核心是敌意和愤怒。美国心身疾病学会的 Karen Mattbews 主席在心血管疾病的危险因素的研究中发现，被压迫的敌意是冠心病重要的预报因子，也是独立危险因子。最终时间紧迫感、过度好胜以及无端的敌意泛滥，导致人格衰竭及耗竭。

在 1970—1975 年，美国心血管疾病病死率人数下降了 13.2%，这归功于对心肌梗死发病因素的大规模宣传，对中国的疾病诊治现状来说不无启发。除外高血脂、高血压、高血糖、高龄与高体重、吸烟和缺乏运动等已知的危险因素，还应当把可导致心肌梗死发作的性格因素作为一个有威胁性的整体看待。海德堡世界卫生组织的研究表明，受到心肌梗死威胁的患者在社会生活上过分投入，这是说他们的行为举止特别外向和乐于交际，但是同时他们却表现出完全相反的人生观，这集中表现在恐惧以及与此相关的总体行为方式的顽固上。

2. 心理应激　国内外大量的临床实践和实验室资料证明了心理应激与冠心病的关系。心理应激是促发冠心病的重要因素，也是心绞痛和心肌梗死急性发作的重要诱因和促发因素，而改变精神状态和行为方式则可以预防冠心病发作和改善疾病预后。

现实生活中，我们时刻被大大小小的应激原包围着。大到天灾人祸，小到上班迟到、丢失钱包、和上级或同事发生冲突和摩擦等。Elion 把在应激情境，如考试、竞争、紧张时产生极度心血管反应者称为"热反应者"，认为这类人患冠心病的危险性最大。应激反应要么使人在需要增加供血时，冠状动脉反而收缩，降低了对心脏的供血量；要么激活某种血液凝固机制，加速猝死的发生等，因此，日积月累的应激过程会加剧对心脏和血管的损害，甚至导致悲剧的发生。

另外要强调的是疾病本身也是应激，就收住于 CCU 的患者来讲，会有身心的反应出现，如焦虑、抑郁、敌意等除疾病本身所带来的重病体验、濒死感和威胁感外，医院环境也是应激源的一部分，如整夜的照明、昼夜不息的声音、吸氧、输液等，使患者在医院的休息是欠佳的，有的患者形容在医院有时像在受刑。这充分提示我们应该考虑医院是否存在应激环境，包括硬件和软件的双重干扰。

三、冠心病患者的心理护理

针对冠心病患者的心理特点及其影响因素，实施准确、有效的心理护理，对患者适应疾病、提高生活质量至关重要。

（一）冠心病患者的心理评估

可根据心理应激的思路，评估影响冠心病发生、发展及转归的危险因素。

1. **心理应激的评估** 与冠心病发生、发展相关的风险因素不仅涉及患者经历重大生活变故及生活事件，同时还与个体对事件威胁程度的解读，感受到的社会和家庭的支持资源及其采取何种应对等有关。

2. **负性情绪的评估** 在冠心病发病过程中，患者易产生焦虑、抑郁、恐惧、孤独等负性情绪，还可以出现否认和被动依赖情绪，其中最主要的负性情绪是焦虑和抑郁。有研究发现冠心病中约有 18% 发生重症抑郁，而重症抑郁患者有 16%～22% 发生急性心肌梗死。长期负性情绪刺激可通过中枢神经内分泌系统致脑垂体-肾上腺皮质兴奋，加速动脉硬化、粥样斑块内在损伤的过程。过量的去甲肾上腺素可导致血小板反复激活，释放多种促凝物质及强烈的血管收缩物质，形成血栓或导致冠状动脉痉挛而致冠心病的发生。另外，精神应激可加重冠心病患者心肌缺血、心律失常，严重的抑郁反应还可以增加心肌梗死患者的病死率。

3. **心理特质的评估** 冠心病的发生、发展与个体心理特质有很高的相关性，心理特质评估主要围绕个体的人格特征、气质类型和行为风格等展开。目前常用的是 A 型行为类型问卷。

（二）冠心病患者的心理健康教育

收集患者健康问题，评估患者的身体状态、心理状态、社会背景、文化程度、生活习惯、经济状况，并查阅问诊病历，有针对地制订护理和健康教育计划。

确定健康教育方式，尽量符合个体化患者的需要采用多种方式进行指导。如文字卡片与口头讲解相结合；提问与讨论相结合；示教与自学相结合。

（三）冠心病患者的心理护理

众所周知，不是所有的冠心病患者都能很好地适应疾病，疾病必然会对其生活、工作及心理状态带来一定的负面影响，并进而影响患者的生活质量。所以，采取科学的心理护理措施，帮助冠心病患者应对疾病带来的心理问题。

1. **焦虑的心理护理**　多见于冠心病初次发病的患者，而且可能通过激活交感神经系统和下丘脑—垂体—肾上腺轴，导致并发症和不良预后。针对这样的患者，要充分了解他们的个性，讲述有关本病的知识，给予耐心的心理疏导，稳定其情绪，使其正确理解护理要求，从焦虑状态中解脱出来，消除疑虑，自觉配合治疗和护理。

2. **紧张恐惧的心理护理**　多见于再发性心肌梗死，心力衰竭反复发作，不稳定型心绞痛患者。恐惧心理在临床上常常表现为紧张状态。该患者常在夜间发作或夜间症状加重，有的患者每到晚上睡觉前即开始精神紧张，有的患者看到抢救别的患者而紧张恐惧，有的患者看到一些抢救仪器及吸氧的装置精神就紧张，促使病情加重。针对这种心态，患者入院后即以热情亲切的态度与之接触，主动介绍监护室的环境，用稳重娴熟的操作取得患者的信任。同时，运用暗示、说服、示范、诱导等方法，让患者学会放松转移自己的注意力，消除紧张心理因素，使患者对医护人员产生信赖感和安全感，增强战胜疾病的信心。

3. **忧虑的心理护理**　忧虑心理在临床上表现为对未来事件及其结果的担忧。多见于缓解和恢复期的患者，这类患者担忧冠心病复发，担心出院后病情发作得不到医护人员的及时治疗和照顾。有的患者愿意让一直负责他的医师治疗，担心更换医师后，不了解病情而延误治疗。我们制订措施，加强有关疾病知识的宣传教育，让患者及家属了解掌握冠心病的发生机制，治疗休养中的注意事项及自我保健自我救护等知识。在患者出院前向患者做好解释工作，表明患者病情好转，缓解期只要耐心坚持治疗，定期随诊复查，精神开朗，查明并避免诱发因素，就可减少或不再发作。

4. **否认的心理护理**　有的患者不承认自己有病或病情加重，对可能发生的严重后果缺乏思想准备，相信自己的身体会抵抗所有疾病或者根本不相信以往健壮的身体会得病。针对这种情况，我们应主动地、有分寸地把病情和医师的诊断告诉患者，使患者认识疾病的程度，通过一段时间的心理疏导，使患者承认患病，同时讲解病情，介绍当前冠心病研究的进展，明确指出冠心病不是不治之症，回避只能对自己不利。同时结合本病房一些冠心病治愈的实例现身说法，请病情缓解的患者介绍自己在治疗过程中的切身体会，以增强患者信心，使患者认清疾病，配合治疗。

5. **角色紊乱的心理护理**　我们最常用的方法是介绍同种患者康复的病例，创造机会让患者与康复者见面，让他们之间直接交谈，进行双向信息交流。由于介绍者与听者之间相同的角色，患者心里容易接受，直观形象地看到疾病是可以康复的，增强了战胜疾病的信心。

> **拓展阅读**
>
> ### 11-1　A 型性格与冠心病的关系
>
> 美国科学家研究表明，A 型性格者冠心病发病率是 B 型性格的 2 倍。国内资料表明，A

型性格占冠心病患者数的 70.9%。

那么，什么是 A 型性格，A 型性格的人为什么易患冠心病呢？美国心脏病专家弗里德曼和罗林曼把人的性格分为 A、B 两种类型。

具有 A 型性格的人争强好胜，热衷于竞争，有时间匆忙感，做事快、效率高、怀有戒心，缺乏耐心，易冲动，爱发脾气，精神常常处于紧张状态，尤其当与人争吵、极度愤怒时，交感神经兴奋明显增高，体内儿茶酚胺浓度增加，肾上腺素及去甲肾上腺素水平增高，心率突然加快，血压急剧上升，血管强烈收缩致心脑血管供氧供血减少，在动脉粥样硬化基础上动脉血管或粥样斑块破裂，导致脑出血或急性心肌梗死，交感神经兴奋可致心电不稳定，心室浦肯野纤维自律性增高，进而发生严重的室性心律失常。此外，交感神经兴奋可激活血小板活性，血小板聚集增加，血黏度增加，加上血管收缩及粥样斑块，形成了脑梗死。因此，A 型性格参与了心脑血管疾病的发病机制。

A 型性格对引发冠心病有直接作用和间接作用。A 型性格的人，中枢神经紧张度高，遇到不良刺激常常做出过度的反应，全身进入总动员状态，心跳、呼吸加快，心脏冠状动脉痉挛，心肌血液供应不足容易引发心绞痛或心肌梗死，这是直接作用，A 型性格的人多有紧张焦虑情绪，导致体内某些血管紧张素增加，加重动脉硬化和血压升高，而临床试验表明，焦虑可以明显减低降血压药物的治疗效果，血压升高及药物疗效的不理想都会间接地促发或加重冠心病。

恰恰相反，具有 B 型性格的人，他们慢条斯理，不慌不忙，随和易处，没有争强好胜的压力，紧张之后能愉快地休息。

近年来研究表明，冠心病与心理紧张有关。弗里德曼与罗林曼通过大量研究人的心理活动与疾病的关系后发现，心脏病患者几乎都是些思想敏锐而雄心勃勃的人，这正是 A 型性格的人。如果人长期地、反复地处于紧张状态中，在这些因素作用下，极易形成冠心病。所以应学会乐观、宽容、不拘小节，逐渐改掉坏脾气，向宽容大度的 B 型性格改变。

第 3 节　消化性溃疡患者的心理特点与心理护理

一、消化性溃疡概述

消化性溃疡（peptic ulcer，PU）指胃肠道黏膜被自身消化而形成的溃疡，可发生于食管、胃、十二指肠、胃 - 空肠吻合口附近以及含有胃黏膜的 Meckel 憩室。胃、十二指肠球部溃疡最为常见。消化性溃疡是一种全球性常见病，估计有 10% 左右的人在其一生中患过本病。本病可发生在任何年龄段，以中年最为常见，十二指肠溃疡好发于青壮年，胃溃疡的发病年龄一般较十二指肠溃疡约迟 10 年。秋冬和冬春之交是本病的好发季节。因此，明确消化溃疡患者的心理特点及其影响因素，实施有效的心理干预技术，对患者有效应对疾病，增强长期适应疾病的能力具有十分重要的意义。

二、消化性溃疡患者的心理特点及影响因素

（一）消化性溃疡患者的心理特点

消化性溃疡是最常见的疾病之一，而胃肠道可能是我们身体里最"情绪化"的器官了。近年来有很多学者对消化性溃疡做了研究，有研究者发现抑郁时胃运动减慢，分泌减少。焦虑时胃运动也是减慢的，而分泌则升高，是一个典型的心身疾病。

1. **震惊**　是发病初期患者最为迅速的表现，当患者感到自己生病，如例行检查发现疾病且已较严重，患者往往表现为震惊。主要表现为不知所措。

2. **焦虑**　消化性溃疡的临床症状是慢性、周期性、节律性上腹部疼痛。

3. **抑郁**　因疾病久治不愈或反复发作，患者认为拖累亲人，并加重家庭经济负担，常表现为自卑、自责和唉声叹气。

4. **恐惧**　患者常担心腹痛加剧导致胃穿孔或严重大出血致死，因而精神极度恐惧。

（二）消化性溃疡患者心理的影响因素

1. **负性生活事件**　生活事件造成的心理应激是诱发溃疡的重要心理因素。初诊为消化性溃疡或消化性溃疡复发的患者中，分别有84%和80%的患者在发病前1周内经历过严重的生活事件刺激。这主要是由于应激引起内分泌改变，使皮质醇激素分泌增加，加速了溃疡的形成。

2. **人格特征**　并非所有经历过负性生活事件刺激的人都会发生溃疡，生活事件刺激只有在一定的人格特征的基础上才会起到致病作用，这种人格特征就是溃疡形成的易感素质。主要表现为孤独、缺少人际交往、被动拘谨、顺从、依赖性强、缺乏创造性、刻板、情绪不稳定，遇事过分思虑、愤怒而常受压抑。由于常惯于自我克制，应激时情绪得不到宣泄，从而迷走神经反射更为强烈，胃酸和胃蛋白酶水平增高明显，易诱发消化性溃疡。

3. **情绪因素**　负性情绪反应与溃疡发病或复发存在因果关系。用抗抑郁药治疗消化性溃疡，胃镜检查示，4周有效率可达46%～86%，其药理作用可能与缓解负性情绪有关。

4. **其他**　消化性溃疡在不同年龄、性别、民族、国家、文化程度、职业、季节和社会经济地位等都存在显著差异，这可能与各个年龄阶段、不同性别、不同文化程度及不同职业的人所面对的压力和各地区幽门螺杆菌的分布不同有关。此外，不良的生活习惯（如吸烟、酗酒等）也是引起消化性溃疡的一个重要因素。

三、消化性溃疡患者的心理护理

针对消化性溃疡患者的心理特点及其影响因素，实施准确、有效的心理护理，对患者适应疾病、提高生活质量至关重要。

（一）消化性溃疡患者的心理评估

1. **心理状态的评估**　即对消化性溃疡的心理行为特点评估，主要包括情绪、躯体化指征、

身心交互症状等。对消化性溃疡心理状态的评估，不仅可了解患者近期的心理健康水平，还能在一定程度上预测疾病的发展。

2. 认知能力的评估　认知能力评估可为消化性溃疡患者制定心理干预措施提供参考依据。

（二）消化性溃疡患者的心理健康教育

心理健康教育的实施，可有效改变以往单纯的表面性宣传的做法，使患者体验到来自医院人员及家庭成员的关心。提高患者住院适应能力和自我保健、自我保护能力，为缩短住院日、减少医疗纠纷、降低保健治疗费用发挥积极作用。所以，根据消化性溃疡的特点采取针对性的心理健康教育。

1. 收集消化性溃疡患者的基本情况　包括患者的年龄、性别、职业、文化程度、婚姻状况，家庭成员及其健康状况，明确消化性溃疡的类型，患者的心理状态、人格特征、认知能力等，为实施针对性、个性化的心理健康教育提供依据。

2. 制订心理健康教育计划　针对消化性溃疡患者的基本情况，根据患者的学习兴趣及需求，制订其从入院到出院不同阶段的心理健康教育计划。

3. 个性辅导的教育形式　针对消化性溃疡患者的知识层次，掌握疾病知识及信息的程度不同，对患者进行一对一指导，耐心、准确回答并解释患者提出的问题，特别是文盲、年老体弱、理解力差的患者，应给予有效、正确的指导。

（三）消化性溃疡患者的心理护理

消化性溃疡病程漫长、愈合慢、易复发，所以病程长达数年、数十年甚至终身。在漫长的病程中，尽管多数患者的症状不严重以及病理改变也可以有自然缓解和较长时间的相对稳定期，但慢性疾病所致的精神压力，尤其是害怕癌前期病变的心理，常影响病情转归。心理护理必须结合考虑上述因素。

1. 评估　通过观察、调查、问卷调查和必要的实验检查，评估和判断患者的心身健康状态，临床心理行为表现以及影响疾病症状和疗效的各种相关心理社会因素。

2. 热情关心患者，做好检查前准备　初次发病住院患者，为尽快明确诊断，常需要进行一系列检查，如胃肠镜等检查，这些诊断方法对他们是陌生的，并且患者常会从其他患者口中得知检查带来的痛苦，因而会产生不安和恐惧感。这时护士应及时来到患者身边，说明检查操作的目的，一般操作步骤以及在操作中可能产生的不适。一方面消除患者顾虑，一方面可取得患者合作，并且指导其做好肠道准备，在检查时让家属陪同观看，使患者安心放心。这些措施都有利于检查的顺利进行，提高成功率，减轻患者痛苦。

3. 缓解疼痛　溃疡患者都有疼痛症状，疼痛感和随之带来的运动受限、食欲降低、睡眠不足，常使患者产生焦虑、紧张、无助感，护理上除了给予药物治疗外，同时教授一些减轻疼痛的方法。如松弛法、音乐法、转移注意力法。患者普遍反映疼痛次数减少，疼痛感明显减轻。

4. 心理疏导　护士要将患者当作亲人或朋友，并掌握一定的交谈技巧，热情诚恳，关切地与患者多次交谈。首先告诉患者不良情绪是导致疾病的重要因素，鼓励患者将心理压力宣泄出来，促使其倾诉心中的苦闷，此时，护士就可加以分析，了解患者致病心理的形成和发展等情况，并且向患者指出，提高患者的认识水平。另外也要指导家属配合针对性的疏导，往往收到事半功倍的效果。同时，创造良好的病区环境，丰富患者的娱乐生活也有助于调节患者心情，加强心理护理的效果。

5. **健康教育** 把疾病知识交给患者，定期在病区举行疾病知识讲座，免费发放知识宣传资料，调动其积极性，增加其对治疗的信心，有助于疾病的恢复。针对消化性溃疡患者复发率高的问题，制定一系列措施，首先要找出患者病情易复发的原因。调查表明，吸烟、嗜酒、未坚持服药及无规律的饮食、生活习惯是导致溃疡患者，尤其是男性患者复发率高的重要因素。找出症结所在，反复宣教，帮助患者真正认识到危害性，促其改掉这些不良习惯。对一些复发率高的患者进行电话随访，定时指导监督，保证健康教育真正落实在患者。

拓展阅读

11-2 质子泵抑制药在消化性溃疡中的研究

质子泵抑制药（proton pump inhibitors，PPIs）用于治疗酸相关性疾病，是近十几年来临床应用广泛、疗效最好的药物。

PPIs 即 H^+-K^+-ATP 酶抑制药，其抑酸作用强，特异性高，持续时间长久。胃酸分泌的最后步骤是胃壁细胞内质子泵驱动细胞内 H^+ 与小管内 K^+ 交换。PPIs 阻断了胃酸分泌的最后通道，与以往临床应用的抑制胃酸药物 -H_2 受体拮抗药相比较，作用位点不同且有着不同的特点，即夜间的抑酸作用好、起效快，抑酸作用强且时间长、服用方便，所以能抑制基础胃酸的分泌及组胺、乙酰胆碱、胃泌素和食物刺激引起的酸分泌。

第 1 个 PPIs 奥美拉唑（omeprazole）1987 年在瑞典上市，第 2 个 PPIs 兰索拉唑（lansoprazole）1992 年在日本首先上市，1994 年 10 月德国研制的泮托拉唑（pantoprazole）在南非上市，1998 年 12 月日本又推出新的 PPIs 雷贝拉唑（rabeprazole）并于 1999 年 8 月获 FDA 批准在美国上市，PPIs 治疗胃、十二指肠溃疡的地位已被国内外大量的临床试验所确立、证实。

第 4 节 支气管哮喘患者的心理特点与心理护理

一、支气管哮喘概述

支气管哮喘（bronchial asthma）简称哮喘，是由多种细胞（如嗜酸粒细胞、肥大细胞、T 淋巴细胞、中性粒细胞、平滑肌细胞、气道上皮细胞等）和细胞组分参与的气道慢性炎症性疾病，主要特征包括气道慢性炎症，气道对多种刺激因素呈现的高反应性，广泛多变的可逆性气流受限以及随病程延长而导致的一系列气道结构的改变，即气道重构。

哮喘是世界上最常见的慢性疾病之一，全球约有 3 亿哮喘患者。我国的哮喘患病率为 0.5%～5%，且呈逐年上升趋势，所以在实践工作中，认为精神情绪变化在本病的发生与发展过程中起着重要作用。从 20 世纪初，这种疾病中社会心理及精神因素已引起人们的重视。

二、支气管哮喘患者的心理特点及影响因素

（一）支气管哮喘患者的心理特点

支气管哮喘是一种复杂的、具有多基因遗传倾向的疾病，所以患者的心理是复杂的、多种多样的，常见的有以下几种。

1. 焦虑、抑郁　由于哮喘病反复发作，多次住院治疗，心理负担、经济负担较重，对疾病缺乏信心，不能安心养病，易使患者产生焦虑、抑郁心理。临床表现为患者精神压力大，注意力难以集中等。这种心理状态反过来又促使哮喘病情进一步加重。

2. 紧张、恐惧　很多患者在夜间发作哮喘加重，因此，每晚睡前就开始精神紧张。还有的患者对某种物质过敏，当听到或看到此物时会紧张恐惧，结果反而容易促进哮喘发作，他们常表现为精神高度紧张，失去自我控制的能力，夜间做噩梦，梦见发病而惊醒。也有的哮喘发作时，可有呼吸困难、窒息感，甚至产生濒死感，并由此产生对死亡的恐惧。患者不能预测和控制病情的发作，长期处于被动地位，逐渐变得胆怯，并产生无助感，对控制疾病信心不足，表现为精神高度紧张、猜疑心重、情绪烦躁，个别严重者对治疗和护理不配合，这些因素会进一步加重病情。

3. 依赖　由于疾病的反复发作，患者感到很无助，在心理上对医师治疗和他人的照顾产生依赖，希望得到亲人、医师更多的注意和同情，盼望获得良医良药，挑选资历老、水平高、有经验的医护人员治病。另外，也有对长期反复用某种药物产生心理上的依赖，必须用该药后方可解除心理上的恐惧者，这样容易导致药物的滥用。

（二）支气管哮喘的心理影响因素

1. 心理应激　目前认为，心理应激因素可能通过以下途径诱发或加重哮喘。① 强烈的情绪变化作用于大脑皮层，大脑皮层兴奋作用于丘脑，通过迷走神经，促进乙酰胆碱释放，引起支气管平滑肌收缩、痉挛、黏膜水肿而导致哮喘。② 不良的精神刺激通过中枢神经系统引起内分泌功能失调和各种激素分泌异常，包括促皮质激素、去甲肾上腺素等。③ 心理功能失调通过中枢神经系统，特别是下丘脑，干扰机体的正常免疫功能和影响机体对外界各种不良刺激反应的敏感性。

2. 环境因素　包括我们常见的像尘螨、蟑螂等这些过敏源以及烟草烟雾、动物的毛发、室外的花粉和霉菌都可以诱发哮喘；另外还有一些药物也常常诱发哮喘发作，如普萘洛尔、磺胺类、阿司匹林等。此外，大哭、大笑等剧烈运动和恐惧、紧张等刺激也可引发哮喘发作。

3. 性格特征　早期研究发现，情绪不稳定、有强烈不安全感、过于敏感而脆弱、有强迫倾向、依赖性强等性格特点的支气管哮喘患者易出现心理问题。

三、支气管哮喘患者的心理护理

（一）支气管哮喘患者的心理评估

有关哮喘患者心理健康状况的研究结果已经证明了此类患者存在有各种心理问题，结果发现，

哮喘患者的心理健康水平偏低，在躯体化、强迫、人际关系敏感、抑郁、焦虑等因素上不同程度地存在着比较显著的差异。造成这种状况的原因是多方面的，一是频繁的哮喘以及哮喘发作时的痛苦经历。二是对所患哮喘疾病目前尚无治愈的良药，哮喘久治不愈的担心。三是哮喘对工作、职业、家庭和社会的影响，哮喘患者的角色变化影响到患者的工作、家庭。四是哮喘导致了患者社会活动减少，人际关系发生了变化。特别是长期哮喘发作的患者，大多数出现比较明显的自尊心下降、自卑、沮丧、抑郁、焦虑、人际关系敏感。这些心理压力和精神症状无疑会加重哮喘发作，而哮喘发作的频度又严重影响了心理状态。于是在患者的心理和躯体间形成了一种恶性循环。因此，在强调对哮喘患者药物治疗的同时，还要加强对他们的心理干预。

（二）支气管哮喘患者的健康教育

目前对支气管哮喘尚无特效根治方法，病情易反复发作。患者发作时不但肉体上承受一定的痛苦，而且还要承受社会、家庭以及经济上的压力，易产生病理心理和不良心理状态。所以做好患者及家属的健康教育十分重要。

1. 疾病知识指导

（1）指导患者增加对哮喘的激发因素、发病机制、控制目的和效果的认识，以提高患者在治疗中的依从性。

（2）通过教育使患者懂得哮喘虽不能治愈，但只要坚持充分的正规治疗，完全可以有效控制哮喘发作。

2. 避免诱发因素

（1）避免摄入引起过敏的食物。

（2）指导患者避免强烈的精神刺激和剧烈运动。

（3）避免持续的喊叫、过度换气动作。

（4）不养宠物。

（5）避免接触刺激性气体及预防呼吸道感染。

（6）指导患者在缓解期应加强体育锻炼增强体质。

3. 指导患者自我检测病情　教会患者如何观察哮喘发作先兆，帮助患者回忆每次哮喘发作前的情况，有鼻痒、眼痒、流泪、打喷嚏等症状。一旦出现此症状，应立即用药，避免哮喘急性发作。

（三）支气管哮喘患者的心理护理

1. 全面准确评估患者情况　做好个性化护理，护士应全面收集资料。评估患者情况，包括不适症状、年龄、性别、文化程度等一般情况，对疾病态度和认识程度，家庭经济负担和社会支持系统等，在准确评估的基础上制订系统有效的护理计划，对不同的个体实施不同的个性化护理。对病情较重者，应在积极治疗的基础上使其安静，少说话，卧床休息，护士经常巡视护理。用适当的语言和表情帮助患者，提高战胜疾病的信心，解除患者精神上的恐惧和孤独感，提高治疗效果，同时护士操作时沉着、冷静、忙而不乱以及娴熟的技术，让患者心理上得到安慰。

2. 创造良好的休养环境　因哮喘是一种气道慢性炎症性疾病，患者对环境多种激发因子易过敏，因此，环境应安静、舒适。避免放置各种花草，温湿度应适宜，保持室内清洁，空气流通。

病室内部避免使用皮毛、羽绒与蚕丝织物。

3. 有效沟通取得患者的信任　建立良好的护患关系，消除紧张恐惧心理。由于支气管痉挛，呼吸困难造成憋气，在感到极度痛苦的同时，患者紧张不安、恐惧、绝望等会导致神经兴奋性提高，支气管痉挛加剧，甚至产生濒死感，所以在给予吸氧、建立静脉通道时，保持镇静，与患者亲切交谈，态度和气。耐心解释，从而使其消除不安情绪，减轻支气管痉挛，尽量减轻其痛苦。告知家属避免刺激患者，以免哮喘再次发作。

4. 有计划地做好宣教工作　给予患者疾病知识的指导，提高患者在治疗中的依从性。针对个体情况，指导患者有效控制可诱发的各种因素。如避免摄入引起过敏的食物；避免强烈的精神刺激与剧烈运动；避免持续的喊叫等过度换气动作；避免接触刺激性气体及预防呼吸道感染。做好用药指导，指导患者掌握正确的用药方法。

5. 哮喘状态缓解时的心理护理　在患者哮喘状态有所缓解时，要及时了解患者发作的原因、以往发作的经过、家庭、婚姻、经济状况等，向患者及家属宣传哮喘是可以控制的，可以像正常人一样生活、工作。说明情绪对疾病的影响，解除患者的疑虑，使其树立战胜疾病的信心，要有良好的心态，保持愉快的心情，帮助患者消除种种自我消极暗示心理，代之以积极的自我暗示。把患者当成自己的朋友，给患者营造良好的住院环境，从心理上接受和配合治疗，达到主动参与。真正使患者感到亲人般的温暖。

拓展阅读

11-3　支气管哮喘预防

哮喘的预防应包括：① 消除或避免产生变态反应和哮喘的各种因素。② 早期诊断，及早治疗。③ 积极控制气道炎症及症状，防止病情恶化，避免并发症的发生。

1. 预防哮喘的发生——一级预防　如上所述，大多数患者（尤其是儿童）的哮喘属变应性哮喘，胎儿的免疫反应是以 Th2 细胞为优势的反应，在妊娠后期，某些因素，如母体过多接触变应原、病毒感染等均可加强 Th2 细胞反应，加重 Th1/Th2 细胞的失衡，若母亲为变应性体质者则更加明显，因而尽可能避免，此外，已有充分证据支持母亲吸烟可增加出生后婴幼儿出现喘鸣及哮喘的概率，而出生后进行 4~6 个月的母乳喂养，可使婴儿变应性疾病的发生率降低，妊娠期母亲应避免吸烟，这些均是预防哮喘发生的重要环节，有关母体饮食对胎儿的影响，则仍需更多的观察。

2. 避免变应原及激发因素——二级预防

（1）避免变应原：特别对于有特异性体质的患者，消除或尽可能避免接触诱发哮喘的因素，如屋尘螨、花粉、动物皮毛、可引起过敏的食物、药物等，对职业性哮喘患者，应脱离该职业环境。

如前所述，呼吸道病毒是否哮喘的变应原尚有争论，但与哮喘的发生、发展有密切的关系，特别是呼吸道合胞病毒于儿童，鼻病毒于成人，避免呼吸道病毒感染亦是重要的预防哮喘措施。

（2）防治变应性鼻炎：变应性鼻炎与哮喘的关系很密切，有人对单纯变应性鼻炎患者进行了近 20 年随访，发现其中近 17% 发展为哮喘，研究亦表明，有 20%~25% 单纯性变应性鼻炎患者存在气道高反应性（组胺或氨甲胆碱激发），因而认为这部分患者可能属于"亚临床型哮喘"，哮喘合并有变应性鼻炎的患者占28%～50%，近期资料表明，对此类患者在气管吸入糖皮质激素治疗的基础上，若能积极控制鼻炎（如口服非镇静 H_1 受体阻滞药，鼻腔吸入糖皮质激素）能明显减少哮喘发作的频率及减轻其症状，因而积极治疗变应性鼻炎对预防哮喘的发生及减少其发作均是有价值的。

3．早期诊治，控制症状，防止病情发展——三级预防

（1）早期诊断，及早治疗：对于症状不明显或不典型的患者（如表现为单纯咳嗽，发作性胸闷或运动后气促胸闷等）应及早做出诊断，研究表明，对于确诊的支气管哮喘患者，越早使用气道抗感染治疗（吸入糖皮质激素），对其日后肺功能的损害（包括肺功能的恢复及儿童随年龄肺功能的增长）越小，因而对绝大多数患者（除了少数处于"间歇"期外），一经确诊，就要进行抗感染治疗，随着特异性免疫治疗的规范化，它可能成为变应性哮喘患者三级预防的一个有效措施。

（2）做好哮喘患者的教育管理工作：哮喘是一个慢性病，目前尚无根治的方法，但采取有效的防治措施，完全可以促使患者正常生活、工作、学习，加强患者的教育及管理，十分重要。其一，教育患者使其了解哮喘的本质、诱因、发作的信号，用药的种类及方法，特别要强调长期抗炎的预防性治疗；其二，教育患者学会采用微型峰流速仪来监测自己的病情，以便在病情变化时及时用药。

我国在贯彻全球哮喘防治战略方面取得了较好的经验，特别是建立了"哮喘之家"、"哮喘俱乐部"，加强了医患合作，使哮喘的发作频率、急诊率及住院率、医疗费用均明显降低，今后要进一步在全国推广。

第5节   甲状腺功能亢进症患者的心理特点与心理护理

一、甲状腺功能亢进症概述

甲状腺功能亢进症（hyperthyroidism）简称甲亢，是指甲状腺腺体本身产生甲状腺激素过多而引起的甲状腺毒症，其病因包括弥漫性毒性甲状腺肿（Graves 病）、多结节性毒性甲状腺肿和甲状腺自主高功能腺瘤（Plummer 病）等。所以，该病临床表现主要为心动过速、疲乏无力、眼球突出、手舌颤抖、体重下降、心慌、多汗、消瘦等，严重影响日常生活。同时还可以表现出情绪易激动、冷漠和焦虑等，不仅使患者心理上承受较大负担，而且影响临床治疗效果。为了改善患者心理状态，保证治疗效果，我们对甲亢患者的心理特点进行分析并采取针对性心理疏导。同时甲亢作为一种心身疾病，心理社会因素在甲亢发病、治疗、预后中的作用和影响是十分明显的；而且，护理是为满足人类需要而促使个体达到身体和精神、生理和心理的和谐一致；因此，对甲亢患者的心理进行分析，有针对性实施心理治疗，做好患者的心理护理非常重要，对疾病的治疗和预后起到积极的作用。

二、甲亢患者的心理特点及影响因素

（一）甲亢患者的心理特点

1. 焦虑、恐惧　由于甲亢病程较长，易反复发作，患者易产生焦虑感。出现焦虑的甲亢患者，对身体的微小不适容易过分关注，焦虑心理持续时间长或作用过大，都会对患者的身心健康带来很大危害。因甲亢患者自主神经系统功能失常，交感神经兴奋性增高，出现神经过敏、焦躁易怒、紧张不安、多言好动、怕热多汗等表现，甲亢大多是年轻的女性，患者多伴有甲状腺肿大和突眼，以致自我形象紊乱，而患者正处于求学、创业或恋爱的时期，她们对自己的疾病顾虑甚多，比较悲观。且患者住院后对环境陌生、饮食起居、休息睡眠等常规生活受到扰乱，对疾病充满不安和恐惧，易烦躁不安，产生紧张焦虑情绪。这种内在情绪、态度或观念可剧烈持久影响神经、内分泌、免疫等，造成紊乱，从而引起一系列生理变化和组织器官器质性改变。

2. 抑郁　由于甲亢是自身免疫性疾病，多数起病缓慢，病程较长，疗程长。患者往往因病情不能及时控制，对健康的恢复失去信心，总感到身体不适，认为疾病不能被治愈，表现为抑郁、悲观。抑郁情绪在少数人身上也可以持续存在，直接影响对疾病的治疗，有时还可诱发继发性疾病。

3. 急躁、多疑　一般来说，甲亢患者除了与自身疾病有关，还与其自尊心强有关。患者在就医治疗时希望得到医护人员的热情相待，得到医务人员、家属、病友的理解、认可和尊重，期望得到安慰和及时的诊断治疗，希望得到周围人们的关心和爱护。由于甲亢患者脾气暴躁，克制力差，为一点小事生气、激动以致大发雷霆，引起患者对医护人员和其他人员的无端苛求、指责和攻击。患者十分多疑，总认为别人对自己不满、有意刁难，这种心理容易引起家庭人际关系紧张，造成不予配合治疗的后果。

4. 淡漠、茫然　与典型甲亢患者相反，有些甲亢患者对自己的病情存在认知不良现象，不能准确认知和把握，患者由于耐受性强，当病情已较为严重但身体没有明显的不良感觉，或已经发病但身体没有明显变化，因此，患者就容易忽视自己的病情，不能及时诊治，容易延误时机，造成严重后果。淡漠型甲亢患者多发于老年人，容易因为表现不典型而未能及时诊治，易发生甲状腺危象。淡漠型甲亢主要表现为神志淡漠、乏力、嗜睡、反应迟钝、明显消瘦等。

（二）甲亢患者的心理影响因素

1. 年龄　甲亢患者的年龄差异将会影响对疾病本身及治疗方案的理解程度不同，影响其心理反应的因素也不完全一致。如青少年，关注的是自我的形象，而患病可能导致形象被毁，因而易出现逃避治疗、抑郁等心理问题。

2. 人格特征　神经质、焦虑、抑郁、疑病倾向，对外部反应强烈且久久不能平静、敏感、易疲劳、注意力涣散、社会适应差，使患者常处于一种慢性紧张状态。也有报道这种患者具有"顿挫 - 脆弱"型性格特征，容易出现心理问题。

3. 环境因素　医院环境、医务人员态度及家属的态度等也将影响患者的心理健康。

三、甲亢患者的心理护理

（一）甲亢患者的心理评估

1. 评估甲亢患者的生理健康水平　有无躯体异常症状及体征，如心悸、胸闷、突眼等，有无甲状腺危象，有无其他疾病史，并评估上述生理因素是否导致患者的心理异常。

2. 评估甲亢患者的心理健康水平　评估患者的人格特点及认知能力，可根据需要使用人格量表评估患者的人格特点，有助于进一步明晰患者对待疾病的态度和应对方式；评估患者有无情感障碍，如容易激惹、情感暴发、焦虑、抑郁等症状。

3. 评估甲亢患者的社会资源　如了解患者的家庭和工作环境，与家人同事之间的关系等，可能获得的社会支持。

（二）甲亢患者的心理健康教育

（1）指导患者合理地安排工作和休息，保持身心愉快，避免过度劳累和精神刺激。鼓励家属与患者建立良好家庭关系，以减轻患者的精神压力。

（2）用通俗易懂的语言向患者及家属介绍甲亢相关疾病知识，眼睛的保护和饮食方法，若出现高热、恶心、呕吐、腹泻、突眼加重等警惕甲状腺危象可能，应及时就诊，从而减轻患者及家属的负性情绪，如焦虑、抑郁等。

（三）甲亢患者的心理护理

（1）讲解疾病相关知识，帮助患者调整心理健康水平，医护人员用通俗易懂的语言耐心地解释疾病相关知识，提高患者对疾病的认知水平，让患者及其亲属了解其情绪、性格改变是暂时的，可因治疗而得到改善。主动和患者交谈，介绍病区环境、规章制度、床位医师、责任护士等，消除陌生感。鼓励患者表达出内心的感受，理解和同情患者，认真回答患者提出的与甲亢病有关的各种问题，尽量满足患者的合理要求，主动做患者的朋友。向患者讲解焦虑和恐惧不利于治疗和康复，给患者提供一个安静舒适的环境，提高睡眠质量。诊疗信息是患者最关心的也是对患者情绪影响最大的因素，因此，应将患者的化验结果、治疗结果及时提供给患者，对不良反应逐一讲解处理办法，消除患者顾虑，使其充满信心和希望。治疗上采取行之有效的措施，缓解症状，使患者获得安全感。充分调动患者的主观能动性，减轻紧张焦虑和恐惧心理，并指导患者学会自我调节、放松来消除不良情绪。

（2）尊重患者的人格和权利，指导患者正确处理生活事件，建立相互尊重、相互合作良好的护患关系，取得患者的信任与配合，指导和帮助患者正确处理生活中突发事件。在日常护理工作中，保持安静和轻松的病室环境，护理人员体谅患者的不良情绪，关心体贴患者，尊重患者的人格和权利。用安慰性、解释性、同情性和征求性语言和患者交流，消除一切引起患者的激动因素，提醒家属避免提供兴奋、刺激的信息，向患者家属和病室友解释患者急躁易怒的行为是暂时性的，会因有效治疗而改善，并且使家属和病友谅解其不当行为，减少冲突，以免患者情绪恶化。合理安排生活，满足患者基本生理及安全需要。忌饮酒、咖啡、浓茶等，以减少不良刺激，帮助患者合理安排作息时间，白天适当活动，夜间充足睡眠。鼓励患者适当进行户外活动和体育锻炼或参加有兴趣的集体活动、听音乐等，采用肌肉放松训练进行自我调控，提高心理免疫与应激能力，使体内甲状腺素水平保持相对稳定，促进甲亢患者的康复。

（3）提高患者主观能动性，遵医嘱正确治疗，在护理工作中要热情地关怀和安排好患者的治疗和生活，主动与其交谈，以引导他们关心周围事物，提高患者治疗疾病的主观能动性。同时进行家庭心理干预，解除家属的思想顾虑，做好家属的心理指导，争取家属的配合支持，多陪伴患者，及时给予心理疏导，使其感到家庭给予的温暖，并增加配合治疗的动力。

拓展阅读

11-4 甲状腺危象的治疗

1. 针对诱因治疗。

2. 抗甲状腺药物（ATD）：丙硫氧嘧啶（propylthiouracil，PTU）500～1000mg，首次口服或者经胃管注入，以后每次 250mg，每 4 小时口服。作用机制是抑制甲状腺素合成和抑制外周组织 T_4 向 T_3 转换。

3. 碘剂：复方碘溶液（SSPI）每次 5 滴（0.25ml 或 250mg），每 6 小时 1 次。服用丙硫氧嘧啶 1 小时后开始服用，一般使用 3～7 天。作用机制是抑制甲状腺激素释放。

4. β 受体拮抗药：普萘洛尔 60～80mg/d，每 4 小时 1 次。作用机制是阻断甲状腺激素对心脏的刺激作用和抑制外周组织 T_4 向 T_3 转换。

5. 糖皮质激素：氢化可的松 300mg 首次静脉滴注，以后每次 100mg，每 8 小时 1 次。作用机制是防止肾上腺皮质功能减低。

6. 在上述常规治疗效果不满意时，可选用腹膜透析、血液透析或血浆置换等措施迅速降低血浆甲状腺激素浓度。

7. 降温：高热者予物理降温，避免用乙酰水杨酸类药物。

8. 其他支持治疗。

第 6 节 糖尿病患者的心理特点与心理护理

一、糖尿病概述

糖尿病（diabetes mellitus，DM）是一组由多病因引起的以慢性高血糖为特征的代谢性疾病，是由于胰岛素分泌和（或）作用缺陷所引起。长期糖类以及脂肪、蛋白质代谢紊乱可引起多系统损害，导致眼、肾、神经、心脏、血管等组织器官慢性进行性病变、功能减退及衰竭；病情严重或应激时可发生急性严重代谢紊乱。所以，糖尿病是严重威胁人类健康的世界性疾病，WHO 将每年的 11 月 4 日定为世界糖尿病日。由于糖尿病的病程长，病情反复，患者心理问题多，因此，心理治疗不可忽视。

二、糖尿病患者的心理特点及影响因素

很多糖尿病患者经过长期的药物治疗，在心理上都会存在一些问题，不良情绪也会由此而生，这对治疗的影响是非常不好的。下面介绍糖尿病患者常见的心理特点及影响因素。

（一）糖尿病患者的心理特点

1. **失望和无助感**　青少年处于求学、创业、恋爱的大好时光，他们得知糖尿病没有根治的可能，常有一种愤怒的情感，加之必须终身控制饮食，更加重了愤怒的心理。他们感到被剥夺了生活的权利与自由，对生活失去信心，情绪低落，整日沉浸在悲伤的情绪中，情感脆弱，对治疗采取消极的态度。

2. **怀疑和否认心理**　患病早期，患者往往不能接受这一事实，持否认或怀疑的态度，怀疑医师诊断有误，否认自己患病，拒绝接受治疗，不注意饮食，或自认为得了病无非就是血糖高点儿，对身体无大影响，对疾病采取满不在乎的态度，导致病情进一步发展。

3. **焦虑、恐惧心理**　该病是一种难以治愈的终身性疾病，可能出现多种并发症，加之患者对糖尿病知识知之甚少并存在许多误解，因此，产生焦虑、恐惧的心理，担心会影响自己的将来，惧怕死亡等，或对治疗过分关心，出现感觉过敏、精神高度紧张、失眠等。

4. **自责、自罪心理**　患者患病不能照顾家庭，常年治疗又需要大量金钱，造成家庭经济拮据而感到自责内疚，认为自己成了家庭的累赘。

（二）糖尿病患者的影响因素

1. **疾病的相关因素**　糖尿病是一种自身免疫性疾病，有些治疗方案可伴有严重的药物不良反应，有些治疗方案可干扰患者的日常活动，甚至要求患者完全改变生活方式和习惯而引发的心理反应。

2. **年龄**　不同年龄阶段的糖尿病患者对疾病本身及治疗方案的理解程度不同。影响其心理反应的因素也不完全一致。如幼儿，因为认知能力有限，不能完全理解疾病及其治疗方案，因而影响其心理变化的关键因素可能是活动受限以及与亲人的分离。此外，在不同年龄阶段，疾病导致的负面影响不尽相同，心理的影响因素也存在差异。如青年人，关注的是与同伴保持一致，被同伴接受，而患病可能导致此目标受阻，因而出现逃避治疗、否认患病等问题。

3. **环境因素**　包括物理环境和社会环境两个方面。

（1）物理环境：主要指医院环境。无论多么现代化的医院环境，对患者来说都是不自由的，甚至有时会使患者产生死气沉沉之感，因而使患者产生抑郁情绪。

（2）社会环境：主要指那些与患者存在血缘关系、亲密关系、社会关系的人构成的社会支持系统，社会支持系统是否强大，对患者的影响是积极还是消极，均会对患者的心理产生不同的影响。

三、糖尿病患者的心理护理

由于糖尿病患者病期长、易反复，使部分患者产生严重的心理障碍，通过分析糖尿病患者存在的心理障碍，并给予针对性的心理治疗，提供相应的心理护理。

（一）糖尿病患者的心理评估

（1）有的糖尿病患者，对现实不满，不去改变生活方式或习惯，来适应病情，而是对他人和身边环境感到厌恶、焦躁，对一些小事就发脾气，总觉得别人对自己不好。

（2）有的患者认为，糖尿病治疗效果不好，经常担心害怕，想着要是并发心脏病和高血压怎么办？如果要截肢怎么办？身体瘫痪怎么办？

（二）糖尿病患者的心理健康教育

心理健康教育的实施，可有效改变以往单纯的表面性宣传的做法，使患者体验到医院人员及家庭成员的关心。提高患者住院适应能力和自我保健、自我保护能力，为缩短住院日、减少医疗纠纷、降低保健治疗费用发挥积极作用。所以，根据糖尿病患者的特点采取针对性的心理健康教育。

1. 收集糖尿病患者的基本情况 包括患者的年龄、性别、职业、文化程度、婚姻状况、家庭成员及其健康状况以及对疾病的认识。

2. 制订心理健康教育计划 糖尿病患者认识到疾病是通过自己的努力而得到控制的，关键在于自己的态度，糖尿病患者治疗中，除药物是由医师控制外，其他的包括饮食、运动、心理和监测掌握在患者自己的手中。所以应制订健康的心理计划以达到控制血糖的目的。

3. 明确心理健康教育内容 在轻松愉快的氛围中，对糖尿病患者的教育针对糖尿病的病因、发病机制、临床症状、并发症、生活起居、饮食、锻炼、自测血糖技术、治疗依从性等一系列内容进行教育。

（三）糖尿病患者的心理护理

1. 建立良好的关系 尊重患者，与患者真诚地交流和沟通，用温柔和富有同情心的语言和容易理解的医学知识和患者沟通，护理人员了解患者的想法，操作稳定，不要大惊小怪，让患者有一种安全感，与患者建立沟通是最重要的一个环节，从对患者的亲切称呼做起，对中老年患者亲切地称呼一声叔叔、阿姨、爷爷、奶奶，让他们会感到无比亲切，这样会拉近与患者们的距离。让他们会把一些心理所想有感而发，倾诉出自己心中的担忧，从而减少心理负担，积极配合治疗。

2. 情绪疏导 糖尿病患者因对疾病知识了解欠缺，一旦病情未及时控制，容易产生不良情绪，所以要始终让患者保持乐观情绪，注意休息，合理搭配饮食，指导如何选择和控制食物，帮助患者制订生活作息表，积极进行体育锻炼，以转移其消极心境。指导患者进行自我调节，学会做情绪的主人，使患者正视自己的病情，正确对待生活，从而缓解心理障碍。

3. 认识疾病、了解疾病 往往在工作中，医务工作者单从患者减轻症状来了解患者仅仅这样是不够的，护理人员应充分了解患者这一阶段心理疏导十分关键，帮助患者改变错误的认知，接受现实，建立战胜疾病的信心和希望，耐心细致地介绍有关疾病的知识，高血糖的危害性和不及时治疗可能发生的并发症，帮助他们认识疾病的发生发展过程，加强他们对饮食、运动及科学用药的重视程度，使其改变对疾病怀疑、拒绝治疗及满不在乎的心态。

4. 给予社会支持 让患者了解目前虽不能根治，但合理地控制饮食，适当地运动，科学地用药，良好的情绪，可以很好地控制病情，并能像健康人一样工作、学习和生活。在尽可能的条件下，协调社会各方面的关系，帮助患者解决实际困难，以减轻其心理负担，同时取得家属的配合，使患者调适不良心态，增强自我保护意识。

拓展阅读

11-5　糖尿病患者的自我管理

日常生活中，糖尿病病友们经常有这样的困惑：我该吃什么？我该怎么锻炼？怎样监测病情？怎样预防并发症……？针对这一系列问题，跟大家谈一谈糖尿病患者的自我管理。

1. 日常生活自我管理主要是饮食控制和运动调节两方面　饮食控制是糖尿病综合治疗的基础，应注意以下几点：摄入食物热量要适当；平衡膳食；食物要多样化；多饮水，少喝酒；坚持少食多餐，定时定量进餐，并且一定要与注射胰岛素，服用口服降糖药的时间配合好。饮食量、劳动强度、用药量三者间的关系要相对平衡，此消彼长，灵活调节；根据个人情况将每日饮食量分多次食用，有利于控制餐后高血糖；糖尿病饮食控制应长期坚持、终身坚持。大家都知道，运动可以增强心、肺功能；降脂、降压、降糖；改善胰岛素敏感性等。注意选择合适的运动方式及运动量，一般来说，老年人可以选用运动强度轻的运动方式，最常用的运动方式为散步；中青年人应以中等强度的运动方式为主，也可选择运动强度较强的运动方式。运动应该循序渐进，运动量应由小到大，持之以恒。预防运动中的低血糖应注意以下几点：尽可能在饭后1～2小时参加运动；避免在胰岛素或口服降糖药作用最强时运动；若要从事中等强度以上的运动，且持续时间较长，应适当减少运动前的药物剂量，可在运动前及运动中间适当加餐；有条件的话，可在运动前后用血糖仪测1次毛细血管血糖；较大运动量的运动结束后，进食量要适当增加。有以下情况应禁止运动：血糖 > 16.7mmol/L；空腹血糖低于4.6mmol/L，应适当加餐后再运动；尿中有酮体；足部或下肢感觉异常；有心悸、憋气、恶心、眩晕；身体突然发生的急剧疼痛以及视物模糊者。

2. 糖尿病病情监测　大家知道，天气变化、精神紧张、情绪变化、失眠、生活不规律、过度疲劳、饮食量增加或吃含糖食物，剧烈的强刺激的运动或停止了日常的合理运动，忘记服药或服药剂量不足，忘记注射胰岛素或注射部位吸收不好，合并其他疾病，尤其是感染、外伤、手术、妇女妊娠或月经期、频繁发生低血糖后等因素都会影响病情的控制。定期糖尿病监测有利于判定并掌握病情控制程度，及时调整治疗方案，以使病情获得最佳控制；有利于及时预防、发现、治疗各种急慢性并发症，改善患者的生活质量，并最终延长其寿命。监测内容主要包括症状监测——症状、体征；代谢控制指标监测——尿糖、血糖、糖化血红蛋白、血脂；慢性并发症监测——尿蛋白与肾功能、眼底检查、神经肌电图等；其他——血压、体重、腰围/臀围等。监测时间：血糖（空腹及餐后）每周1次；体重、血压、腰围/臀围，每月1次；血脂、眼底检查、神经系统检查、肾功能检查、心电图检查，每季度1次；必要时进行胸部X线检查、口服葡萄糖耐量和胰岛素释放试验；以上检查时间为病情稳定时的频率，病情不稳定时，酌情加测；其他检查：了解胰岛素抗体和胰岛功能。

3. 糖尿病的并发症的自我监护

（1）低血糖：糖尿病患者及家属均应掌握低血糖的症状及自我救治方法，外出时，随身携带含糖食品，携带糖尿病治疗卡片。

（2）心脏病和卒中：吸烟，高血压，高胆固醇血症，高脂饮食，体重超重，运动过少等都是心脏病和卒中发生的高危因素，糖尿病患者必须定期做检查，包括运动负荷试验、心电图、血脂分析和血压检查；良好控制糖尿病；积极控制高血压，应将血压控制在130/85mmHg以下；避免高脂饮食，积极治疗高脂血症；积极培养运动锻炼习惯，参加体育运动及体力活动；控制体重，肥胖者应减肥；戒烟、酒。

（3）眼部监护：定期测定血糖，使之处于良好的控制之下；控制血压；不吸烟；每年检查1次视力，这对检出黄斑病变特别重要，视力逐渐减低是一个重要的先兆；每年均应做眼底镜检查，如视力有变化，应随时告知医师；如果已经患有视网膜病变，则应限制运动量。

（4）肾保护：检查尿糖、尿蛋白，蛋白谱，肾病分期；监测血压；控制食盐及蛋白质的摄入量；每半年检查1次肾功能。

（5）足部护理：每日用温水和中性肥皂洗足，注意洗净趾缝；把趾甲剪短，但不要过短，轻轻磨平边缘；冬季注意足的保温和防裂；穿合足清洁柔软的鞋和袜子，线袜透气性好；洗足时水温不要过高以免烫伤。

（6）牙齿护理：用软牙刷刷牙；饭后要刷牙；按摩牙床；糖尿病合并口腔牙周感染时，要及早接受严格抗生素治疗，否则容易影响牙齿功能，甚至会引起感染扩散及败血症。

4. 心理状态的自我调节 糖尿病的自我管理中常被忽视的一环。得了糖尿病不要愤怒、恐惧和失落，应该充满自信。不良情绪引起人体分泌许多种激素和生物活性物质，容易引起血糖升高。要相信糖尿病患者可以像正常人一样生活、工作和学习。充满自信向糖尿病挑战。糖尿病目前不能根治，但是通过合理治疗可以使血糖长期稳定，接近正常，糖尿病患者可以像正常人一样愉快地生活（图11-1）！

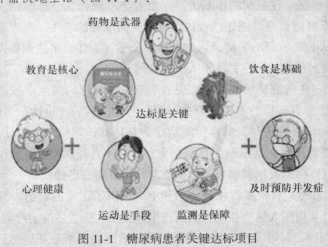

图11-1 糖尿病患者关键达标项目

第7节 肿瘤患者的心理特点与心理护理

一、肿 瘤 概 述

肿瘤（tumor）是机体在各种致癌因素作用下，局部组织的某一个细胞在基因水平上失去了对其生长的正常调控，导致其克隆性异常增生而形成的新生物。根据肿瘤生物学特性及其对机体危害性的大小分为良性肿瘤（benign tumor）和恶性肿瘤（malignant tumor）两类。良性肿瘤较少出现全身症状，不向周围组织浸润，也不向全身转移，手术切除后不易复发，对机体危害小，患者预后较好。恶性肿瘤生长迅速，并向周围组织浸润，常有全身转移，全身症状明显，晚期患者多出现恶病质，手术切除后复发率高，病死率高，是危害人类健康最严重的疾病之一，给患者造成极大的心理压力。本章所述的是针对恶性肿瘤而言的。

恶性肿瘤是威胁人类生命最严重的一类疾病，在欧美一些国家恶性肿瘤的病死率仅次于心血管系统疾病而居第二位。中国卫生部公布2006年我国恶性肿瘤在农村和城市人口中病死率均居第一位。WHO专家预测，2020年全球人口约80亿，恶性肿瘤发病人数将达到2000万，死亡人数将达到1200万人，恶性肿瘤将成为新世纪人类第一杀手，对人类生存构成最严重的威胁。攻克恶性肿瘤是医学界亟待解决的重大课题，而探讨如何做好对恶性肿瘤患者的心理护理，是延长患者生存期，提高患者生命质量的重要举措之一。

二、肿瘤患者的心理特点及影响因素

肿瘤被人们看作是一种最可怕的疾病，"癌症＝死亡"的错误观念深深地印在人们头脑中。所以当一个人患上肿瘤后会受到巨大的心理冲击，产生一系列心理反应。

（一）肿瘤患者的心理特点

1. **否认、恐惧和愤怒**　在最初的诊断阶段，患者会出现否认、恐惧和愤怒等应激性情绪反应。在患病之初，恐惧可能会淹没愤怒，否认也可能妨碍敌意的产生。当患者领会到了疾病对他的全部含义后，就会从心底感到不平衡，认为世界不公平，为什么事情偏偏发生在自己身上，产生愤怒情绪，甚至将愤怒指向他人，如医护人员及家属。

2. **抑郁和焦虑**　一些研究显示，在癌症患者中焦虑和抑郁的发生率较高，在某些发展中国家甚至高达66%。肿瘤患者抑郁的主要原因在于明白所患疾病的严重性，了解到治疗前途渺茫，因而失去了战胜病魔的信心和勇气，常常拒绝治疗，整日郁郁寡欢，情绪低落，自我评价降低，缺乏生活兴趣，消极悲观厌世，甚至萌生自杀念头。有时伴有睡眠障碍、胃纳减退、便秘、体重下降等躯体症状。伴有疼痛的晚期肿瘤患者，抑郁是其主要的心理症状。

3. **孤独和无助**　患癌症后，多数患者会感到生命偏离了正常的轨道，变得敏感多疑、情绪低落、焦虑恐惧，难以与周围人融洽相处，从而产生孤独感。患者住院治疗后，社会信息被剥夺，依恋亲人的需要得不到满足，进一步加重孤独感。当患者对自己所处环境感到无能为力、无所适从时，无助情绪便会产生，进一步泛化即为抑郁。患者往往有自怜和自卑情绪，内心有无数的委屈，需要发泄或处于梦样状态，做对人对己都毫无意义的活动。

4. **被动依赖**　由于担心疾病，患者往往表现出自信心不足，可能在行为上产生退化，例如，自己能做的事也要家属来做，不愿家属离开，变得被动、依赖，对医院环境不能很快适应，情感脆弱，生活处处需要人帮助照料。

（二）影响肿瘤患者的心理因素

1. 对肿瘤的片面认知 由于恶性肿瘤的病死率高，人们普遍认为"这是不治之症"，一经确诊，人们往往会感到即将走到生命尽头，出现恐惧、否认、愤怒和抑郁等心理反应。

2. 治疗疗效和预后与期望值间的差异 接受治疗的过程中，患者会对治疗的疗效和预后产生过高的期望，如果治疗疗效欠佳或病情出现反复，患者就会出现抑郁悲伤、焦虑易怒等情绪反应，丧失信心。

3. 对治疗方法缺乏科学认知 放疗、化疗是治疗肿瘤的常用方法，如果患者对放疗、化疗的基本知识了解，一旦出现不良反应，如恶心、呕吐食欲差等情况，就会加重患者的焦虑、恐惧心理，使免疫功能进一步降低。有的患者治疗后出现形体方面的改变，如脱发、面容水肿、器官缺损等，患者会为此产生自卑、敏感、回避、自我封闭、性格行为的改变。

4. 医疗费用过高带来的经济压力 手术、化疗或放疗等治疗产生的高额费用，给患者带来巨大的经济压力，造成患者情绪低落、顾虑重重，重则悲观绝望甚至出现自杀企图。

5. 家庭和社会支持缺乏 家庭和社会对肿瘤患者有很重要的支持作用，如果家庭成员不关心、冷漠，甚至遗弃，社会和单位对患者缺乏必要的关怀，则患者会处于无助状态，加重患者的心理负担，使患者产生严重的心理问题。

三、肿瘤患者的心理护理

（一）肿瘤患者的心理评估

1. 评估患者的一般资料及生理健康水平 主要采用临床观察法、访谈法等收集患者的一般资料，包括年龄、性别、职业、文化程度、经济等情况；评估患者生理健康水平，例如，有无肿瘤或相关治疗导致长期的慢性疼痛或持续的剧烈疼痛，肿瘤或相关治疗导致的生活功能的严重丧失，肿瘤或相关治疗导致的外形受损等问题，并评估上述问题对患者的心理影响。

2. 评估患者的心理健康水平 评估患者的人格特点及认知能力，可根据需要使用人格量表评估患者的人格特点，深入了解其个人价值观念，有助于进一步明晰患者对待疾病的态度和应对方式；评估患者有无焦虑、抑郁等负性心理情绪，要对患者的抑郁程度进行分级。同时，做好肿瘤患者自杀的危险信号的评估。特别的行为或情绪特征改变，如冷漠、退缩、隔离、愤怒、攻击性、睡眠、饮食的改变，严重的绝望或无助感，这些往往是患者自杀的危险信号。

3. 评估患者的社会支持水平 评估患者的社会资源，例如，患者的职业和家庭生活中存在的问题，可能获得的有效社会支持以及患者对社会支持的利用情况。

（二）肿瘤患者的心理健康教育

1. 科学地提供疾病相关知识和信息 焦虑和恐惧的产生往往与知识的缺乏有关，患者由于不了解肿瘤的相关知识或对肿瘤治疗效果感到绝望而过分紧张、焦虑。因此，在健康教育过程中，用患者可以理解的方式讲解肿瘤方面的基本知识、诊断治疗方法、不良反应及处理方法等，使患者对肿瘤有一个科学的了解。

2. 介绍心理因素与肿瘤发生、发展、预后的关系　结合前期心理评估的情况，与患者讨论人格特点、经历的生活事件及情绪状态等与肿瘤的发生、发展的相关性，特别是长期的精神紧张、情绪压抑、心情苦闷、悲观失望等不良心理状态是癌症的促进剂。

3. 指导患者调整心理状态的方法　指导和鼓励患者认识自己的情绪，表达自己的情绪，教授患者自我心理调节技术，如放松技术、积极应对技巧、确立新的生活目标、建立新的生活方式等，减轻焦虑、抑郁等负性情绪，以乐观积极的态度对待面临的各种治疗。

（三）肿瘤患者的心理护理

1. 提供支持性心理护理　肿瘤患者不仅忍受着来自躯体的各种痛苦，还承受着巨大的精神压力。为此，给予患者无条件的情绪支持尤为重要。护士必须认真倾听和体察患者的感受，耐心解答患者提出的所有问题，以热情、诚挚、理解、体贴的护理行为取得患者的信任，与患者建立良好的护患关系。对患者进行适时科学的疏导、安慰和鼓励，对他们的身心痛苦给予同情，对他们的人格给予充分的尊重。

2. 根据患者的人格特点选择对策　了解患者的人格特点对有效实施心理护理很有帮助。

3. 根据患者出现的不同心理反应选择心理护理措施

（1）焦虑患者的心理护理：为患者提供安全和舒适的物理环境和人际环境。与患者谈话时，态度要和蔼，理解和接纳患者。认真评估患者当前的应对方式是否适当，并帮助患者了解当前的应对方式，对焦虑的存在或消除起到了什么样的作用，指导患者以有效的应对方式代替不良的应对方式，并及时提供反馈意见，对患者的积极变化及时给予正性强化。

（2）恐惧患者的心理护理：要减少或消除引起患者恐惧的原因，降低恐惧的程度。通过评估患者恐惧的程度，分析引起恐惧的原因，采取针对性的措施。例如，进行手术前，向患者介绍具体的过程和注意事项，指导患者做好术前准备，对患者的诉说要认真倾听，对恐惧情绪选择适宜方法和场所，帮助患者宣泄和转移注意力。

（3）抑郁患者的心理护理：抑郁情绪是恶性肿瘤患者常常出现的心理反应，护士可以使用认知行为治疗技术，让患者认识到负性情绪是可以消除的，鼓励患者表达抑郁情绪，认真倾听患者的诉说，提供心理支持。患者在抑郁的情绪状态下往往想不开，甚至会发生自杀行为，所以护士做好抑郁患者的心理护理尤为重要。对那些情绪低沉、抑郁、沮丧、悲观厌世的患者要特别注意。护士必须及时将患者的自杀危险性告知患者家属，争取其密切配合；医护人员之间应就患者自杀危险性及时沟通，必要时应请专科医师会诊。护士和医师合作，给予心理支持，采取积极措施解决患者的情绪和疼痛等问题，预防自杀，同时，激发患者的能动性，改变其不良环境，树立战胜疾病的信心。

（4）孤独患者的心理护理：与患者讨论导致孤独的原因，如社会支持资源的不足、社交的障碍、疾病带来的自卑等，帮助患者认识到自身在孤独情绪发生和缓解中所起的作用，改变其对人际交往的不良认知，帮助其学习社会交往技巧，从而主动寻找改善的资源。鼓励患者与病友交往，主动参加社会活动。鼓励患者发展自己的兴趣爱好，增加社会交往范围等。

（5）否认患者的心理护理：认同患者的否认是一种保护性的应对防御机制，适度的否认对患者有益。提供机会让患者表达内心的恐惧和焦虑，鼓励患者逐渐面对问题或者表达对某个问题的关心，切忌直接质问患者的否认行为。当患者没有心理准备时不要急于强迫他提出问题或谈及所关心的事，以免引起患者的焦虑情绪。若患者提出他所否认的问题或者表达对该问题的关心时，应提供有关的指导并给予必要的心理支持。

4. 鼓励患者建立有效的社会支持系统 团体活动增加患者的归属感，使患者能够感受到家庭和社会的支持和关心，从而提高生活质量。护士要鼓励患者主动加强与家庭的联系，积极加入癌症康复中心或癌症患者俱乐部，在患者、医务人员、家属和社会之间建立一个互动理解、团结一致、共同对付癌症的抗癌同盟，以增强患者的信心，减轻或消除患者的消极情绪，帮助患者找到新的生活目标和精神寄托，增强患者对自身健康的高度责任感。

拓展阅读

11-6 从干预介入等方面对癌症患者的心理进行干预

Razavi（1995）从心理学行为干预介入时间及干预目的，将对癌症患者的心理行为干预分为以下 5 类。

（1）预防性心理行为干预：常用避免继发于治疗和（或）疾病本身并发症的发生和发展。

（2）早期心理行为干预：指在明确癌症诊断和开始治疗时，对患者进行的早期干预。研究发现，早期干预的效果优于延迟干预的效果，尤其在生存质量和生存期方面。

（3）恢复期心理行为干预：指当患者很可能治愈时，也就是在康复期进行的心理行为干预，其目的是控制和减轻仍然存留的因癌症引起的心理和生理不适，如身体伤残及忧虑心情等。

（4）支持性心理行为干预：以减轻与慢性疾病有关的不适和乏力为目的的心理行为干预。

（5）姑息性心理行为干预：主要使用于生物学治疗可能不再有效，以对症治疗来维持病情和改善不适为主要目的的患者，此时通常采用多种形式和内容的心理治疗和行为训练方法。

复习与思考题

1. 患者，男性，45 岁，汉族，国家公务员，大学文化程度，已婚。体格检查时发现血压升高，测得血压 185/100mmHg，心率 100 次 / 分。患者为肥胖体型，有烟酒嗜好。父亲有高血压病史，去年去世，死于脑出血。该患者工作勤奋，言行谨慎，性格急躁，以 "高血压" 收入院。

患者主诉头晕、疲乏无力、心悸，担心预后不良。精神萎靡，忧心忡忡，以至睡眠困难。情绪低落，烦躁不安。既往无重大躯体疾患。

针对案例，请对该患者如何进行心理护理。

2. 何为冠心病？有何心理特点？

3. 消化性溃疡的心理特点是什么？消化性溃疡患者的心理影响因素是什么？

4. 患者，女性，46 岁，曾因患哮喘住院 4 次，因心悸、气促，不能平卧使之产生濒死感，精神高度紧张；又因患者血管穿刺困难和病情易反复，造成经济和心理上的负担过重而失去治疗信心。

此患者出现了什么样的心理特点？应给予哪些相应的心理护理？

5. 患者，男性，50 岁，大学教授。已婚，糖尿病病史 5 年，不能严格遵守糖尿病治疗方案，血糖控制不理想。请为该患者制订一份心理健康教育计划。

（李伦兰）

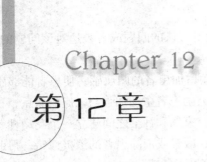

第12章

特殊患者的心理护理

本章导读：不同患者具有不同的临床表现和心理需求，为了更好地提高临床特殊患者的护理质量，必须对他们加强心理护理。本章主要介绍急危重症患者、慢性病患者、传染病患者、脑卒中康复期患者、精神病患者及临终患者的心理特点和心理护理策略。

第1节　急危重症患者的心理护理

急危重症患者指那些发病急、病情重需要紧急抢救和需要时刻监测生命体征的患者。由于大多数急危重症患者面临的是身体的伤残以及生命的威胁，患者的心理处于高度应激状态。因此，良好的心理护理就显得尤为重要。良好的心理护理不仅能够缓和其紧张情绪，促进病情良好转归，而且有助于建立良好的护患关系。

近些年来，随着急危重症护理科学的形成和发展，人们越来越认识到急危重症患者心理护理的必要性。急危重症患者的心理活动是复杂多样的，突然袭来的天灾、人祸或不良事件带来的超强紧张性刺激，使患者心理处于应激状态，比较经常出现的是濒死感，伴随着绝望、恐惧、无助、愤怒等极度消极的情绪，会严重影响患者的治疗。因此，护士要善于分析每个急危重症患者的心理状态，以便有针对性地做好心理护理。

一、急危重症患者主要的心理问题

1. **恐惧、愤怒心理**　恐惧是急危重症患者最常见的心理状态。急性创伤患者大多遭遇了诸如打架斗殴、交通事故、自然灾害等突发事件，患者在没有任何心理准备的情况下突然受到外界的强烈打击，加之在突发事件发生的过程中受到惊吓，患者往往情绪很不稳定，易出现紧张、恐惧、愤怒等不良情绪。

2. **焦虑、孤独心理**　急危重症患者大多发病突然、病情发展迅速、病势凶险，并常伴有剧烈的疼痛或不适感。加之对疾病缺乏认识，因此，大多数患者进入医院就诊往往不知所措，明显存在焦虑不安等负面情绪；重症患者由于病情危重被安排到重症监护室，不允许家属探视，患者在陌生环境容易产生"分离性焦虑"，孤独感加重。

二、急危重症患者的护理干预措施

1. **减少患者恐惧，增加患者的安全感**　恐惧是急危重症患者最常见的心理状态，因此，增强患者的安全感对稳定患者的心理状态至关重要。对于急危重症患者，护理人员要谨记"时间就是生命"，医师下达医嘱后，忙而不乱地进行相关的操作，分秒必争，让患者感受到医护人员正在迅速、及时、有效地对其进行救治，让患者感受到自己会被成功救治，增加患者的安全感，以减缓其恐惧心理。其次，护理人员言谈举止要和蔼亲切，技术操作熟练无误，给患者留下良好的"首因效应"，增加患者对医护人员的信任感。

2. **拓展交流渠道，降低"分离性焦虑"的发生**　重症监护室是相对封闭的医疗环境，易使患者产生"分离性焦虑"。因此，首先，对于刚刚入住重症监护室的清醒期的患者，护士可用通俗易懂的语言介绍重症监护室（intensive care unit，ICU）的基本环境，使患者对 ICU 有基本的了解，减少陌生感。其次，护士要多给予患者关怀与安慰，减少孤独感，并且可采用传话、书信、电话交流等方式，让患者与家属交流，减少因分离产生的焦虑感；对于失去语言表达能力或者意识不太清楚的患者，护士要运用非语言沟通技巧，如眼神、身体触摸等肢体动作表达对患者的关心，增强其归属感，解除患者的焦虑。

3. **加强与患者家属的沟通，共同配合救治**　在对急危重症患者实施救治的过程中，家属常因突遇变故，情绪状态变得极其不稳定，甚至在急诊室大喊大叫，将恐惧、愤怒的情绪转移到护理人员身上。这不仅会增加患者的心理负担，也不利于稳定患者情绪，而且在一定程度上妨碍了救治。此时，护理人员应加强与患者家属的沟通，给予家属适当的安慰和心理支持，并向家属做好必要的病情介绍，稳定家属情绪，使他们主动配合治疗，以促进救治的顺利进行。

三、急危重症患者的暗示治疗

暗示疗法是心理学中一种常用而又有效的方法，主要是利用言语、动作或其他方式，使被治疗者在不知不觉中受到积极暗示的影响，从而不加主观意志地接受某种观点、信念、态度或指令，以解除其心理上的压力和负担，实现消除疾病症状或实现某种治疗方法效果的目的。暗示疗法分为两类：他人暗示和自我暗示。其中他人暗示疗法，对于急诊患者来说意义重大。

他人暗示疗法，主要是通过医师在救治者心目中的威望，把某种观念暗示给救治者，从而改善人的心理状态，调节人的行为并且恢复机体的生理功能，达到治疗疾病的目的。例如，急性创伤患者绝大多数是突发事件的受害者，诸如交通事故、打架斗殴和自然灾害等。在没有任何精神准备下突然受到外界的强烈打击以及在创伤过程中受到惊吓，患者容易产生紧张、恐惧、愤怒等不良情绪。部分患者因对病情缺乏正确认识，甚至担心抢救不及时而死亡，因此，情绪高度紧张。此时，护理人员要积极将暗示疗法运用到急诊的护理工作中。

1. **环境暗示**　护理人员要保持就诊环境的安静，消除环境对患者的各种不良暗示。指导患者的家属亲友不要在患者面前谈论病情如何严重等内容，不要惊慌失措，不要流露出紧张、焦虑等负面情绪等，以防不良的刺激会导致其不良情绪的发作。

2. **动作暗示**　护理人员应对急诊患者进行准确无误的操作，并且有条不紊，快速有效地展开救治。沉着熟练的操作会给急诊患者发出积极的暗示信号，"我正在被高素质、高水平的医护人员所救治，我有被救治的希望"，增加患者的安全感和信任感，以更好地配合治疗。

第2节　慢性非传染性疾病患者的心理护理

慢性非传染性疾病，简称慢性病，是对一类不具有传染性，起病隐匿，病程长且病情迁延不愈，长期积累形成疾病形态损害的疾病的总称。由于慢性病病程长、见效慢、易反复的特点，慢性病患者的心理健康水平往往也受到影响。如何提高慢性病患者的心理健康水平，也成为当今心理护理的重要内容。

一、慢性疼痛

慢性疼痛作为一种特殊的慢性病，目前尚无统一的定义。国际疼痛研究协会（International Association for the Study of Pain，IASP）将慢性疼痛定义为"超过正常的组织愈合时间（一般为3个月）的疼痛"。慢性疼痛不仅是生理上的改变，也是受心理、生理、社会等多重因素影响的独特主观感受，常伴有焦虑、抑郁等心理上的改变。有研究表明，欧美国家有35%的人患有慢性疼痛，我国患有慢性疼痛的人口比例甚至更高。慢性疼痛已经成为现代人类健康的主要问题之一，严重干扰了患者的心理状态。

二、慢性疼痛患者的心理护理

1. 给予患者恰当的反馈，建立信任的护患关系　慢性疼痛患者躯体长时间处于不适感之中，伴有明显的焦虑、抑郁。加之有些患者慢性疼痛的原因不明确，加重了患者的无助感。因此，护理人员不能以自己的体验来评判患者的感受，无视患者的疼痛，认为患者"无病呻吟"，这样患者会认为自己的疼痛无人理解，加重患者的疼痛感受和心理负担。其次，护理人员要耐心倾听患者对疼痛的诉说，让他们充分地宣泄表达，并且在适当的时机给予相应的反馈，让患者了解护理人员理解他们的疼痛，减轻患者的心理压力，以建立信任的护患关系。此外，护理人员应对患者进行有针对性的心理安慰与鼓励，增强患者对疼痛的耐受性，提高患者对痛刺激的耐受能力。

2. 护理操作轻柔缓慢，减少不必要的疼痛刺激　一方面，在进行护理操作时，态度应和蔼亲切，镇静沉着，动作应稳重敏捷，精细准确。这不仅能减轻给患者带来的身体上的不良痛刺激，而且能减轻患者的焦虑、紧张等异常心理；另一方面，在护患沟通交流中，应对患者进行积极的心理暗示，消除患者对疼痛的恐惧与焦虑，减少负面情绪带来的心理上的不良痛刺激。

3. 分散患者的注意力，提高患者疼痛耐受性　疼痛患者长时间处于疼痛中，活动明显减少，这样反而加重了患者的心理负担。此时多与患者沟通，鼓励患者积极参与到丰富多彩的活动中来，如读书看报、下棋、做游戏等，转移其注意力，减轻对疼痛等异常刺激的感受。其中，引导想象法可有效分散其注意力，减轻患者对疼痛的感受。

4. 引导患者及家属正确地对待疼痛，积极地面对疼痛　慢性疼痛患者常常因为对疼痛的无知而加重痛感，因此，对疼痛知识的宣传教育非常重要。护理人员应让患者了解自身疼痛的原因、规律、减轻疼痛的方法，减轻对疼痛的恐惧。此外，护理人员应对家属进行相关的疼痛知识的教育，帮助患者总结减轻疼痛的心得体会，让患者树立起战胜疼痛的信心。

专栏 12-1：引导想象法缓解疼痛

利用心理学方法缓解疼痛是目前控制疼痛最为有效的方法之一。研究表明，转移注意力可以减轻痛感，其中引导想象法是转移注意力的一种有效方法。

引导想象，即通过对某一令人愉悦的情景或经历进行想象，利用想象的正性效果来逐渐降低患者对疼痛的感受。指导者给予言语的指导，来访者要根据指导者的语言充分发挥自己的想象。一般要求：指导者要想象力丰富，语气柔和，语调适中，节奏要逐渐变得缓慢，配合患者的呼吸；想象者身体要处于放松状态，要将注意力高度集中在指导者的语言上，清晰地进入指导者的想象画面中。

例如，一个人安静地以最舒服的姿势躺在病床上，想象美丽的场景：夏日的晚上，你远离城市的喧嚣，你远离医院的嘈杂，你一个人光着脚丫静静地坐在清澈的溪水旁，静静的，静静的。溪水潺潺地流过你的脚边，温柔地抚摸你的脚丫。此时，清爽的微风拂面而过，侧耳听有蛐蛐在你周围的草丛里轻轻地歌唱……你起身站了起来，缓缓地走到柔软的草丛中去，清新的草香味、甜甜的花香味扑鼻而来……你轻轻地躺在了这片广阔无垠的草地里，柔嫩的小草的叶子随风抚摸你的身体，就像妈妈温柔的双手。抬头望去，天空是如此的广阔，闪亮的星星在天空眨呀眨，一颗，两颗，三颗……数着天空的星星，你慢慢地有了困意……微风和煦，星光熠熠，躺在草地上，你的呼吸也开始变得缓慢而均匀，一二一，一二一（配合患者的呼吸）……

引导想象，可以给患者提供愉悦的刺激，使患者由对痛的注意力转向其他愉快的事物，从而减轻对疼痛的感觉，甚至增加对疼痛的耐受性，对于减轻慢性疼痛患者的疼痛十分有益。

第3节　传染病患者的心理护理

传染病是由各种致病性的病原体所引起的具有传染性的疾病。因为疾病的传染性特点，患者往往承受较大的心理压力，心理反应错综复杂。因此，在临床治疗传染病的过程中，心理护理不容忽视。

传染病患者因为其疾病的特殊性，常出现恐惧、自卑、孤独、焦虑、抑郁、多疑等心理，甚至出现心理障碍。因此，做好传染病患者的心理护理，解决患者的心理问题，对促进患者的健康具有重要的意义。

一、传染病患者常见的心理问题

1. **恐惧心理**　一是由于患者对疾病缺乏正确的认识，认为传染病是一种可怕的疾病，病情重，治疗难度大；二是传染病房特殊的环境及严密的隔离制度，给患者也带来一定的心理压力，患者表现为恐惧，心神不宁，严重影响了正常的饮食与睡眠，出现病情加重的现象。

2. 自卑心理　患者确诊为传染病后，常常给自己画上特殊的标记符号，觉得得了传染病"难以启齿"，"很丢人"，周围的人知道自己得传染病会嫌弃和疏远自己。患者在心理和行为上开始与周围的人划清界限，出现少语、不愿意与人交流等现象。

3. 孤独心理　不同种类的传染病施行不同的隔离制度，家属的探视、陪护都受到了很大限制。患者与家属、朋友不能经常见面，患者之间由于病种的不同也不能常来往，再加之由于疾病的传染性，患者不易被社会理解。因此，住院的传染病患者往往感到生活单调，心灵孤独。

4. 焦虑、抑郁心理　担忧自己在住院期间染上其他疾病，担忧自己的病传染给亲人、朋友，担忧自己的人际关系因病情遭到破坏，担忧自己的工作、学习因此受到影响，因此，整日郁郁寡欢。

5. 多疑心理　传染病患者在得病期间比较敏感，看见有人小声说话，认为别人是在讨论自己的病情；有些操作护士需要戴上手套、口罩来执行，则认为护士是嫌弃自己。

二、传染病患者的护理干预措施

1. 建立良好的护患关系，增加患者对护理人员的信赖感　传染病患者最需要的是同情和理解，最忌讳的是"被嫌弃"。因此，首先，护士在进行护理操作时的隔离措施要得当。如非呼吸道传染病，最好不要戴口罩；没有必要戴橡胶手套的可不戴，以防加重患者产生不安、猜疑的心理。其次，护理人员应热情接待患者，有礼貌地为患者介绍医院环境、规章制度、主管医师、责任护士等，以减少患者的陌生感；介绍同病房患者的情况，生活中避免交叉感染的注意事项，减少害怕被传染的恐惧感。

2. 实施个体化的护理，促进患者的心理健康　不同的传染病种类、不同的传染病分期、不同的患者，心理变化也不尽相同，因此，护理人员需要有针对性地采取护理措施。例如，对有恐惧心理的患者，传染病的知识宣传教育必不可少。护理人员应耐心为患者进行健康宣传教育，包括传染病的病因、传播途径、隔离措施、预后等，使患者对传染病有完整的认识，以消除恐惧心理；对有自卑心理的患者，护士应该给予患者支持和鼓励，让患者正确认识自己的病情，患了传染病并不"丢人"，只要积极配合治疗，疾病就能够治愈；有孤独感心理的患者，可指导患者参加一些必要的休闲娱乐活动，丰富患者生活，如下棋、看电视等；对有焦虑、抑郁心理的患者，护士要积极对患者进行疏导，让其心理得到安慰；对有多疑心理的患者，护士应当注意自己在工作中的言谈举止，防止给患者造成心理上的"医源性伤害"。

3. 灵活运用心理方法，帮助患者解决心理问题　护士除了要准确掌握患者的心理动态以外，还需要灵活运用心理方法帮助患者解决心理问题。如鼓励患者进行心理倾诉，以缓解患者由疾病引起的过大精神压力；在临床工作中运用护患换位移情，多给予患者人道主义的关怀，主动亲近患者，多运用肢体语言和安慰性语言，帮助患者减轻心理负担。

三、传染病患者的心理治疗

ABC 理性情绪疗法就是以理性控制非理性，以理性思维方式来替代非理性思维方式，帮助患者改变认知，以减少由非理性信念所带来的情绪困扰和随之出现的异常行为。在此理论中，A 代表诱发性事件或者外在的环境，B 表示对诱发性事件或外在环境的态度，C 表示自己产生的情绪和行为的结果。ABC理性情绪疗法的创始人艾利斯认为，人们情绪改变的直接原因并不是客观事件，而是对客观事件的认识、评价引起的。因此，清除情绪障碍最根本的方法，即改变自己不合理的认知。

传染病患者常常对自己所患的疾病缺乏正确的认知，因此，产生了恐惧、自卑、抑郁等负性情绪。护理人员可运用艾利斯ABC理性情绪疗法，帮助患者走出传染病的阴影，促进患者的心理健康。如护士应与患者沟通交流，建立传染病患者的ABC框架。

A（事件）：患者患上了传染病；B（不合理信念）：患者认为得了传染病，容易将疾病传染给别人，会遭受到家属和社会的嫌弃；C（不良的情绪和行为）：传染病患者变得自卑，不愿意与人交往，进而自闭、抑郁。从与患者交流构建的ABC框架中，护理人员可了解到患者犯了心理学上的"双目镜把戏"中不合理地放大事物的错误。因此，护士应帮助患者建立合理的信念，修正不合理的信念，可通过健康宣传教育，让患者了解到传染病是具有传染性，但是易感人群只有通过一定的传播途径才能够传播。所以只要传染病患者、接触人群采取适当的隔离措施，就可以避免疾病的发生。如乙型肝炎是通过母婴、血液、性、密切的生活接触等途径传播，一起就餐、握手、拥抱等并不会使接触者患上疾病，消除患者和接触者的顾虑，建立与人正常的交往关系，恢复正常的生活。

第4节　康复患者的心理护理

在疾病的康复期，疾病造成的组织器官的器质性改变已基本修复，患者的身体功能逐渐恢复健康并日益好转，但有的疾病仍会留有部分后遗症，出现失用性残疾等情况。此阶段康复期的心理护理在整个疾病的护理过程中起着举足轻重的作用。

脑卒中作为急性脑循环障碍导致的局限性或弥漫性脑功能缺损的临床疾病，通常包括脑出血、脑梗死、蛛网膜下腔出血。该病发病率高，致残率高，是当今社会危害人类健康的三大疾病之一，其康复尤需引起医护人员的重视。脑卒中康复过程缓慢，患者多因心理上的异常改变而影响康复进程。为促使患者的康复，护理人员有必要了解脑卒中康复期患者的心理变化及干预措施。

一、脑卒中康复期患者的常见心理类型

1. **焦虑抑郁型心理**　研究表明，脑卒中后抑郁的发生率平均约为50%，其中以女性居多，是脑卒中后最易发生的心理问题。可能是由于脑卒中发病后患者一时无法接受自身躯体上及生活上的改变，加之脑卒中恢复期比较长，生活长期需要依赖家人的帮助，认为自己给家庭和社会带来了沉重负担，价值感降低，因此，缺乏对生活的信心，积极性降低。中青年患者还可能会顾虑到自己的家庭生活、子女教育、工作等问题，老年人可能会顾虑到子女对自己的照顾等问题，忧心忡忡，郁郁寡欢。

2. **烦躁易激惹型心理**　脑卒中发病后不仅会出现躯体障碍，有的还会伴随不同程度的语言障碍、吞咽障碍等，生活自理能力下降。角色的突然转变使患者的性格发生改变，患者变得喜怒无常、烦躁、易激惹，爱发脾气。

3. **依赖型心理**　脑卒中患者多伴有偏瘫，病情急性期需要依赖家人的悉心照顾，许多患者变得被动依赖，恢复期病情虽然得到转归，但是由于康复知识的缺乏，患者仍旧在日常生活方面

存在依赖心理，并且不愿意加强肢体功能锻炼。

二、脑卒中康复期患者的护理干预措施

1. 焦虑抑郁型患者　护士要给予热情、周到的生活护理，用饱满的正性情绪感染患者。对语言障碍患者，护士可运用肢体语言、小纸条等方式与其进行交流，减少患者因与外界沟通不良产生的焦虑抑郁；对有肢体障碍的患者，护理人员应积极帮助制订相应的康复训练计划，看到患者的进步要多给予鼓励，让患者看到康复的希望，增强战胜疾病的信念，重燃对生活的信心。此外，鼓励患者与家属多沟通交流，宣泄心中的苦闷，消除不必要的顾虑。

2. 烦躁易激惹型患者　首先，护士在护理过程中应多注意患者的情绪变化，对待烦躁易激惹的患者态度应温和，不急不躁，逐渐引导患者适应新的角色。其次，应充分发挥家属的作用，告知家属应在患者情绪不稳定时，多给予陪伴，并对患者的易激惹症状予以包容和理解。

3. 依赖型患者　护士应加强与患者的沟通，使患者建立起正确的认知，让患者从认知上意识到自我护理的重要性，在日常生活中积极独立地执行日常生活活动，以改善自身的躯体功能。此外，护士应为患者讲明康复期功能锻炼的重要性，并为患者制订切实可行的康复计划，让患者积极主动地进行训练，促进疾病的康复。

三、脑卒中康复期患者的心理治疗

绘画疗法是目前心理咨询的主要手段之一，在西方国家已经得到普遍认可和广泛应用。绘画作为情感表达的工具，能够反映出人们内在的、潜意识层面的信息，以弥补以语言为媒介的心理治疗方法信息收集有限性的不足。此外通过绘画创作，绘画者会无意识地把内心深层次的焦虑、抑郁等情绪及意愿投射到作品中，不知不觉中释放心中的情绪，促进绘画者的心理健康，有效地改善以情绪困扰为主要症状的心理问题。

脑卒中康复期患者常伴有偏瘫和语言障碍，自我形象的改变常常导致患者出现易激惹、抑郁等心理问题。护理人员可以鼓励患者进行绘画创作，并且通过患者的绘画，及早发现患者的心理问题。

（1）画面过大，表明患者情绪不稳定，有攻击性倾向，或者是患者因患病后的无助感使其存在对外界的防御，情绪容易躁动，易激惹。

（2）画面过小，表明患者的自我认知存在一定的问题，患者的自我评价比较低，与患病后自我形象改变有关。此时的患者可能情绪比较低落、抑郁，面对疾病存在退缩的倾向。

通过患者不知不觉的绘画表达，护理人员就可以掌握患者的心理特点及分型，采取有针对性的措施。

脑卒中患者大部分都有神经性的损伤，造成了患者认知功能的下降。研究表明，通过绘画创作，患者的注意力、思维能力、想象力得到了训练，不协调认知得以纠正，能够促进绘画者认知功能的恢复，显著地改善患者的认知功能。如护理人员可以以"美好的一天"为主题，鼓励患者进行主题创作，一方面，积极的想象，有利于患者认知功能的改善；另一方面，积极的绘画创作以及对美好生活的展望有利于调动患者的正性情绪，提高脑卒中患者康复的信念。

第5节 精神病患者的心理护理

精神病指严重的心理障碍，患者的认识、情感、意志、动作行为等心理活动均可出现持久的明显的异常，严重影响患者的学习、工作、生活，甚至伴有自杀或攻击、伤害他人的动作行为。精神病患者经过一段时间的治疗后，病情得到控制。但部分精神病患者病情易反复发作的现象普遍发生，给患者及其家属带来很大困扰。

研究表明，精神病的复发大多发生在疾病的恢复期，因此，做好精神病患者恢复期的心理护理对于恢复患者的正常生活，减少复发，解除他们的心理障碍至关重要。下面让我们了解一下精神病患者恢复期的心理问题及护理干预策略。

一、精神病患者常见的心理问题

1. **焦虑** 精神病患者在恢复期，大多恢复了自知力。有的患者担忧病情再次发作，有的患者担忧药物的不良反应影响自己的生活，有的患者不知道如何适应新生活，显现出明显的焦虑与不安。

2. **自卑** 精神疾病患者存在严重的心理障碍，患者发病时没有自知力，举止怪异，许多人对精神病患者抱有偏见，精神病患者易受到家人和社会的歧视和排挤。因此，患者产生了深深的自卑心理，觉得患了精神病后低人一等，有的甚至对生活绝望，存在自杀心理。

3. **抑郁** 病情的反复发作，患者心灰意冷，战胜疾病的信念不高，加之长期的治疗，患者的经济负担过重，许多人又害怕把精神病遗传给孩子，导致患者情绪低落，愁眉不展，存在抑郁倾向。

二、精神病患者的心理护理干预策略

1. **护理人员应关爱患者，平等地对待每位患者** 精神病患者存在严重的心理障碍，发病时行为怪异，病情好转后也容易遭受偏见，极大地影响了患者的心理康复，因此，被尊重和被重视是患者最明显的心理需求。此时，护理人员应以亲切诚恳的语言与患者交流，对所有患者应一视同仁，不挖苦、不嘲笑患者，不以冷眼相待患者，不把患者发病时的怪异表现作为谈笑内容，让精神病患者感到应有的关心与爱护，重拾起回归正常生活的自信。

2. **改变患者对疾病的认知，帮助患者走出疾病的阴影** 护理人员可成立"病友会"，邀请乐观开朗的康复患者做健康宣传教育，改变患者对精神疾病的错误认知，正确对待自己的病情，让患者意识到患有精神疾病并不丢人，也并不可怕。精神疾病就同其他疾病一样，精神症状只是病情表现，只要遵照医嘱，坚持按疗程做治疗，调节好情绪，保持好心理上的平衡，就能够重返社会，重新恢复生活。

3. **指导患者学会自我调节，提高其适应社会的能力** 精神病患者因为长时间的住院治疗及其精神病药物的不良反应，许多患者对重新回归生活、融入生活存在无力感。患者也常因为生活中突发事件的打击，心理调节失效，病情复发。因此，护理人员应根据患者的具体情况安排一定的生活项目，逐渐地培养患者适应生活的能力。其次，护理人员应教给患者一些自我调节的方法，如多与朋友、家人交流，及时倾诉心中的苦闷，保持良好的情绪；经常听听音乐、看看喜剧进行放松训练，保持心理的平衡，并诱导患者正确的处理生活和工作上的矛盾，提高患者处理个人、家庭生活、工作的能力，营造和睦的家庭氛围及工作环境，减少不良精神刺激，降低精神病的复发率。

拓展阅读

12-1　叙事疗法与精神疾病的治疗

叙事疗法是目前广泛受到关注的后现代心理学方法，主要特色是，咨询师在心理治疗过程中主要起陪伴作用，叙事者才是自己的专家，叙述者应该对自己充满自信并明白自己解决困难的办法。叙事心理学涉及的方法及策略很多，如"问题外化"、"故事叙说""由薄到厚"等，对于精神疾病患者来说，"问题外化"的方法，对于减轻患者的自卑感，增加患者战胜疾病的信心，有不错的治疗效果。

叙事医学的"问题外化"，指的是将问题与人分开，把贴上标签的人还原，让问题是问题，人是人。问题外化之后，问题和人分开，人的内在本质会被重新看见与认可，促使叙述者自己去解决问题。

例如，对于精神病患者来说，常常存在病耻感，认为得了精神疾病（如精神分裂、躁狂症）很丢人。这时，护理人员就应该用叙事疗法中"问题外化"的方法。护理人员在了解患者病情时不要去问"你是从什么时候患了精神分裂的？"。这样只会强化患者和疾病的关系，让患者误认为自己和疾病是一体的、分不开的，自己就是精神分裂症患者，加重了康复期患者的心理负担，不利于疾病的恢复。护士可以这样问：这个"精神分裂症"是什么时候来到你身边的，它对你的生活造成了什么影响呢？语言表达中尽量将"问题"与"人"分开，即"精神分裂症"和"患者"分开，让患者感受到精神分裂只是一种疾病的表现症状，而不是患者本人。把"精神分裂"拟人化，会让患者觉得自己本身是没有问题的，是他遇到了疾病方面的问题，减少了患者因患精神疾病所存在的自卑感。此外，这样可以使患者跳出来看待问题，在面对疾病时掌握主动权，问题既然出现了，也是可以解决的，从而增加了患者战胜疾病的信念。

叙事疗法可以帮助患者换个角度看问题，更加客观地看待自己的精神疾病，重拾回归正常生活的自信。

第6节　临终患者的心理护理

临终患者，所有被诊断为只有有限生命（几个月或更少）的患者统称为临终患者。临终患者处于生命的最后阶段，这段时期药物治疗的作用已经不再明显，临终护理被放在重要的位置，其中患者的心理护理成为临终护理的核心。

临终护理（hospice and palliative care）是向临终患者及其家属提供一种全面的照料，包括生理、心理、社会等方面，使患者生命得到尊重，生命质量得到提高，安宁、舒适地走完人生的最后旅程的护理过程。临终患者的心理护理决定着临终护理质量的高低。护理人员应及时了解患者的心理动态变化，以合理的措施提高患者人生最后阶段的生命质量。

一、临终患者的心理变化阶段

研究表明，临终患者一般需要经历心理变化的 5 个阶段。

1. 否认期 此阶段患者多采取消极回避的心理防御机制，不愿意承认病情危重的事实，认为是医师"误诊"，反复多次要求重新检查。一方面，此时护理人员不必打破患者的防御机制，不必急于要求患者认清事实，应一点点告诉患者病情，允许他们花一段时间去接受现实，逐渐帮助患者进入角色，以求得到患者心理上的过渡与适应。另一方面，护士在与患者沟通时，要对患者的反复询问和检查表现出更多的耐心，在讨论病情时不必刻意隐瞒，但也不要全盘托出，让患者感觉到适度希望的存在，以缓冲心理上的过度应激。

2. 愤怒期 此阶段的患者已经从否认阶段中走出来，逐渐意识到死亡的降临，往往会想"为什么是我"，暴躁易怒，爱发脾气，不配合接受治疗，并经常将愤怒情绪发泄到家属、医护人员身上。此阶段医护人员应该理解患者的愤怒情绪并不是针对个人的，对患者的愤怒情绪和失控行为给予更多的包容和理解。面对患者发脾气时，尽量不要去进行劝阻，更不能"以怒制怒"，而是耐心疏导，护士的语言由"不要乱发脾气"转变为"您有什么不高兴的就全部说出来吧，我仔细听您说"，用爱心与耐心使患者的愤怒情绪得到宣泄。

3. 协议期 承认死亡的来临，由不愿意配合治疗转变为用积极的合作的态度来延长寿命，甚至认为多做好事、许愿等也可以延迟死亡。这段时期对患者、对医护人员来说都是有益的，护理人员应积极地引导患者配合治疗，加强护理干预的实施。

4. 忧郁期 随着病情的不断恶化，患者已经意识到自己处于生命的最后阶段，对自己的病情过分悲观，求生欲望不高，表现为常常叹气、哭泣、痛苦、抑郁。针对此阶段的患者，护理人员要适时做好思想疏导工作，给予患者心理支持，正确引导其对疾病的认识，要让患者了解癌症并不是完全不可治愈的，列举成功的抗癌病例，让患者树立起战胜疾病的信心，减少悲观抑郁等负面情绪。其次，及时与患者家属沟通，告知家属这一阶段患者的心理变化，给患者精神支持，让患者以乐观的态度面对自己的病情。

5. 接受期 此阶段的患者心理上已经意识到死亡的必然性，不再郁郁寡欢，而是平静接受即将死亡的事实；身体上极度衰弱，希望家人能够多陪在他们身边。此阶段护士应该为患者创造一个安静的护理环境，尽量不要打扰患者，让患者安宁舒适地走完人生的最后旅程。

二、临终患者的心理干预

团体咨询是在团体情境下提供心理帮助与指导的一种心理咨询形式，即咨询员根据求询者问题的相似性组成小组，小组成员相互交流、引导等，解决成员共同面临的心理问题。

团体咨询互动性强，感染性强，咨询效率高，对解决癌症患者的心理问题具有一定的实践意义。例如，护理人员可将病房胃癌患者组成一个小组，采取团体咨询的方式减轻患者的不良情绪反应，共举办 5 次，每周一次，一次 1 小时。第一次活动主题为"牵手你我他"，主要目的是让大家相互认识，建立小组成员的归属感，让癌症患者明白自己并不是一个人在战斗。第二次活动主题"说出心灵的故事"，鼓励患者进行情感的倾诉，引导癌症患者说出自己内心的真实感受和患癌后遇到的困扰。主要目的是发泄患者的消极情绪，发现患者内心存在的问题，并有针对性地进行疏导，鼓励患者用积极的心态面对问题。第三次活动主题为"心灵对对碰"，根据上一活动发现的心理问题，小组成员以自己癌患经验对出现相同问题的成员"献计献策"，成员之间相互地鼓励安慰，树立战胜疾病的信心。此外，还可以让成员感受到帮助别人的快乐，让患者感受到自己的价值感。第四次活动主题为"战神归来"，邀请"抗癌明星"患者给大家讲述自己的抗癌经验，给予患者充分的心理支持，鼓励患者用积极向上的心态直面自己的病情；其次，让抗癌战士对患者进行健康教育，告诉患者如何减轻焦虑、抑郁心理，如何面对化疗后自己身体的改变，如何正确地看待生死，解决癌症患者经常遇到的困惑。第五次活动主题为"明天会更好"，让小组成员在轻松的音乐背景下深呼吸做放松训练，并鼓励患者将对未来的期待写到纸上，粘贴到"梦想墙"上，大家相互鼓励打气，将与疾病的战斗进行到底。

复习与思考题

1. 急危重症患者发生呼吸衰竭时，患者常需做气管切开，安放通气装置，患者精神紧张、不安，感到喉头阻塞，胸部重压，"气"不够用，言语表达困难，变动体位不易，护士应该怎样对其进行心理护理？

2. 患者，男性，40 岁，被慢性疼痛折磨 2 年之久。经医院多方检查，仍然找不出真正病因，使用吗啡后减轻。家属曾怀疑患者是"吗啡成瘾"，患者因此感到非常痛苦。此时，应怎样对这位患者进行心理护理？

3. 患者，女性，25 岁，因患乙型肝炎心情抑郁，性格也发生了很大变化，由之前的活泼开朗变得郁郁寡欢，并且不愿意与人交流，自动缩小了自己的朋友圈。此时，护理人员应该怎样对患者进行心理疏导呢？

4. 患者，男性，55 岁。因脑卒中入院治疗。现疾病好转，但是出现右侧肢体偏瘫，下床走路困难。患者无法接受身体功能的改变，烦躁易怒，经常对家人大发雷霆。此时，护理人员应该怎样对其进行心理护理呢？

5. 患者，女性，38 岁，因患抑郁症入院。治疗后好转，但听说"抑郁症"等精神类疾病会反复发作后，情绪低落，害怕病情的反复影响自己的正常生活与工作。面对此类患者，护理人员应该怎样对其进行心理护理呢？

6. 患者，男性，46 岁，因胃癌转移入院。患者 1 年前曾入院，化疗后发现癌症再次转移入院，自知自己时日不多，心情波动不太大。但有时想到自己的妻儿，常常独自黯然落泪。此时，护理人员应该怎么办呢？

（田素斋）

Appendix

附 录

附录 A　历史事件

自 19 世纪中叶南丁格尔（Nightingale，1820 —1910 年）创立第一所护理学校后，人们就把"担负保护人类健康的职责，以及护理患者而使之处于最佳状态看成是护理工作的重要内容"。随着医学模式由生物医学模式向生物—心理—社会医学模式转变及护理学的发展，护理制度由过去以"疾病为中心"的功能制护理向以"患者为中心"的"整体护理"转变，把人看成是一个身心统一的整体，护理工作就是要给患者以护理支援，关心患者的心理，提高自我护理能力，促进患者早日康复。

我国心理学与护理心理学发展的历史沿革：

1917 年，北京大学开设心理学课程，首次建立心理学实验室，标志着我国现代心理学进入科学的时代。

1920 年，南京等师范专科学校建立第一个心理学系。

1921 年，中华心理学会在南京正式成立。

1922 年，我国第一本心理学的杂志《心理》出版。

新中国成立时，仅有少数医院有专职的医学心理学人员从事心理诊断和心理治疗工作。直到 1958 年，中国科学院相关研究所成立了"医学心理学组"，针对当时众多的神经衰弱患者开展以心理治疗为主的综合快速治疗获得显著疗效。但在"十年动乱"中，心理学和医学心理学受到重创。1978 年改革开放后，医学心理学在全国各地陆续开展起来。

自 1981 年我国学者刘素珍撰文提出"应当建立和研究护理心理学"以来，我国心理学的发展才开始逐步深入，其在临床护理工作中的重要性得到人们的普遍认可，并得到学术界及卫生管理部门的高度重视。

1998 年，中华人民共和国卫生部颁布了中国中等卫生学校 4 年制护理专业教学大纲和教学计划，包括心理学的基础理论知识、心理卫生、心理应激与心身疾病、心理护理的基本理论与方法等。内容精练、结构严谨、注重实用，是一本适合中等卫生学校 4 年制护理专业学生使用的教材。

附录 B　经典案例：十大心理学效应

［破窗效应］

在生活中，你会发现这样的现象，一个房子如果窗户破了，没有人去修补，不久，其他的窗户也会莫名其妙地被人打破；一面墙，如果出现一些牛皮癣广告没有清洗掉，很快地，墙上就布满了乱七八糟的各种广告。一个很干净的地方，人会不好意思丢垃圾，但是一旦有第一个人丢垃圾之后，人们就会毫不犹疑地丢，丝毫不觉羞愧。心理学上把这种现象叫作"破窗效应"。

心理学家研究的就是这个"引爆点"，地上究竟要有多脏，人们才会觉得反正这么脏，再脏一点无所谓，情况究竟要坏到什么程度，人们才会自暴自弃，让它烂到底。

任何坏事，如果在开始时没有阻拦掉，形成风气，改也改不掉，就好像河堤，一个小缺口没有及时修补，可以崩坝，造成千百万倍的损失。

[责任扩散效应]

1964 年 3 月 13 日夜 3 时 20 分，在美国纽约郊外某公寓前，一位叫朱诺·比伯的年轻女子在结束酒吧间工作回家的路上遇刺。当她绝望地喊叫："有人要杀人啦！救命！救命！"听到喊叫声，附近住户亮起了灯，打开了窗户，凶手吓跑了。当一切恢复平静后，凶手又返回作案。当她又叫喊时，附近的住户又打开了电灯，凶手又逃跑了。当她认为已经无事，回到自己家上楼时，凶手又一次出现在她面前，将她杀死在楼梯上。在这个过程中，尽管她大声呼救，她的邻居中至少有 38 位到窗前观看，但无一人来救她，甚至无一人打电话报警。这件事引起纽约社会的轰动，也引起了社会心理学工作者的重视和思考。人们把这种众多的旁观者见死不救的现象称为责任分散效应。

对于责任分散效应形成的原因，心理学家进行了大量的实验和调查，结果发现，这种现象不能仅仅说是众人的冷酷无情，或道德日益沦丧的表现。因为在不同的场合，人们的援助行为确实是不同的。当一个人遇到紧急情境时，如果只有他一个人能提供帮助，他会清醒地意识到自己的责任，对受难者给予帮助。而如果有许多人在场的话，帮助求助者的责任就由大家来分担，造成责任扩散，每个人分担的责任很少，旁观者甚至可能连他自己的那一份责任也意识不到，从而产生一种"我不去救，由别人去救"的心理。

[晕轮效应]

俄国著名的大文豪普希金曾因晕轮效应的作用吃了大苦头。他狂热地爱上了被称为"莫斯科第一美人"的娜坦丽，并且和她结了婚。娜坦丽容貌惊人，但与普希金志趣不同。当普希金每次把写好的诗读给她听时，她总是捂着耳朵说："不要听！不要听！"相反，她总是要普希金陪她游乐，出席一些豪华的晚会、舞会，普希金为此丢下创作，弄得债台高筑，最后还为她决斗而死，使一颗文学巨星过早地陨落。在普希金看来，一个漂亮的女人也必然有非凡的智慧和高贵的品格，然而事实并非如此，这种现象被称为"晕轮效应"。

晕轮效应，使人们在人际交往中，容易出现以偏概全的认知偏差。在日常生活中，"晕轮效应"往往在悄悄地影响着我们对别人的认知和评价。比如有的老年人对青年人的个别缺点，或衣着打扮、生活习惯看不顺眼，就认为他们一定没出息；有的青年人由于倾慕朋友的某一可爱之处，就会把他看得处处可爱，真所谓爱屋及乌。

[霍桑效应]

20 世纪二三十年代，美国研究人员在芝加哥西方电力公司霍桑工厂进行的工作条件、社会因素和生产效率关系实验中发现了霍桑效应。

实验的第一阶段是从 1924 年 11 月开始的工作条件和生产效率的关系，设为实验组和控制组。结果不管增加或控制照明度，实验组产量都上升，而且照明度不变的控制组产量也增加。另外，有试验了工资报酬、工间休息时间、每日工作长度和每周工作天数等因素，也看不出这些工作条件对生产效率有何直接影响。第二阶段的试验是由美国哈佛大学教授梅奥领导的，着重研究社会因素与生产效率的关系，研究发现生产效率的提高主要是由于被实验者在精神方面发生了巨大的变化。参加试验的工人被置于专门的实验室并由研究人员领导，其社会状况发生了变化，受到各方面的关注，从而形成了参与试验的感觉，觉得自己是公司中重要的一部分，从工人在社会角度方面得到激励，促进产量上升。

[习得性无助实验]

习得性无助效应最早有奥弗米尔和塞里格曼发现，后来在动物和人类研究中被广泛探讨。简单地说，很多实验表明，经过训练，狗可以越过屏障或用其他的行为来逃避实验者加于它的电击。但是，如果狗以前受到不可预期（不知道什么时候到来）且不可控制的电击（如电击的中断与否不依赖于狗的行为），当狗后来有机会逃离电击时，它们也变得无力逃离。而且，狗还表现出其他方面的缺陷，如感到沮丧和压抑，主动性降低等。

狗之所以表现出这种状况，是由于在实验的早期学到了一种无助感。也就是说，它们认识到自己无论做什么都不能控制电击的终止。在每次实验中，电击终止都是在实验者掌控之下的，而狗认识到自己没有能力改变这种外界的控制，从而产生了一种无助感。

人如果产生了习得性无助，就成为了一种深深的绝望和悲哀。因此，我们在学习和生活中应把自己的眼光开阔一点，看到事件背后的真正的决定因素，不要使我们自己陷入绝望。

[罗森塔尔效应]

美国心理学家罗森塔尔等人于 1968 年做过一个著名实验。他们到一所小学，在一至六年级各选 3 个班的儿童煞有介事地进行"预测未来发展的测验"，然后实验者将认为有"优异发展可能"的学生名单通知教师。其实，这个名单并不是根据测验结果确定的，而是随机抽取的。它是以"权威性的谎言"暗示教师，从而调动了教师对名单上的学生的某种期待心理。8 个月后，再次智能测验的结果发现，名单上的学生的成绩普遍提高，教师也给了他们良好的品行评语。这个实验取得了奇迹般的效果，人们把这种通过教师对学生心理的潜移默化的影响，从而使学生取得教师所期望的进步的现象，称为"罗森塔尔效应"，习惯上也称为皮格马利翁效应（皮格马利翁是古希腊神话中塞浦路斯国王，他对一尊少女塑像产生爱慕之情，他的热望最终使这尊雕像变为一个真人，两人相爱结合）。

教育实践也表明，如果教师喜爱某些学生，对他们会抱有较高期望，经过一段时间，学生感受到教师的关怀、爱护和鼓励；常常以积极态度对待老师、对待学习以及对待自己的行为，学生更加自尊、自信、自爱、自强，诱发出一种积极向上的激情，这些学生常常会取得老师所期望的进步。相反，那些受到老师忽视、歧视的学生，久而久之会从教师的言谈、举止、表情中感受到教师的"偏心"，也会以消极的态度对待老师、对待自己的学习，不理会或拒绝听从老师的要求；这些学生常常会一天天变坏，最后沦为社会的不良分子。尽管有些例外，但大趋势却是如此，同时这也给教师敲响了警钟。

[齐加尼克效应]

齐加尼克效应源于法国心理学家齐加尼克做的一次实验。他将受试者分成两组，分别去完成 20 项工作。其间，他对其中一组进行干预，使他们的工作不能顺利完成，而让另一组毫无阻碍，顺利完成全部工作。尽管所有受试者接受任务时都非常紧张，但顺利完成任务者紧张状态随之消失，而未能完成任务者，思绪总是被那些任务困扰，紧张状态持续存在。

心理学研究发现，人在接受一项工作时，会产生一定的紧张心理，只有当任务完成时紧张才会解除。而工作中的人往往不停地受到叠加任务，因此，紧张状态时刻存在并叠加累积，在周末假期休息时甚至都无法放松，长期下来，人疲惫不堪，最终导致神经衰弱和亚健康的出现。

[蔡戈尼效应]

1927 年，心理学家蔡戈尼做了一个实验，将受试者分为甲、乙两组，同时演算相同的数学题。其间让甲组顺利演算完毕，而乙组演算中途，突然下令停止。然后让两组分别回忆演算的题目，乙组明显优于甲组。这种未完成的不爽深刻地留存于乙组人的记忆中，久搁不下。而那些已完成的人，"完成欲"得到了满足，便轻松地忘记了任务。

很多人与生俱来就有追求完美的强迫倾向。要做的事一日不完结，一日不得解脱。蔡戈尼效应使人走入两个极端，一个是过分强迫，面对任务非得一气呵成，不完成便死抓着不放手，甚至偏执地将其他任何人、事物置身事外；另一端是驱动力过弱，做任何事都拖沓，时常半途而废，总是不把一件事情做完后再转移目标，永远无法彻底地完成一件事情。

[罗密欧与朱丽叶效应]

莎士比亚的名剧《罗密欧与朱丽叶》描写了罗密欧与朱丽叶的爱情悲剧，他们深深相爱，但由于两家是世仇，感情得不到家里其他成员的认可，双方的家长百般阻挠。然而，他们的感情并没有因为家长的干涉而有丝毫的减弱，反而相爱更深，最终双双殉情而死。

在现实生活中，也常常见到这种现象，父母的干涉非但不能减弱恋人们之间的爱情，反而使感情得到加强。父母的干涉越多，反对越强烈，恋人们相爱就越深，这种现象被心理学家称为"罗密欧与朱丽叶效应"。为什么会出现这种现象呢？这是因为人们都有一种自主的需要，都希望自己能够独立自主，而不愿意自己是被人控制的傀儡，一旦别人越俎代庖，代替自己做出选择，并将这种选择强加于自己时，就会感到自己的主权受到了威胁，从而产生一种心理抗拒，排斥自己被迫选择的事物，同时更加喜欢自己被迫失去的事物，正是这种心理机制导致了罗密欧与朱丽叶式的爱情故事一代代地不断上演。

心理学家的研究还发现，越是难以得到的东西，在人们心目中的地位越高，价值越大，对人们越有吸引力，轻易得到的东西或者已经得到的东西，其价值往往会被人所忽视。我国民间流行这样一种说法"妻不如妾，妾不如偷，偷不如偷不着"，说的就是这个道理。

[权威效应]

美国心理学家们曾经做过一个实验，在给某大学心理学系的学生们讲课时，向学生介绍一位从外校请来的德语教师，说这位德语教师是从德国来的著名化学家。试验中这位"化学家"煞有其事拿出了一个装有蒸馏水的瓶子，说这是他新发现的一种化学物质，有些气味，请在座的学生闻到气味时就举手，结果多数学生都举起了手。对于本来没有气味的蒸馏水，为什么多数学生都认为有气味而举手呢？

这是因为有一种普遍存在的社会心理现象——"权威效应"。所谓"权威效应"，指说话的人如果地位高，有威信，受人敬重，则所说的话容易引起别人重视，并相信其正确性，即"人微言轻，人贵言重"。"权威效应"的普遍存在，首先是由于人们有"安全心理"，即人们总认为权威人物往往是正确的楷模，服从他们会使自己具备安全感，增加不会出错的"保险系数"；其次是由于人们有"赞许心理"，即人们总认为权威人物的要求往往和社会规范相一致，按照权威人物的要求去做，会得到各方面的赞许和奖励。

在现实生活中，利用"权威效应"的例子很多，做广告时请权威人物赞誉某种产品，在辩论说理时引用权威人物的话作为论据等。在人际交往中，利用"权威效应"，还能够达到引导或改变对方的态度和行为的目的。

附录 C   国际护士证

国际护士证报考条件 HHRDC-CGFNS-ISPN

（ International Standard for Professional Nurses ）in the People' s Republic of China

（一）项目描述

国际护士执业水平考试（ISPN）由国家卫生部人才交流服务中心与美国国外护校毕业生国际委员会（CGFNS）共同举办，在中国大陆、香港和澳门组织的涉外护士执业水平考试，该考试与CP 项目的护士资格考试具备同等效力，是 CGFNS 认证项目（CP 项目）和赴美护士签证申请项目（VISASCREEN 项目）的组成部分。

国际护士执业水平考试（ISPN）属于 CGFNS 资格考试，自 1977 年起在全球举行 CGFNS 资格考试，面向美国以外国家护理院校毕业且希望到美国从事护理工作的护士。2010 年 CGFNS 不再在中国单独举行 CGFNS 认证项目考试。所有参加 CGFNS 认证项目的考生均应参加 ISPN 项目考试。

满足报名条件的护士将进行为期 1 天的纸笔测试，试题由护理测试专家设计，题型为客观的、多项选择的、可选答的问题，以测试考生的护理知识和理解水平。

CGFNS 考试分为两部分：护理部分 1 和护理部分 2。护理部分 1 包括 150 个问题，2 个半小时内完成。护理部分 2 由 121 个问题组成，2 小时内完成。

报考条件：报名参加国际护士执业水平考试的护士必须居住在中华人民共和国境内（包括中国香港和澳门特别行政区），毕业于经国家教育主管部门批准的护理院校，并且有通过护士执业资格证书的书面认定。

（二）考试范围

ISPN 考试使用语言为英语，试题是以临床实际工作为背景的客观性选择题。

考试范围主要包括了护理知识的四大领域——成人健康护理、儿童护理、心理健康护理和母婴护理。考试内容包括：患者护理的管理，实行安全有效的护理，避免在护理过程中对患者发生伤害，医源性疾病和医疗事故。健康促进和维护。从患者需求出发，围绕人的一生和疾病的预防与早期治疗来进行。从患者心理需求出发的护理，包括评估患者的心理健康和情感支持来源，患者身体或精神损伤的调整，患者感官刺激强弱的调整。生理的完整性，侧重于患者身体系统的功能康复，包括呼吸系统、循环系统、泌尿系统、消化系统、神经系统、免疫系统、内分泌系统、生殖系统以及皮肤和骨骼系统。

考试还会涉及护理程序、患者照料、沟通交流和病例整理、康复教学。

（三）注册指南

1. 申请人通过网站 www.21wecan.com 进入 ISPN 网上报名系统，填写并提交所需注册信息。
2. 申请人及其毕业院校邮寄相关资料到 HHRDC。申请人交纳注册费到 HHRDC。

3. 在中国持有 HPCVC 颁发的一级普通护士执照的申请人会收到书面注册认证。

4. 申请人资格审查。

5. 通过资格审查者参加考试。

6. 通过考试者将获得两个证书——一个是 CGFNS 签发的英文证书，另一个是 CGFNS 和 HHRDC 签发的中、英文证书。

附录 D　执业护士

心理学基础（共 2 章）

（一）心理学基本知识

1. 心理活动的结构与实质

（1）结构。

（2）实质。

2. 心理过程

（1）认知过程。

（2）情绪与情感过程。

（3）意志过程。

3. 人格

（1）概念。

（2）人格特征。

（3）人格倾向性。

★ 4. 心理发展

（1）心理发展的阶段划分。

（2）心理发展的规律。

★ 5. 心理卫生

（1）概念。

（2）衡量心理健康的标准。

（3）个体发育不同阶段心理特征及心理卫生。

（4）社区心理卫生的工作内容。

（5）不同群体心理卫生的工作内容。

★ 6. 心理防御与心理应激

（1）挫折与心理防御机制。

（2）心理应激及其对健康的影响。

（二）心理学基本技能

★ 1. 心理咨询

（1）概念、范围和形式。

（2）心理咨询者应具备的条件及注重事项。

★ 2. 心理测验

（1）概念及分类。

（2）心理测验常用的方法。

★ 3. 心理治疗

（1）概念。

（2）常用的心理治疗方法。

★ 4. 心理护理

（1）概念、原则和方法。

（2）患者常见心理问题的诊断及护理。

（3）护理人员应具备的心理品质及培养。

考试涉及的知识模块：

有关的知识模块指护士在完成上述护理任务时，所要求掌握的相关知识，主要包括与护理工作紧密相关的医学基础知识、护理专业知识和技能以及与护理工作有关的社会医学、人文知识。

考试涉及的知识包括以下内容：

1. 护理工作需要的医学基础知识，现代医学的基础知识，包括人体生命过程、解剖学、生理学、病理学与病理生理学、药理学、心理学、免疫学、医学微生物学和寄生虫学、营养学、预防医学等知识。

2. 护理专业知识和技能：护理工作中所需要的临床知识和技能是考试的主要部分，包括基础护理技能，疾病的临床表现、治疗原则、健康评估、护理程序及护理专业技术，健康教育以及适量的中医护理基础知识。

3. 护理相关的社会人文知识，包括法律、法规与护理管理、护理伦理、人际沟通知识。

上述知识模块中，基础护理、法律、法规与护理管理、护理伦理、人际沟通四个模块的考查内容见（五），其他与临床疾病高度相关的知识模块将以各类常见疾病为背景进行考查。例如，结合"心律失常"，考查考生运用相关医学基础知识、疾病临床表现、治疗原则、健康评估、护理程序及护理专业技术、健康教育等知识和技能来完成。

2015 年护士资格考试大纲包括以下内容。

考试涉及的知识包括：护理工作需要的医学基础知识，现代医学的基础知识，包括人体生命过程，解剖、生理、病理与病理生理、药理、心理、免疫、医学微生物和寄生虫、营养、预防医学等知识。

2015 年护士资格考试大纲新旧对比：

2015 年新的护士考试大纲已公布，新的护士考试大纲相比 2014 年有一定的改动，为了方便考生使用，现将改动部分做相应对比，参考如下。

2014 年护士考试大纲	2015 年护士考试大纲
（四）考试涉及的各类常见疾病	是指在临床工作初期的护士，护理的患者疾病的种类。其主要分类依据是国际疾病分类第 10 版（ICD-10）。这些类型的疾病在试卷中出现的频率与临床实际工作中各类疾病的发病率有关。在考查医学基础知识、护理专业知识和技能时，这些疾病将作为试题的重要信息出现	是指在临床工作初期的护士，护理的患者疾病的种类。其主要分类依据是国际疾病分类第 10 版（ICD-10）。这些类型的疾病在试卷中出现的频率与临床实际工作中各类疾病的发病率有关。在考查医学基础知识、护理专业知识和技能时，这些疾病将作为试题的重要信息出现。考查的各类常见疾病见正文各章节

以下所列为可能在考查中出现的疾病。

1. 循环系统疾病，包括心功能不全、心律失常、先天性心脏病、高血压、冠状动脉粥样硬化性心脏病、心脏瓣膜病、感染性心内膜炎、心肌病、心包疾病、周围血管疾病、下肢静脉曲张、血栓闭塞性脉管炎、心脏骤停。
2. 消化系统疾病，包括口炎、慢性胃炎、消化性溃疡、溃疡性结肠炎、小儿腹泻、肠梗阻（含肠套叠、肠扭转、肠粘连等）、急性阑尾炎、腹外疝、痔、肛瘘、直肠肛管周围脓肿、肝硬化（含门静脉高压）、肝脓肿、肝性脑病、胆道感染、胆道蛔虫病、胆石症、急性胰腺炎、消化道出血、慢性便秘、急腹症。
3. 呼吸系统疾病，包括急性上呼吸道感染（含急性感染性喉炎）、急性支气管炎、肺炎（含成人、小儿，包括毛细支气管炎）、支气管扩张、慢性阻塞性肺疾病、支气管哮喘、慢性肺源性心脏病、血气胸（含自发性气胸）、呼吸衰竭（含急、慢性）、急性呼吸窘迫综合征。
4. 传染性疾病，包括麻疹、水痘、流行性腮腺炎、病毒性肝炎、艾滋病、流行性乙型脑炎、猩红热、细菌性痢疾、流行性脑脊髓膜炎、结核病（含肺、骨、肾、肠结核、结核性脑膜炎）。
5. 皮肤和皮下组织疾病，包括疖、痈、急性蜂窝组织炎、手部急性化脓性感染、急性淋巴管炎和淋巴结炎。
6. 妊娠、分娩和产褥期疾病，包括正常分娩、正常产褥、自然流产、早产、过期妊娠、妊娠期高血压疾病、异位妊娠、胎盘早剥、前置胎盘、羊水量异常、多胎和巨大胎儿、胎儿窘迫、胎膜早破、妊娠合并疾病、产力异常、产道异常、胎位异常、产后出血、羊水栓塞、子宫破裂、产褥感染、晚期产后出血。
7. 起源于围生期的疾病和状态，新生儿与新生儿疾病，包括正常新生儿、早产儿、新生儿窒息、新生儿缺氧缺血性脑病、新生儿颅内出血、新生儿黄疸、新生儿寒冷损伤综合征、新生儿脐炎、新生儿低血糖、新生儿低钙血症。
8. 泌尿生殖系统疾病，包括肾小球肾炎（含急性、慢性）、肾病综合征、肾衰竭（含急性、慢性）、尿石症（含肾、输尿管、膀胱结石）、泌尿系损伤（含肾、膀胱、尿道损伤）、尿路感染（肾盂肾炎、膀胱炎）、良性前列腺增生、外阴炎、阴道炎、宫颈炎、盆腔炎、功能失调性子宫出血、痛经、围绝经期综合征、子宫内膜异位症、子宫脱垂、急性乳腺炎。

2015 年此部分删除

续表

2014 年护士考试大纲	2015 年护士考试大纲
9. 精神障碍，包括精神分裂症、抑郁症、焦虑症、强迫症、癔症、睡眠障碍、阿尔茨海默病。	
10. 损伤、中毒，包括创伤、烧伤（含化学烧伤）、中暑、淹溺、小儿气管异物、肋骨骨折、四肢骨折、骨盆骨折、颅骨骨折、破伤风、咬伤（含毒蛇、犬）、腹部损伤、食物中毒、一氧化碳中毒、有机磷中毒、镇静催眠药中毒、酒精中毒。	
11. 肌肉骨骼系统和结缔组织疾病，包括腰腿痛和颈肩痛、骨和关节化脓性感染、脊柱与脊髓损伤、关节脱位、风湿热、类风湿关节炎、系统性红斑狼疮、骨质疏松症。	
12. 肿瘤，包括原发性支气管肺癌、食管癌、胃癌、原发性肝癌、胰腺癌、大肠癌、肾癌、膀胱癌、乳腺癌、子宫肌瘤、宫颈癌、子宫内膜癌、卵巢癌、绒毛膜癌、葡萄胎及侵蚀性葡萄胎、白血病、骨肉瘤、颅内肿瘤。	
13. 血液、造血器官及免疫疾病，包括缺铁性贫血、巨幼细胞贫血、再生障碍性贫血、血友病、特发性血小板减少性紫癜、过敏性紫癜、弥散性血管内凝血（DIC）。	
14. 内分泌、营养及代谢疾病，包括单纯性甲状腺肿、甲状腺功能亢进症、甲状腺功能减退症、库欣病、糖尿病（含成人、儿童）、痛风、营养不良 / 蛋白质热量摄入不足、维生素 D 缺乏症、维生素 D 缺乏性手足搐搦症。	
15. 神经系统疾病，包括颅内压增高、急性脑疝、头皮损伤、脑损伤、脑栓塞、脑梗死、脑出血、蛛网膜下隙出血、短暂性脑缺血（TIA）、三叉神经痛、急性脱髓鞘性多发性神经炎、帕金森病、癫痫、化脓性脑膜炎、病毒性脑膜脑炎、小儿惊厥。	
16. 影响健康状态和保健机构接触因素，生命发展保健，包括计划生育、孕期保健、生长发育、小儿保健、青春期保健、妇女保健、老年保健。	
（五）其他知识模块　基础护理、人际沟通、法律、法规与护理管理以及伦理的考查内容如下：	基础护理、人际沟通、法律、法规与护理管理以及伦理的考查内容如下：见正文各章节。
基础护理和技能　护士的素质和行为规范 护理程序 医院和住院环境 医院感染的预防和控制 入院和出院患者的护理 卧位和安全的护理： 患者的清洁护理 生命体征的评估 患者饮食的护理 冷热疗法 排泄护理 药物疗法和过敏试验 静脉输液和输血 标本采集 病情观察和危重患者的抢救 临终患者的护理 医疗和护理文件的书写与处理	2015 年此部分删除

续表

2014 年护士考试大纲		2015 年护士考试大纲
法律、法规与护理管理	与护士执业相关的法律、法规： 护士条例、护士注册管理办法、传染病防治法、侵权责任法、医疗事故处理条例、献血法等 医院护理管理的组织原则 临床护理工作组织结构 医院常用的护理质量标准 医院护理质量缺陷及管理	
护理伦理	护士执业中的伦理和行为准则 护士的权利和义务 患者的权利：隐私权、知情权、公平权	2015 年此部分删除
人际沟通	人际沟通的基本理论与技术 护理工作的人际关系沟通 护理实践工作的沟通方法	2015 年此部分删除

附录 E　视频、资源网址

上海中医药大学护理心理学：http://jpkc.shutcm.edu.cn/hlxlx/part3-4-1-5.htm
番薯学院：http://www.fanshuxueyuan.com/search/ 护理心理学 .html
中国心理卫生协会 http://www.camh.org.cn/CN/index.html

附录 F　杂　志

护理研究
护理与康复
护士进修杂志
解放军护理杂志
社会心理学
社会心理研究
四川心理科学
心理发展与教育
心理科学
心理科学进展
心理学报
心理学动态

心理学探新

心理与行为研究

应用心理学

中国健康心理学杂志

中国临床心理学杂志

中国实用护理杂志

中国心理卫生杂志

中华护理杂志

Cognitive psychology * 0010-0285 美国（英语）

Mental retardation and developmental disabilities 1080-4013 美国（英语）

* 为 SCIE 与 SSCI 交叉期刊

（1）*Journal of personality and social psychology* 个性与社会心理学杂志［美］

（2）*Psychological bulletin* 心理学公报［美］

（3）*Psychological review* 心理学评论［美］

（4）*Behavioral & brain sciences* 行为与大脑科学［英］

（5）*Psychological reports* 心理学报告［美］

（6）*Journal of consulting and clinical psychology* 咨询心理学与临床心理学杂志［美］

（7）*Perceptual motor skills* 感知与运动技能［英］

（8）*Psychological medicine* 心理医学［美］

（9）*Journal of cognitive neuroscience* 认知神经科学杂志［美］

（10）*Journal of experimental psychology. Learning，memory，and cognition* 实验心理学杂志. 学习、记忆和认识［美］

（11）*Journal of abnormal psychology* 变态心理学杂志［美］

（12）*Developmental psychology* 发展心理学［美］

（13）*Psychosomatic medicine* 身心医学［美］

（14）*Journal of experimental psychology. Human perception and performance* 实验心理学杂志. 人类知觉与行为［美］

（15）*Personality and individual differences* 个性与个体差异［英］

（16）*Psychophysiology* 心理生理学［英］

（17）*Annual review of psychology* 心理学年度评论［美］

（18）*Behaviour research and therapy* 行为研究和治疗［英］

（19）*Pharmacology，biochemistry and behavior* 药理学、生物化学和行为［美］

（20）*Journal of applied psychology* 应用心理学杂志［美］

（21）*Journal of memory and language* 记忆与语言杂志［美］

（22）*The Journal of child psychology and psychiatry & allied disciplines* 儿童心理学、精神病学及相关学科杂志［英］

（23）*Journal of affective disorders* 情感紊乱杂志［荷兰］

（24）*Cognitive psychology* 认知心理学［美］

（25）*Psychological science* 心理科学［美］

（26）*Cognition* 认知［荷兰］

（27）*Health psychology* 健康心理学［美］

（28）*Brain research* 大脑研究［荷兰］

（29）*Perception & psychophysics* 知觉与心理学［美］

（30）*Personality & social psychology bulletin* 个性与社会心理学公报［美］

（31）*Vision research* 视觉研究［英］

（32）*Psychopharmacology bulletin* 精神药理学公报［美］

（33）*Journal of studies on alcohol* 酒精研究杂志［美］

（34）*Psychology and aging* 心理学与衰老［美］

（35）*Brain and language* 大脑与语言［美］

（36）*Memory and cognition* 记忆与认知［美］

（37）*Journal of psychosomatic research* 身心研究杂志［美］

（38）*Journal of experimental psychology.General* 实验心理学杂志．总论［美］

（39）*International journal of eating disorders* 国际进食障碍杂志［美］

（40）*Journal of educational psychology* 教育心理学杂志［美］

（41）*American psychologist* 美国心理学家［美］

（42）*Professional psychology, research and practice* 专业心理学，研究及实践［美］

（43）*Child abuse & neglect* 虐待与忽视儿童研究［英］

（44）*Neuropsychology* 神经心理学［美］

（45）*Organizational behavior and human decision processes* 组织行为与人类决策过程［美］

（46）*Behavioural brain research* 行为大脑研究［荷兰］

（47）*Journal of applied behavior analysis* 应用行为分析杂志［美］

（48）*Perception* 知觉［英］

（49）*Behavior therapy* 行为治疗［美］

（50）*Psychological assessment* 心理评价［美］

（51）*Journal of abnormal child psychology* 变态儿童心理学杂志［美］

（52）*Journal of counseling psychology* 咨询心理学杂志［美］

（53）*Journal of personality assessment* 个性评估杂志［美］

（54）*Journal of traumatic stress* 创伤应激反应杂志［美］

（55）*Cognitive neuropsychology* 认知神经心理学［英］

（56）*Ethology* 行为学［德］

（57）*Ergonomics* 人机学［英］

（58）*Journal of experimental child psychology* 实验儿童心理学杂志［美］

（59）*Law and human behavior* 法律和人类行为［美］

（60）*Sex roles* 性别作用［美］

（61）*Journal of vocational behavior* 职业行为杂志［美］

（62）*Journal of personality* 个性杂志［美］

（63）*Addictive behaviors* 成瘾行为［英］

（64）*Journal of experimental social psychology* 实验社会心理学杂志［美］

（65）*Journal of comparative psychology* 比较心理学杂志［美］

（66）*The International journal of psycho-analysis* 国际心理分析杂志［英］

（67）*Cognitive therapy and research* 认知治疗与研究［美］

（68）*Clinical psychology review* 临床心理学评论［英］

（69）*Journal of sport & exercise psychology* 运动与训练心理学杂志［美］

（70）*Educational and psychological measurement* 教育与心理测量［英］

（71）*British journal of clinical psychology* 英国临床心理学杂志［英］

（72）*Journal of experimental psychology Animal behavior processes* 实验心理学杂志. 动物行为过程［美］

（73）*British journal of psychology* 英国心理学杂志［英］

（74）*Behavior research methods，instruments & computers* 行为研究方法、仪器与计算机［英］

（75）*Social psychology quarterly* 社会心理学季刊［美］

（76）*European journal of social psychology* 欧洲社会心理学杂志［英］

（77）*Infant behavior & development* 婴儿行为与发育［美］

（78）*Neuropsychologia* 神经心理学［英］

（79）*Journal of pediatric psychology* 儿科心理学杂志［英］

（80）*Behavioral neuroscience* 行为神经科学［美］

（81）*The Journal of social psychology* 社会心理学杂志［美］

（82）*Cognitive science* 认知科学［美］

（83）*Journal of clinical child psychology* 临床儿童心理学杂志［美］

（84）*Biological psychology* 生物心理学［荷兰］

（85）*Psychobiology* 心理生物学［美］

（86）*American journal of psychology* 美国心理学杂志［美］

（87）*Brain and cognition* 大脑与认知［美］

（88）*Language and cognitive processes* 语言与认知过程［英］

（89）*Memory* 记忆［英］

（90）*Scandinavian journal of psychology* 斯堪的纳维亚心理学杂志［英］

附录 G　论坛网址

丁香园 http://www.dxy.cn/

医学教育网 http://www.med66.com/html/2008/11/fu2273421011111180021280.html

爱爱医、医学论坛报、医脉通、公卫人、小木虫、医梦园、医学论坛、医学在线

附录 H　相关数据

中国心理卫生协会护理心理专业委员会是由中国科学技术协会批准，国家民政部备案，归属于中国心理卫生协会领导的专业委员会，于 1995 年 11 月在北京正式成立。第 1 届办事机构挂靠在卫生部护理中心，主任为原卫生部护理中心主任胡洁，副主任为陈素坤、葛慧坤、邹道慧，林菊英为名誉主任。1999 年 7 月换届选举，陈素坤为主任委员，杨静、王述彭为副主任委员。第 2 届办事机构挂靠在北京大学医学部。2004 年 5 月第 3 届改选，陈素坤为主任委员，副主任委员有王述彭、张黎明、宋琳娜。

（1）心身疾病的概念在不断的完善中，1952 年的美国精神疾病诊断治疗手册（DSM-Ⅰ）没有"心身疾病"一类；DSM-Ⅱ（1968）将"心身疾病"更名为"心理生理性自主神经与内脏反应"；DSM-Ⅲ（1980）及 DSM-Ⅲ-R（1987）将心身疾病划归为"影响身体状况的心理因素"分类；DSM-Ⅳ又将其更名为"影响医学情况的心理因素"。

国内外研究报道的心身疾病在人群中的发病率为 36.4%～60%，比较公认的数据为 30% 左右。我国学者对综合医院初诊患者的分类统计结果表明，略高于 1/3 的患者为生物性躯体疾病，略低于 1/3 的患者为心理疾病，其余的 1/3 患者为心身疾病。徐俊冕等人对 1108 例门诊患者的统计结果显示，心身疾病占 32.2%。其中 65 岁以上、15 岁以下人群患病率最低，青年到中年期患病率呈上升趋势，老年前期或更年期为患病高峰年龄。

（2）率先对人类记忆和遗忘现象进行实验研究的创始人，是德国心理学家艾宾浩斯（Hermann Ebbinghaus）。他通过对无意义材料的研究发现，遗忘进程是不均衡的，人们的识记内容在最初一段时间（20 分钟到 2 天）遗忘最快，之后遗忘的速度渐渐慢下来，最后稳定在一定水平。记忆有瞬时记忆（保持 1、2 秒钟）、短时记忆（保持 1 分钟左右）和长时记忆（持久保持）。

（3）第一反抗期的年龄是 3 岁左右。

（4）心身疾病的分布特点：65 岁以上的老年人较少，15 岁以下少，更年期多。

（5）广泛性焦虑障碍占该类神经症的 50% 以上。

（6）人的平均智力范围为 85～115。

（7）护士角色人格的匹配模式中，基本匹配模式是较理想模式，符合该模式者约占护士群体的 80%。

（8）1967 年美国精神病学家霍尔姆斯和雷赫编制了社会再适应评定量表。列出了 43 种生活事件，以生活变化单位（LUC）为指标评分。LUC 一年累计超过 300，则来年有 86% 的人可能会患病；若一年 LUC 不超过 150，来年大多数人可能是健康平安；若一年 LUC 为 150～300，则有 50% 的人可能来年患病。

（9）急危重症患者初入院的 1～2 天，最典型的心理特点是焦虑和恐惧。

（10）抑郁严重度指数为 0.68，其抑郁程度属于中度抑郁。

（11）综合医院 30%～60% 普通内外科的患者患有明显的心理社会障碍或精神障碍，而且比单纯的内外科患者消耗更多的医疗资源，但是精神障碍（包括抑郁、痴呆、谵妄、物质滥用等）的识别率 30%～50%，只有 44% 的精神障碍患者得到精神健康医疗［Schuster J M. Psychiatric consultation in the general hospital emergency department［J］. Psychiatr Serv, 1995 , 46（6）: 555 -557 .］。

（12）护理诊断协会（NANDA）1998年制定的144个护理诊断中有61个（占42.36%）涉及心理活动的概念，还有一些护理诊断既属于生理方面又属于心理方面。

附录 I　中国心理学硕士招生院校

招生院校	考试科目
北京大学	政治 英语 西医综合/护理综合/卫生综合 护理学基础（基础护理、护理理论、生理）
协和医科大学	政治 英语 护理综合 生理
山西医科大学	政治 英语 护理综合 护理基础
四川大学	政治 英语 西医综合/护理综合 病理
西安交通大学	政治 英语 西医综合 护理基础
山东大学	政治 英语 西医综合 护理基础
青岛大学	政治 英语 西医综合 护理基础
吉林大学	政治 英语 护理综合 病理生理
哈尔滨医科大学	政治 英语 护理综合 病理生理
中国医科大学	政治 英语 护理综合 病理生理
中南大学	政治 英语 西医综合 护理基础
福建医科大学	政治 英语 护理综合 护理基础
天津医科大学	政治 英语 西医综合/护理综合 生理
第四军医大学	政治 英语 西医综合 护理基础/病理生理
第一军医大学	政治 英语 护理综合 护理基础
上海第二医科大学	政治 英语 护理综合 护理基础
首都医科大学	政治 英语 护理综合 诊断
复旦大学	政治 英语 护理综合 病理生理
武汉大学	政治 英语 西医综合 护理基础
浙江大学	政治 英语 护理综合 生理
第二军医大学	政治 英语 护理综合 护理基础
石河子大学	政治 英语 护理综合 生理/病理生理

参考文献

曹枫林. 2013. 护理心理学［M］. 3 版. 北京：人民卫生出版社.

陈力. 2003. 医学心理学［M］. 北京：北京大学医学出版社.

陈素坤，周英. 2007. 临床护理心理学教程［M］. 北京：人民军医出版社.

褚玲玲，谢刚敏. 2010. 心理护理的概念及成分研究进展［J］. 中华肺部疾病杂志（电子版）. 3（1）：67-70.

戴琴，冯正直. 2004. 我国护士心理健康状况的研究［J］. 解放军护理杂志. 21（3）：34-36.

戴晓阳. 2003. 护理心理学［M］. 北京：人民卫生出版社.

戴晓阳. 2010. 常用心理评估量表手册［M］. 北京：人民军医出版社.

杜文东，吴海英. 2012. 医学心理学［M］. 南京：江苏人民出版社.

杜文东. 2004. 医学心理学［M］. 4 版. 南京：江苏人民出版社.

龚耀先. 1995. 医学心理学［M］. 2 版. 北京：人民卫生出版社.

郭念锋. 2005. 心理咨询师 – 基础知识［M］. 北京：民族出版社.

胡佩诚. 2000. 医学心理学［M］. 北京：北京医科大学出版社.

胡佩诚. 2002. 护理心理学［M］. 北京：北京医科大学出版社.

胡永年，刘晓虹. 2007. 护理心理学［M］. 北京：中国中医药出版社.

黄卫新. 2013. 心力衰竭患者家庭照顾者负担及自我效能的研究［D］. 长春：吉林大学.

计惠民. 2005. 心理护理临床问答［M］. 北京：科学技术文献出版社.

姜乾金. 2008. 护理心理学［M］. 杭州：浙江大学出版社.

姜乾金. 2008. 医学心理学［M］. 4 版. 北京：人民卫生出版社.

姜乾金. 2012. 医学心理学［M］. 北京：人民卫生出版社.

井西学，刘隆祺. 2006. 医学心理学［M］. 案例版. 北京：科学出版社.

李丽华. 2014. 护理心理学基础［M］. 2 版. 北京：人民卫生出版社.

李丽萍. 2012. 护理心理学［M］. 北京：人民卫生出版社.

李小妹. 2012. 护理学导论［M］. 3 版. 北京：人民卫生出版社.

李心天. 1991. 医学心理学［M］. 北京：人民卫生出版社.

梁宝勇，王栋. 1998. 医学心理学［M］. 3 版. 长春：吉林科技出版社.

梁宝勇. 2002. 心理卫生与心理咨询百科全书［M］. 天津：南开大学出版社.

梁光霞. 2003. 护理心理学［M］. 上海：复旦大学出版社.

刘晓虹，李小妹. 2012. 心理护理理论与实践［M］. 北京：人民卫生出版社.

刘晓虹. 2010. 护理心理学［M］. 2 版. 上海：上海科学技术出版社.

刘哲宁. 2014. 精神科护理学［M］. 3 版. 北京：人民卫生出版社.

娄凤兰，曹枫林，张澜. 2006. 护理心理学［M］. 北京：北京大学医学出版社.

马文有，姜长青，于振剑，等. 2006. 焦虑症患者心理控制源及人格特点的对照研究［J］. 中国临床心理学杂志，14（2）：138-139.

钱明，刘畅，崔光成. 2010. 医学心理学［M］. 2 版. 天津：南开大学出版社.

钱明，周英. 2012. 护理心理学［M］. 2 版. 北京：人民军医出版社.

钱明. 2013. 健康心理学［M］. 2 版. 北京：人民卫生出版社.

孙宏伟，吉峰. 2010. 医学心理学［M］. 济南：山东人民出版社.

孙宏伟，井西学，王连光. 1995. 医学心理学［M］. 昆明：云南科技出版社.

孙强. 2007. 山东省农村肺结核病人延迟治疗及对 DOTS 策略的依从性研究［D］. 青岛：山东大学.

唐春燕，郑琳. 2012. 护理心理学［M］. 北京：北京师范大学出版社.

王雪莲. 2007. 一位肾炎患者配偶的心理体验［J］. 中华护理教育，4（1）：34-36.

王颖，张银玲. 2004. 护理心理学［M］. 北京：中国医药科技出版社.

王颖，张银玲. 2005. 护理心理学［M］. 北京：中国医药科技出版社.

吴心怡，郑胡镛. 2005. 白血病患儿母亲心理历程的质性研究［J］. 中华护理杂志，40（10）：734-738.

徐俊冕. 1999. 临床实用心理护理［M］. 上海：上海医科大学出版社.

薛新力，朱龚萍，陈良英. 2010. 临床心理护理基本概念与方法评析［J］. 护理学杂志. 25（24）：79-80.

杨凤池，崔光成. 2013. 医学心理学［M］. 3 版. 北京：北京大学医学出版社.

杨晖霞. 2010. 心理护理的研究新进展［J］. 当代护士. 7（2）：9-10.

杨艳杰. 2012. 护理心理学［M］. 北京：人民卫生出版社.

杨艳杰. 2014. 护理心理学［M］. 3 版. 北京：人民卫生出版社.

姚树桥. 2013. 心理评估［M］. 2 版. 北京：人民卫生出版社.

尹志勤，李秋艳，董亚杰，等. 2007. 癌症患者配偶的心理体验［J］. 中华护理杂志，42（6）：553-555.

苑杰，薛伟，李丽娜，等. 2015. 女性抑郁患者的婚姻质量研究［J］. 医学研究杂志，44（4）：129-133.

苑杰. 2013. 医学心理学［M］. 北京：清华大学出版社.

张银玲. 2009. 护理心理学［M］. 北京：人民卫生出版社.

赵淑萍. 2011. 实用护理心理学［M］. 北京：北京大学医学出版社.

Nichols K. 2007. 临床心理护理指南［M］. 刘晓虹，吴菁，译. 北京：中国轻工业出版社.

Gerrig R，Zimbardo P. 2003. 心理学与生活［M］. 16 版. 王甦，王垒，译. 北京：人民邮电出版社.

Pegram A. 2007. How do qualified nurses perceive care？［J］. Journal of Clinical Nursing，1（1）：48-49.